Therapie der unipolaren Depression - Ergotherapie, Soziotherapie und andere psychotherapeutisch mitgeprägte Verfahren

Carsten Konrad
Hrsg.

Therapie der unipolaren Depression - Ergotherapie, Soziotherapie und andere psychotherapeutisch mitgeprägte Verfahren

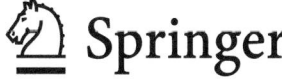

Hrsg.
Carsten Konrad
Klinik für Psychiatrie
Agaplesion Diakonieklinikum Rotenburg
Rotenburg (Wümme), Deutschland

Ergänzendes Material zu diesem Buch finden Sie auf http://link.springer.com.

ISBN 978-3-662-70319-9   ISBN 978-3-662-70320-5 (eBook)
https://doi.org/10.1007/978-3-662-70320-5

Die Deutsche Nationalbibliothek verzeichnet diese Publikation in der Deutschen Nationalbibliografie; detaillierte bibliografische Daten sind im Internet über https://portal.dnb.de abrufbar.

© Der/die Herausgeber bzw. der/die Autor(en), exklusiv lizenziert an Springer-Verlag GmbH, DE, ein Teil von Springer Nature 2025

Das Werk einschließlich aller seiner Teile ist urheberrechtlich geschützt. Jede Verwertung, die nicht ausdrücklich vom Urheberrechtsgesetz zugelassen ist, bedarf der vorherigen Zustimmung des Verlags. Das gilt insbesondere für Vervielfältigungen, Bearbeitungen, Übersetzungen, Mikroverfilmungen und die Einspeicherung und Verarbeitung in elektronischen Systemen.
Die Wiedergabe von allgemein beschreibenden Bezeichnungen, Marken, Unternehmensnamen etc. in diesem Werk bedeutet nicht, dass diese frei durch jede Person benutzt werden dürfen. Die Berechtigung zur Benutzung unterliegt, auch ohne gesonderten Hinweis hierzu, den Regeln des Markenrechts. Die Rechte des/der jeweiligen Zeicheninhaber*in sind zu beachten.
Der Verlag, die Autor*innen und die Herausgeber*innen gehen davon aus, dass die Angaben und Informationen in diesem Werk zum Zeitpunkt der Veröffentlichung vollständig und korrekt sind. Weder der Verlag noch die Autor*innen oder die Herausgeber*innen übernehmen, ausdrücklich oder implizit, Gewähr für den Inhalt des Werkes, etwaige Fehler oder Äußerungen. Der Verlag bleibt im Hinblick auf geografische Zuordnungen und Gebietsbezeichnungen in veröffentlichten Karten und Institutionsadressen neutral.

Planung/Lektorat: Katrin Lenhart
Springer ist ein Imprint der eingetragenen Gesellschaft Springer-Verlag GmbH, DE und ist ein Teil von Springer Nature.
Die Anschrift der Gesellschaft ist: Heidelberger Platz 3, 14197 Berlin, Germany

Wenn Sie dieses Produkt entsorgen, geben Sie das Papier bitte zum Recycling.

Für Ariane, Emilia, Philippa und Leonard

Vorwort

Die Behandlung von Menschen mit depressiven Episoden empfinde ich auch nach vielen Jahren psychiatrischer Tätigkeit als wertvolle, sinnstiftende und dankbare Tätigkeit. Der Sinn dieses Buches ist es, professionellen Therapeuten eine Orientierung über die Vielfalt von psychosozialen und psychotherapeutisch fundierten Behandlungsmethoden zu geben und diese so praxisnah darzustellen, dass auch ungeübten Lesern der Einstieg erleichtert wird.

Nachdem das Buch „Praxis der Depressionsbehandlung" (Konrad 2017) auf große Nachfrage gestoßen ist, entstand nun anstelle einer reinen Neuauflage eine Fortsetzung und Erweiterung in mehreren Büchern. Die Inhalte des vorherigen Buches blieben in meist aktualisierter Form erhalten, neue Aspekte und Verfahren kamen hinzu, so z. B. die Peer-Arbeit und die Recovery-Gesprächsgruppen, die Angehörigengespräche und die hundegestützte psychotherapeutische Arbeit.

Die Buchreihe richtet sich an die Angehörigen verschiedener Berufsgruppen, die mit der Behandlung von Menschen mit depressiven Syndromen zu tun haben, also u. a. Ärzte, Psychologen, Sozialarbeiter, Gesundheits- und Krankenpfleger, Ergotherapeuten, Physiotherapeuten, Kunst- und Musiktherapeuten oder Genesungsbegleiter.

Das vorliegende Buch ist unter Mitwirkung vieler engagierter Experten und Kliniker entstanden, denen ich herzlich für ihr Engagement und ihre Arbeit danke. Meiner Familie danke ich für ihre Unterstützung und ihr Verständnis für dieses Projekt. Frau Katrin Lenhart und Frau Barbara Karg vom Springer-Verlag danke ich für die gute Beratung und tatkräftige Unterstützung bei der Entstehung dieses Buches.

Aus Gründen der besseren Lesbarkeit verwenden wir in diesem Buch überwiegend das generische Maskulinum. Dieses impliziert natürlich immer auch die weibliche Form.

Insgesamt bleibt das Feld der Depressionsbehandlung innovativ und spannend. Ich hoffe, dass dieses Buch den Lesern ein fundiertes Wissen in verschiedenen psychosozialen und psychotherapeutisch fundierten Therapiemethoden vermitteln kann, sie beim Ausprobieren und Umsetzen unterstützt und somit einen Beitrag zur besseren Therapie und letztlich zur Teilhabe von Menschen mit Depressionen leisten kann.

Carsten Konrad
Rotenburg (Wümme), Deutschland
im Juni 2024

Inhaltsverzeichnis

1	**Einleitung**	1
	Carsten Konrad	
	Literatur	5
2	**Praxis der Sport- und Bewegungstherapie**	7
	Christina Custal	
2.1	Einleitung	9
2.2	Fallvignette	10
2.3	Praktische Therapiedurchführung: Therapiebausteine	11
2.4	Besonderheiten und Fallstricke	24
2.5	Zusammenfassung des Kapitels	25
2.6	Materialien	26
	Literatur	26
3	**Praxis der Ergotherapie in der Behandlung von Depression**	27
	Ulrike Ott und Jutta Berding	
3.1	Einleitung	29
3.2	Fallvignette	36
3.3	Praktische Therapiedurchführung: Therapiebausteine	36
3.4	Besonderheiten und Fallstricke	42
3.5	Zusammenfassung des Kapitels	43
3.6	Materialien	43
	Literatur	44
4	**Praxis der Musiktherapie**	47
	Sylvia Kunkel	
4.1	Einleitung	48
4.2	Fallvignette	50
4.3	Praktische Therapiedurchführung: Methodische Vorgehensweisen	51
4.4	Besonderheiten und Fallstricke	59
4.5	Zusammenfassung des Kapitels	60
4.6	Materialien	60
	Literatur	61
5	**EX-IN-Genesungsbegleitung und die Recovery- Gesprächsgruppe**	63
	Mirko Damschke, Bernhard Düformantel, Mona Martens, Bianca Rudloff, Marlis Sauerwein und Iris la Tendresse	
5.1	Einleitung	65
5.2	Fallvignette	69

5.3	Praktische Durchführung einer Recovery-Gesprächsgruppe	70
5.4	Besonderheiten und Fallstricke	88
5.5	Zusammenfassung des Kapitels	91
5.6	Materialien	91
	Literatur	91

6 Das Angehörigengespräch 93
Stefanie Losekam und Carsten Konrad

6.1	Einleitung	94
6.2	Fallvignetten	95
6.3	Praktische Durchführung eines Angehörigengesprächs	96
6.4	Besonderheiten und Fallstricke – typische Probleme und Lösungsvorschläge	110
6.5	Zusammenfassung	112
6.6	Materialien	112
	Literatur	112

7 Praxis der hundegestützten psychodynamischen Psychotherapie bei Depressionen 113
Emma Huß und Janina Schreiber

7.1	Einleitung	115
7.2	Psychodynamik der Depression	120
7.3	Fallvignette	122
7.4	Praktische Therapiedurchführung	124
7.5	Besonderheiten und Fallstricke	136
7.6	Zusammenfassung des Kapitels	137
7.7	Materialien	138
	Literatur	138

8 Psychiatrische Fachpflege 141
Britta Schneider-Tschinke

8.1	Einleitung	143
8.2	Fallvignette	147
8.3	Praktische Durchführung – Bausteine der fachpflegerischen Behandlung anhand des Fallbeispiels	147
8.4	Besonderheiten und Fallstricke	158
8.5	Zusammenfassung des Kapitels	159
8.6	Materialien	159
	Literatur	160

9	**Praxis der Soziotherapie**	161
	Jörg Kehlenbeck	
9.1	Einleitung	163
9.2	Fallvignette	167
9.3	Praktische Therapiedurchführung: Therapiebausteine	168
9.4	Besonderheiten und Fallstricke	177
9.5	Zusammenfassung des Kapitels	179
9.6	Materialien	179
	Literatur	179

Serviceteil

Stichwortverzeichnis ... 183

Autorenverzeichnis

Jutta Berding Hochschule Osnabrück, Osnabrück, Deutschland

Christina Custal Universitätsklinikum, Psychiatrische und Psychotherapeutische Klinik, Erlangen, Deutschland

Mirko Damschke EX-IN-Genesungsbegleiter, Hamburg, Deutschland

Bernhard Düformantel EX-IN-Trainer, EX-IN-Genesungsbegleiter, Wesendorf, Deutschland

Emma Huß Klinik für Psychiatrie, Neuropsychiatrie, Psychotherapie und Psychosomatik, Kbo-Lech-Mangfall-Klinik, Garmisch-Partenkirchen, Deutschland

Jörg Kehlenbeck Zentrum für Psychosoziale Medizin, Agaplesion Diakonieklinikum Rotenburg, Rotenburg, Deutschland

Carsten Konrad Zentrum für Psychosoziale Medizin, Agaplesion Diakonieklinikum Rotenburg, Rotenburg, Deutschland

Sylvia Kunkel Dipl.-Musikpädagogin/Dipl.-Musiktherapeutin, Laer, Deutschland

Stefanie Losekam Praxis für Psychotherapie, Stadtallendorf, Deutschland

Mona Martens EX-IN-Genesungsbegleiterin, AMEOS Klinikum Lübeck, Klinik für Psychiatrie und Psychotherapie, Lübeck, Deutschland

Ulrike Ott Berlin, Deutschland

Bianca Rudloff EX-IN-Genesungsbegleiterin, Klinik für Psychiatrie und Psychotherapie Zentrum für Integrative Psychiatrie ZIP gGmbH, Universitätsklinikum Schleswig-Holstein Campus Lübeck, Lübeck, Deutschland

Marlies Sauerwein EX-IN-Genesungsbegleiterin, Sozialpsychiatrischer Dienst Kreis Pinneberg, Elmshorn, Deutschland

Britta Schneider-Tschinke Zentrum für Psychosoziale Medizin, Agaplesion Diakonieklinikum Rotenburg, Rotenburg, Deutschland

Janina Schreiber Klinik für Psychiatrie, Psychotherapie und Psychosomatik, Johanniter Krankenhaus Oberhausen, Oberhausen, Deutschland

Iris la Tendresse EX-IN-Genesungsbegleiterin, Brücke Schleswig-Holstein gGmbH, Itzehoe, Deutschland

Einleitung

Carsten Konrad

Inhaltsverzeichnis

Literatur – 5

Übersicht

Depressive Episoden stellen eine große Herausforderung für die betroffenen Menschen, für ihre Angehörigen, für das Gesundheitssystem, die Gesellschaft und für die professionellen Therapeuten dar. Eine rasche Therapie nach einem leitlinienbasierten Stufenplan ist wichtig, um eine Chronifizierung zu vermeiden und den Betroffenen eine schnelle Rückkehr in ihr Leben zu ermöglichen. Glücklicherweise können Behandler auf eine Vielfalt bewährter Behandlungsverfahren zurückgreifen, um das Leid der Betroffenen zu verkürzen und/oder um Rückfälle zu verhindern. Einige davon werden in diesem Buch unter der Überschrift „Ergotherapie, Soziotherapie und andere psychotherapeutisch mitgeprägte Verfahren" dargestellt.

Dieses Buch ist Teil einer Reihe von Büchern zum Thema Depressionstherapie, in der aktuelle Therapieverfahren aus der Psychotherapie, der Pharmakotherapie, anderen biologischen Verfahren sowie psychosoziale und psychotherapeutisch fundierte Therapien so praxisnah wie möglich vorgestellt werden. Die Unterteilung der Therapien in einzelne Handlungsschritte, die sog. Therapiebausteine, soll auch ungeübten Anwendern einen guten Einstieg ermöglichen und ihnen zu therapeutischen Erfolgen verhelfen. Anhand von Fallbeispielen werden die einzelnen Schritte beispielhaft illustriert. Die als Online-Material zur Verfügung gestellten Arbeitsblätter sollen eine direkte Anwendung im Patientenkontakt ermöglichen.

Die aktuelle Reihe von Büchern zum Thema Depressionstherapie bietet eine Aktualisierung und Erweiterung der im Buch „Praxis der Depressionsbehandlung" beschriebenen Verfahren (Konrad 2017). Diagnostik und Differenzialdiagnostik der Depression werden im Rahmen dieses Buches nicht erörtert, sondern die Definitionen aus ICD 11 und DSM 5 zugrunde gelegt. Auch depressive Syndrome im Rahmen bipolarer Störungen oder anderer Erkrankungen werden nicht im Rahmen dieses Buches behandelt.

Psychosoziale und psychotherapeutisch fundierte Therapien stellen einen großen und unverzichtbaren Anteil der stationären Depressionstherapie dar und sind aus dem Alltag psychiatrischer Krankenhäuser in Deutschland nicht wegzudenken. In der ambulanten Depressionsbehandlung werden diese Therapien unterschiedlich häufig eingesetzt und zählen vielerorts noch nicht zum Standard, obwohl sie auch ambulant ihre Wirkung entfalten. Die psychosozialen und psychotherapeutisch fundierten Therapieverfahren stellen eine heterogene Gruppe von Therapien dar, die von unterschiedlichen Berufsgruppen erbracht werden. Viele psychosoziale und psychotherapeutisch fundierte Therapien sind gut in Gruppen durchführbar, wie z. B. die Physiotherapie, die Ergotherapie, die Musiktherapie oder die Recovery-Gesprächsgruppen. Weiterhin ist ihr Einsatz oft transdiagnostisch möglich, d. h. sie sind bei verschiedenen Störungsbildern einsetzbar.

In diesem Buch werden umfangreichere psychosoziale und psychotherapeutisch fundierte Therapien vorgestellt und erläutert: In ► Kap. 2 zur Praxis der **Sport- und Bewegungstherapie** stellt C. Custal ein Programm zur kombinierten Umsetzung körperlicher Aktivität in Verbindung mit psychoedukativen Gruppeneinheiten dar. Die von ihr entwickelte **psychoedukative Bewegungstherapie (PBT)** erstreckt sich über einen Zeitraum von acht Wochen mit einmal wöchentlichen 90-minütigen Terminen, wobei die ersten 45 Minuten Psychoedukation in der Gruppensitzung und die nächsten 45 Minuten Bewegung stattfinden.

Die Behandlung von Depressionen im Rahmen der **Ergotherapie** stellen Ott und Berding in ► Kap. 3 dar. Sie gehen dabei in Form von Therapiebausteinen auf den Erstkontakt und die Diagnostik, auf die kompetenzzentrierte, alltagsorientierte Werkgruppe, das ausdruckszentrierte Arbeiten in der Gruppe und das interaktionelle Gruppenangebot ein.

Die Praxis der **Musiktherapie** wird in ▶ Kap. 4 anschaulich von S. Kunkel dargestellt. Sie beschreibt die praxisrelevanten Therapiebausteine, d. h. musiktherapeutischen Erstkontakt, strukturiertes Arbeiten im Gruppensetting, strukturiertes Arbeiten im Einzelsetting, minimalstrukturiertes Arbeiten im Gruppensetting und minimalstrukturiertes Arbeiten im Einzelsetting.

Die Unterstützung von depressiven Menschen durch Menschen, die selbst Krankheitserfahrung mitbringen, sog. Peers, wird zunehmend als wichtiges Element der Behandlung psychischer Störungen wahrgenommen (DGPPN 2019). Das Autorenteam Damschke, Düformantel, Martens, Rudloff, Sauerwein und la Tendresse führt in ▶ Kap. 5 in das Thema **EX-IN-Genesungsbegleitung** ein und stellt das Konzept einer **Recovery-Gesprächsgruppe** ausführlich und mit praktischen Beispielen so dar, dass die Konzeption einer eigenen Recovery-Gesprächsgruppe leichtfallen sollte.

Im ▶ Kap. 6 widmen sich S. Losekam und C. Konrad dem Thema **Angehörigengespräche**, zeigen die Notwendigkeit und den Nutzen von Gesprächen mit Angehörigen im Rahmen der Depressionsbehandlung auf, beschreiben typische Abläufe, Stolpersteine und Fallstricke. Auch die Schwierigkeiten eines Angehörigengespräches nach schwerem Suizidversuch oder vollendetem Suizid werden dargestellt.

Im ▶ Kap. 7 kommt dieses Buch auf den Hund, zumindest zu sprechen. E. Huß und J. Schreiber erläutern Hintergründe und Modelle der **hundegestützten psychodynamischen Therapie** und berichten aus ihrer reichhaltigen Erfahrung mit der tiergestützten Depressionsbehandlung.

Das Thema der **psychiatrischen Fachpflege** wird von B. Schneider in ▶ Kap. 8 im Hinblick auf Pflegediagnosen und den Pflegeprozess anwendungsbezogen dargestellt. In den Therapiebausteinen zur Gestaltung des Stationsmilieus und zu Einzelkontakten im Rahmen der Bezugspflege sowie zu den Pflegediagnosen Schlaf und Suizidalität gibt sie praktische Hinweise zur Umsetzung psychiatrischer Fachpflege im Stationsalltag. Weiterhin stellt sie pflegegeleitete Gruppenaktivitäten wie die Durchführung einer Entspannungsgruppe, eines Schlaftrainings, eines Genusstrainings und einer ressourcenorientierten Gruppe konkret dar.

Schließlich stellt J. Kehlenbeck in ▶ Kap. 9 die im stationären Alltag unverzichtbaren Werkzeuge der **Soziotherapie** in der Depressionsbehandlung dar. Praxisnah werden Sozialanamnese, Eco-Map, Netzwerkkarte, biografischer Zeitbalken, Paargespräch, Angehörigenarbeit, Beratung zur beruflichen Wiedereingliederung bzw. Rehabilitation, Arbeitgebergespräch und Hilfeplangespräch als Therapiebausteine dargestellt.

Betrachtet man die Genese der unipolaren Depression aus der Perspektive des bio-psycho-sozialen Modells, so wird deutlich, dass die Therapie der Depression aus einer Kombination von biologischen, psychologischen und sozialen Methoden bestehen sollte (◘ Abb. 1.1).

Die Wirksamkeit psychosozialer und psychotherapeutisch fundierter Therapien ist für viele Verfahren gut belegt. Die S3-Leitlinie „Psychosoziale Therapien bei schweren psychischen Erkrankungen" (DGPPN 2019) beinhaltet eine detaillierte Aufzählung der Studienlage und eine Bewertung der Evidenz zu jedem einzelnen Verfahren für schwere psychische Erkrankungen.

Auch die Nationale Versorgungsleitlinie Unipolare Depression (NVL, Bundesärztekammer 2022) nimmt Stellung zum Einsatz einiger psychosozialer Therapien und unterstützender Maßnahmen bei der unipolaren Depression, wobei die Leitlinie darunter die ambulante Ergotherapie, die Soziotherapie,

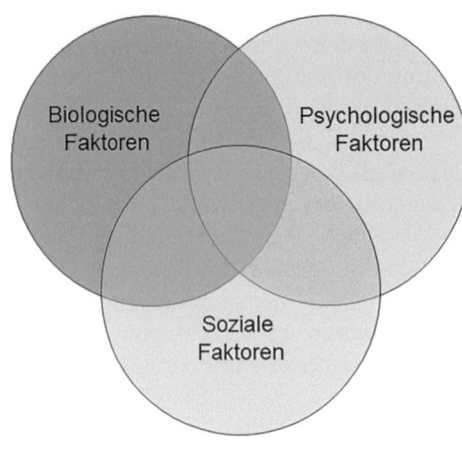

Abb. 1.1 Bio-psycho-soziales Modell der Depressionsentstehung

Selbsthilfe und Peer-Support, Lichttherapie und Wachtherapie (die in dieser Buchreihe unter biologischen Verfahren erläutert werden), Bewegungs- und Sporttherapien, psychiatrische häusliche Krankenpflege, Arbeitsunfähigkeit, künstlerische Therapien sowie die beiden komplementär- und alternativmedizinischen Interventionen ernährungsbasierte Interventionen und Akupunktur versteht. In ◘ Tab. 1.1 sind die Empfehlungen und Empfehlungsgrade aus der Nationale Versorgungsleitlinie Unipolare Depression (Bundesärztekammer 2022) dargestellt, die sich auf in diesem Buch dargestellte Therapieverfahren beziehen.

Tab. 1.1 Auswahl der Empfehlungen der Nationalen Versorgungsleitlinie Unipolare Depression (Bundesärztekammer 2022) zu den psychosozialen Therapien und unterstützenden Maßnahmen, die in diesem Buch erwähnt werden

Empfehlung	Empfehlungsgrad
9-1 | neu 2022 Die Indikation für eine ambulante Ergotherapie nach den Heilmittelrichtlinien sollte insbesondere dann gemeinsam mit den Patient*innen geprüft werden, wenn Interventionen zur Verbesserung oder zum Erhalt der psychosozialen Funktionsfähigkeit und der Teilhabe am Arbeits- und gesellschaftlichen Leben angezeigt sind	⇑
9-2 | neu 2022 Die Indikation für Soziotherapie sollte insbesondere bei schwerer Symptomatik mit deutlichen Beeinträchtigungen der Aktivitäten und/oder Teilhabe geprüft werden	⇑
9-3 | neu 2022 Patient*innen und Angehörige sollen über Selbsthilfe- und Angehörigenangebote, Peer-Counselling sowie Genesungsbegleitung informiert und, wenn angebracht, zur Teilnahme motiviert werden	⇑⇑
9-7 | neu 2022 Patient*innen mit einer depressiven Störung und ohne Kontraindikation für körperliche Belastungen sollen zu sportlichen Aktivitäten motiviert werden, idealerweise innerhalb einer Gruppe	⇑⇑
9-8 | modifiziert 2022 Patient*innen mit einer depressiven Störung und ohne Kontraindikation für körperliche Belastungen sollen zur Teilnahme an einem strukturierten und supervidierten körperlichen Training motiviert und bei der Umsetzung unterstützt werden	⇑⇑

⇑⇑ = Empfehlungsgrad A, starke Positiv-Empfehlung („soll"); ⇑ = Empfehlungsgrad B, abgeschwächte Positiv-Empfehlung („sollte")

Zusammengefasst stellen psychosoziale und psychotherapeutisch fundierte Therapien ein wichtiges Fundament der psychiatrischen Behandlung von Depressionen dar. Sie ermöglichen die therapeutische Beeinflussung wichtiger psychischer und sozialer Risikofaktoren gemäß dem bio-psychosozialen Modell. Neben direkten Effekten auf die Erkrankung selbst, wie sie beispielsweise für sportliche Betätigung nachgewiesen wurde, dienen sie auch dazu, Patienten mit Depressionen ihre Selbstwirksamkeit erleben und ihre Lebensbedingungen selbst gestalten zu lassen. Damit leisten sie einen wichtigen Beitrag zur Teilhabe von Menschen mit Depressionen.

Literatur

Bundesärztekammer (BÄK), Kassenärztliche Bundesvereinigung (KBV), Arbeitsgemeinschaft der Wissenschaftlichen Medizinischen Fachgesellschaften (AWMF) (2022) Nationale VersorgungsLeitlinie Unipolare Depression – Leitlinienreport, Version 3.0. [cited: 2022-01-23]. https://doi.org/10.6101/AZQ/000494. www.leitlinien.de/depression

DGPPN (2019) S3-Leitlinie Psychosoziale Therapien bei schweren psychischen Erkrankungen, 2. Aufl. Springer-Verlag, Heidelberg

Konrad C (Hrsg) (2017) Therapie der Depression – Praxisbuch der Behandlungsmethoden. Springer-Verlag, Heidelberg

Praxis der Sport- und Bewegungstherapie

Christina Custal

Inhaltsverzeichnis

2.1 Einleitung – 9
2.1.1 Sport- und Bewegungstherapie – 9
2.1.2 Indikationen und Limitationen – Für wen eignet sich das Verfahren? – 9
2.1.3 Ziele – 10

2.2 Fallvignette – 10

2.3 Praktische Therapiedurchführung: Therapiebausteine – 11
2.3.1 Therapiebaustein „Persönliches Vorgespräch" – 11
2.3.2 Therapiebaustein „Gruppensitzung 1 – Weshalb hilft mir körperliche Aktivität?" – 12
2.3.3 Therapiebaustein „Gruppensitzung 2 – Warum ist Ausdauersport gut für mich?" – 15
2.3.4 Therapiebaustein „Gruppensitzung 3 – Warum tut mir Entspannung gut?" – 16
2.3.5 Therapiebaustein „Gruppensitzung 4 – Wie wirkt sich körperliche Aktivität auf meine Stimmung aus?" – 17
2.3.6 Therapiebaustein „Gruppensitzung 5 – Wie kann ich Bewegung in meinen Alltag integrieren?" – 19
2.3.7 Therapiebaustein „Gruppensitzung 6 – Aktivitätsförderung durch Belohnung" – 20

Ergänzende Information Die elektronische Version dieses Kapitels enthält Zusatzmaterial, auf das über folgenden Link zugegriffen werden kann [https://doi.org/10.1007/978-3-662-70320-5_2].

© Der/die Autor(en), exklusiv lizenziert an Springer-Verlag GmbH, DE, ein Teil von Springer Nature 2025
C. Konrad (Hrsg.), *Therapie der unipolaren Depression - Ergotherapie, Soziotherapie und andere psychotherapeutisch mitgeprägte Verfahren*, https://doi.org/10.1007/978-3-662-70320-5_2

2.3.8	Therapiebaustein „Gruppensitzung 7 – Motivation durch positive Selbstinstruktion" – 21	
2.3.9	Therapiebaustein „Gruppensitzung 8 – Nachsorgeplanung" – 21	
2.3.10	Therapiebaustein „Gruppenaktivität Walken/Laufen" – 22	
2.3.11	Therapiebaustein „Persönliches Nachgespräch" – 23	

2.4 Besonderheiten und Fallstricke – 24

2.4.1 Typische Probleme und Lösungsvorschläge – 24
2.4.2 Kombinierbarkeit mit anderen Methoden – 25

2.5 Zusammenfassung des Kapitels – 25

2.6 Materialien – 26

Literatur – 26

Praxis der Sport- und Bewegungstherapie

Übersicht
Die einzelnen Wirkmechanismen der körperlichen Aktivität bei Menschen mit depressiven Episoden bilden die Basis für die psychoedukative Bewegungstherapie (PBT). Studien zufolge ist moderate Bewegung (zwei- bis dreimal wöchentlich 30–60 Minuten körperlich aktiv sein) bei leichten bis mittelgradigen Depressionen genauso wirksam wie ein Antidepressivum. Der vorliegende Konzeptentwurf enthält eine Anleitung zur Umsetzung körperlicher Aktivität in Verbindung mit psychoedukativen Gruppeneinheiten.

Zusammenfassung
- PBT ist als eine Behandlungsmöglichkeit leichter bis mittelgradiger depressiver Störungen auch komplementär einsetzbar
- Gezielte Verbindung von zielgerichteter Psychoedukation mit unmittelbarer körperlicher Aktivierung

2.1 Einleitung

2.1.1 Sport- und Bewegungstherapie

Psychoedukative Bewegungstherapie (PBT) kann ein wichtiger Baustein bei der Behandlung von leichten bis mittelgradigen depressiven Störungen sein und ist speziell für diese Zielgruppe entwickelt worden. Studien zufolge ist moderate Bewegung (zwei- bis dreimal wöchentlich 30–60 Minuten körperlich aktiv sein) bei leichten bis mittelgradigen Depressionen genauso wirksam wie ein Antidepressivum.

Als Ergänzung zu den gängigen Therapiemethoden (Pharmakotherapie, Psychotherapie) lässt sich die PBT sehr gut einsetzen. Das vorliegende Konzept kann sowohl im stationären als auch im ambulanten Setting angewendet werden. Die Besonderheit der PBT ist die Verknüpfung der Wissensvermittlung durch die psychoedukativen Gruppensitzungen mit dem Aktivitätsmodul Walken/Laufen.

2.1.2 Indikationen und Limitationen – Für wen eignet sich das Verfahren?

Das hier beschriebene Behandlungskonzept der PBT ist speziell für Menschen mit leichten bis mittelgradigen depressiven Episoden entwickelt worden. Um eine gewisse Homogenität im Hinblick auf die körperliche Leistungsfähigkeit zu erzielen, empfiehlt sich eine **Einteilung in Altersgruppen** wie folgt:
- Gruppe A: 20. bis 40. Lebensjahr
- Gruppe B: 40. bis 60. Lebensjahr
- Gruppe C: 60. bis 75. Lebensjahr

Da die Gruppe ein gewisses Maß an Selbstaktivierung voraussetzt, sollten sich Menschen mit schweren Verlaufsformen einer Depression zunächst in psychiatrische und psychotherapeutische Behandlung begeben, sonst könnten sich unerwünschte Überforderungsreaktionen während der Teilnahme an der Aktivitätsgruppe einstellen, was wiederum zu einer Verschlechterung der Depression führen kann. Liegen schwere körperliche Erkrankungen vor, ist die Teilnahme an der Gruppe im Vorfeld mit einem Arzt abzuklären. Besonders gut eignet sich diese Gruppe für Personen, die irgendwann in ihrem Leben schon einmal Freude an körperlicher Aktivität hatten. Menschen, die generell eine Abneigung gegen Bewegung haben, sollten sich gerade in einer depressiven Phase überwiegend Dingen widmen, die ihnen vor der Depression Freude bereitet haben.

Zusammenfassung
- Menschen mit leichten bis mittelgradigen depressiven Episoden werden gezielt angesprochen
- Altersbereich: 20–75 Jahre
- Kontraindikationen sind schwere Verlaufsformen einer Depression sowie schwere körperliche Einschränkungen (vorherige Abklärung mit einem Arzt erforderlich)
- Wurde Freude an Bewegung bereits vor der Depression empfunden? Menschen mit Bewegungsaversion eignen sich nicht für die Therapie

2.1.3 Ziele

Durch die PBT wird den Teilnehmern in den Gruppensitzungen in erster Linie vermittelt, dass sie selbst durch regelmäßige, körperliche Aktivität einen wichtigen Beitrag zu ihrem **Genesungsprozess** leisten können. Die Teilnehmer lernen, auf welchen verschiedenen Ebenen Bewegung auf **nebenwirkungsarmer Basis** wirkt. In den Terminen der Gruppenaktivität wird den Teilnehmern ein Gefühl für ihr gesundes, individuelles Lauftempo vermittelt. Auf diese Weise wird ihre **Körperwahrnehmung** auf eine ganz natürliche Art wieder in positive Bahnen gelenkt.

2.2 Fallvignette

Am Fallbeispiel von Frau B. werden im Folgenden die Therapiebausteine (▶ Abschn. 2.3) erläutert:

Die 47-jährige Frau Roswita B., Mutter eines 14-jährigen Sohnes und Ehefrau, fand heraus, dass ihr Mann sie seit längerer Zeit betrügt. Durch die Mehrfachanforderungen in der Rolle als Mutter, Hausfrau und die Berufstätigkeit in Teilzeit fühlte sich Frau B. bereits seit mehreren Jahren ohnehin überfordert und ausgebrannt. Als sie von der Affäre ihres Mannes erfuhr, brach eine Welt für sie zusammen. Frau B. fiel in ein Loch, da ihr Mann immer eine Konstante in ihrem Leben gewesen sei, an dessen Treue sie niemals gezweifelt habe. Nach einem großen Streit trennte sich ihr Mann schließlich von ihr. Frau B. zog sich immer mehr zurück, meldete sich bei der Arbeit krank, die Treffen mit Freunden, die ihr immer sehr wichtig gewesen waren, wurden ihr zunehmend zu mühsam. Ihr Äußeres erschien ungepflegter, und sie konnte sich nur mit Mühe aufraffen, nach draußen zu gehen. Frau B. kam dem Vorschlag einer Freundin nach und vereinbarte einen Termin in der sychiatrischen Institutsambulanz vor Ort. Nach ausführlicher Anamnese empfahl ihr der behandelnde Psychiater zusätzlich zur psychiatrischen und psychotherapeutischen Behandlung die Teilnahme an der psychoedukativen Bewegungstherapie (PBT) der Institutsambulanz. Die Aktivierung durch die PBT sollte ihr wieder mehr Selbstvertrauen in die eigene Kraft und Selbstwirksamkeit geben. Durch die medikamentöse Therapie fühlte sich Frau B. nach einigen Wochen bereits stabiler und konnte sich auch vorstellen, regelmäßig an der PBT teilzunehmen.

2.3 Praktische Therapiedurchführung: Therapiebausteine

Die Therapie erstreckt sich über einen Zeitraum von acht Wochen. Die Termine finden einmal wöchentlich statt und dauern 90 Minuten, davon umfassen die ersten 45 Minuten Psychoedukation in der Gruppensitzung und die nächsten 45 Minuten Bewegung.

Nach einem persönlichen Vorgespräch mit dem Therapeuten lernen die Teilnehmer bei jedem der acht Termine zunächst in den Gruppensitzungen die positiven Effekte der PBT kennen. Im Anschluss an jede der Gruppensitzungen folgt die Gruppenaktivität. Diese besteht, je nach körperlicher Leistungsfähigkeit, aus Walken bzw. Laufen. Die Teilnehmer erhalten ab Woche 2 die Aufgabe, die gelernte Laufaktivität ein weiteres Mal pro Woche selbstständig zu wiederholen. Final findet ein persönliches Nachgespräch statt.

Das Konzept der PBT besteht aus insgesamt elf Therapiebausteinen.

PBT-spezifische Therapiebausteine

2.3.1	Persönliches Vorgespräch
2.3.2	Gruppensitzung 1 „Weshalb hilft mir körperliche Aktivität?"
2.3.3	Gruppensitzung 2 „Warum ist Ausdauersport gut für mich?"
2.3.4	Gruppensitzung 3 „Warum tut mir Entspannung gut?"
2.3.5	Gruppensitzung 4 „Wie wirkt sich körperliche Aktivität auf meine Stimmung aus?"
2.3.6	Gruppensitzung 5 „Wie kann ich Bewegung in meinen Alltag integrieren?"
2.3.7	Gruppensitzung 6 „Aktivitätsförderung durch Belohnung"
2.3.8	Gruppensitzung 7 „Motivation durch positive Selbstinstruktion"
2.3.9	Gruppensitzung 8 „Nachsorgeplanung"
2.3.10	Gruppenaktivität „Walken/Laufen"
2.3.11	Persönliches Nachgespräch

2.3.1 Therapiebaustein „Persönliches Vorgespräch"

Im Überblick
- **Indikation:** alle Menschen, die eine PBT erhalten sollen (Menschen mit einer leichten bis mittelgradigen depressiven Episode)
- **Ziel:** Vermittlung der Inhalte und Ziele der PBT, Abklärung der Kontraindikationen, Informationserhebung über das Teilnehmerprofil, Erhebung des Ist-Status vor der Gruppenteilnahme über den BDI-II
- **Dauer:** 60 Minuten mit jedem Teilnehmer separat

Im persönlichen Vorgespräch erhält jeder Teilnehmer ausführliche Informationen zu den einzelnen Therapiebausteinen der Gruppe. Darüber hinaus werden dem Gruppenteilnehmer die Ziele sowie der Sinn und Zweck der PBT erläutert. Des Weiteren werden Informationen zu den Kontraindikationen gegeben und im Zweifelsfall eine vorherige ärztliche Abklärung empfohlen. Anhand der Erstellung des Teilnehmerprofils (Therapeutenhilfe 2.1 „Teilnehmerprofil zur psychoedukativen Bewegungstherapie [PBT]") werden sowohl allgemeine als auch spezifische Informationen mit den nachfolgenden Inhalten abgefragt: persönliche Daten, aktuelle Befindlichkeit, Informationen zu Vorerkrankungen, Wünsche, Vorschläge, Erwartungen an die Therapiegruppe. Dieser persönliche Fragebogen wird zusammen mit dem Teilnehmer erstellt und vom Therapeuten ausgefüllt.

Am Ende des persönlichen Gesprächs erhält der Teilnehmer den BDI-II (Becks Diagnostik Index). Er wird aufgefordert, den BDI-II zur ersten Stunde ausgefüllt mitzubringen, falls dieser nicht aus einer anderen therapeutischen Diagnostik bereits vorliegt. Der BDI-II dient dazu, den Schweregrad der Depression festzustellen, sowie den Ist-Status vor dem Therapiestart zu erheben, um dann nach dem Gruppendurchlauf die Effekte der PBT auf die depressive Symptomatik feststellen zu können. Als Zusammenfassung wird dem Teilnehmer noch ein Flyer der PBT ausgehändigt (Arbeitsblatt 2.2 „Kurzinformation zur psychoedukativen Bewegungstherapie (PBT)").

▶ **Fallbeispiel: Vorgespräch**

— T: Frau B., schön, dass Sie gekommen sind und sich für die PBT interessieren. Im Vorgespräch möchte ich Ihnen die Inhalte und Ziele der PBT vorstellen. Die Gruppe beginnt am … und findet einmal wöchentlich statt. Die Gruppe läuft über einen Zeitraum von acht Wochen und besteht aus maximal acht Teilnehmern. Der Inhalt der Therapiegruppe lässt sich in zwei Haupttherapiebausteinen zusammenfassen: Zum einen besteht die Therapie aus den psychoedukativen Gruppensitzungen und zum anderen aus dem Aktivitätsmodul „Walken/Laufen". Die psychoedukativen Gruppensitzungen bestehen hauptsächlich aus Wissensvermittlung zu der Wirksamkeit von körperlicher Aktivität bei Depressionen. Zudem werden in den Sitzungen Tipps gegeben, wie Sie Bewegung in Ihrem Alltag integrieren können. Der gegenseitige Erfahrungsaustausch wird in den Gruppensitzungen auch eine große Rolle spielen. Je nach körperlicher Konstitution und Fitness wird die Aktivität Walken bzw. aus Laufen ausgewählt. Wichtig ist, dass eine körperliche Überforderung vermieden wird. Haben Sie dazu noch Fragen?

— P: Hm, ja, was soll ich zu den Stunden mitbringen?

— T: Eine sehr gute Frage: Wichtig ist, dass Sie zu den Aktivitätsmodulen Sportkleidung mitbringen, also einen Trainingsanzug und bequeme Sportschuhe. Wasser und Saftschorlen haben wir für Sie vorrätig. Bitte tragen Sie für die Entspannungseinheiten bequeme Kleidung. Schreibmaterialen und ein Skript erhalten Sie in den jeweiligen psychoedukativen Einheiten. ◀

Zusammenfassung des Therapiebausteins „Persönliches Vorgespräch"
— Informationsgespräch zur Therapiegruppe
— Erstellen eines persönlichen Teilnehmerprofils (wird vom Therapeuten übernommen)
— Aushändigen des BDI-II, Abgabe des ausgefüllten BDI-II zur ersten Therapiestunde

2.3.2 Therapiebaustein „Gruppensitzung 1 – Weshalb hilft mir körperliche Aktivität?"

Im Überblick
— **Indikation:** alle Menschen, die eine PBT erhalten sollen
— **Ziel:** Hinführung an körperliche Aktivität als wirksame Behandlungsmöglichkeit bei leichten bis mittelgradigen depressiven Störungen
— **Dauer:** pro Gruppensitzung jeweils 45 Minuten

Die Gruppensitzungen finden einmal wöchentlich, unmittelbar vor der Gruppenaktivität „Walken/Laufen" statt. Folgende

Praxis der Sport- und Bewegungstherapie

Inhalte werden durch den Therapeuten vermittelt:

Die Teilnehmer erhalten zu Beginn der ersten Gruppensitzung einen Überblick über die wichtigsten Informationen und Rahmenbedingen der PBT (Arbeitsblatt 2.3 „Allgemeine Informationen und Rahmenbedingungen für die Teilnehmer/innen der psychoedukativen Bewegungstherapie [PBT]"). Im Anschluss daran stellt sich der Therapeut vor. Ferner findet zum Kennenlernen der Therapieteilnehmer untereinander eine kurze Vorstellungsrunde, das sog. Blitzlicht, statt. Dabei reicht der Therapeut ein Kirschkernkissen an den Teilnehmer neben ihm, das dieser behält, während er spricht. Wenn er fertig ist, reicht er es an den nächsten Teilnehmer weiter und erteilt diesem somit das Wort. Wichtig ist, dass der Therapeut eine leichte und zwanglose Atmosphäre verbreitet, sodass sich kein Gruppenteilnehmer unter Druck gesetzt fühlt. Die Inhalte dazu können Folgende sein:

- Nennen des Namens,
- „Wie bin ich auf diese Gruppe gestoßen?",
- Erwartungen an die Gruppe,
- „Wie fühle ich mich gerade?"

▶ **Fallbeispiel: Kennenlernen**

- T: Liebe Teilnehmer, ich freue mich sehr, dass Sie zu unserer Therapiegruppe erschienen sind, und möchte zunächst ein paar Worte zu meiner Person sagen. Mein Name ist Jochen Müller, ich bin seit fünf Jahren psychologischer Psychotherapeut und leite die PBT seit zwei Jahren. Wichtig ist mir, dass sich hier im Rahmen der Gruppentreffen niemand gezwungen fühlt, etwas preiszugeben, was er nicht preisgeben möchte. Sie entscheiden selbst, was Sie an die Gruppe richten möchten und was Sie lieber für sich behalten. Wichtig ist mir zu klären, dass alles in diesem Raum bleibt und nicht an andere Menschen weitergetragen wird. Ich würde mich freuen, wenn Sie sich in einem kurzen „Blitzlicht" vorstellen. Zudem wäre es schön zu erfahren, welche Erwartungen Sie an die Gruppe haben, wie Sie sich gerade fühlen und wie Sie von dieser Gruppentherapie erfahren haben.
- P: Ich heiße Roswitha Huber und wurde über meinen ambulanten Psychotherapeuten an die PBT vermittelt. Meine Hoffnung ist, ein Mittel gegen die Depression zu finden, welches ich selbst anwenden kann. Gerade fühle ich mich etwas aufgeregt, weil das hier alles neu für mich ist.
- T: Vielen Dank Frau Huber, für Ihre Offenheit. Wer möchte sich als nächstes vorstellen? (Ein Teilnehmer meldet sich). Frau Huber wären sie so freundlich und geben das Kirschkernkissen an Herrn Steiner weiter? ◀

Alle weiteren Gruppensitzungen beginnen ebenfalls mit einer Befindlichkeitsrunde.

Nachfolgend werden der Therapieablauf und die Rahmenbedingungen mithilfe einer PowerPoint-Präsentation erläutert. Der Therapeut stellt den Teilnehmern zunächst das Programm der PBT vor und informiert sie über den zeitlichen Rahmen der einzelnen Termine. Zudem wird den Teilnehmern eine Zusammenfassung zur Gruppensitzung 1 ausgehändigt. Im Anschluss beginnt der Therapeut mit der Vermittlung der Inhalte des Therapiebausteins.

Ziele der PBT

- **Psychische Ebene**
- Verbesserung der Befindlichkeit
- Steigerung des Antriebs
- Verbesserung der Stimmungslage
- Entwicklung von Aktivitäten
- Steigerung des Wohlbefindens durch Erfolgserlebnisse, durch die Realisierung von gesetzten Zielen
- Erhöhung des Wohlbefindens durch Gruppenspiele

- **Kognitive Ebene**
  - Stoppen negativer Gedankenkreise
  - Verbesserung der Konzentrationsfähigkeit

- **Körperliche Ebene**
  - Verbesserung des körperlichen Wohlbefindens
  - Steigerung der Körperwahrnehmungsfähigkeit
  - Verbesserung der körperlichen Gesundheit
  - Sensibilisierung von Körperausdrucksfähigkeit

- **Soziale Ebene**
  - Verbesserung der sozialen Integration
  - Erweiterung des sozialen Netzwerks

- **Bereicherung des Alltags**
  - Kennenlernen und Einüben neuer Freizeitaktivitäten
  - Langfristige Integration bewegungsspezifischer Aktivitäten

Wirksamkeit von körperlicher Aktivität bei depressiven Störungen

- **Wirkung auf biochemisch-physiologischer Ebene**
  - Biochemische Ebene
    - Regulierung von Stoffwechselstörungen im Gehirn (durch gesteigerte Katecholaminausschüttung antidepressive Wirkung)
    - Endorphine („Glückshormone") (euphorisierende Wirkung durch erhöhte Endorphinkonzentration)
  - Physiologische (= körperliche) Ebene
    - Positive Beeinflussung des metabolischen Syndroms
    - Verbesserung koordinativer, motorischer Fähigkeiten und der körperlichen Leistungsfähigkeit
    - Stärkung des Immunsystems

- **Wirkung auf psychisch-emotionaler Ebene**
  - Förderung der Selbstwirksamkeit
  - Aufbau eines positiven Selbstbildes durch positive Verstärkung
  - Verbesserung der Körperwahrnehmung
  - Reduktion innerer Spannungszustände
  - Verbesserung der Schlafqualität
  - Antriebssteigerung

- **Wirkung auf sozialer Ebene**
  - Knüpfen neuer Kontakte
  - Erweiterung des sozialen Netzwerks
  - Einüben von Fähigkeiten zur Sozialkompetenz
  - Steigerung des Selbstwertgefühls
  - Wirkung gegen Rückzugsverhalten und soziale Isolation

Geeignete Sportarten für Menschen mit Depressionen sind z. B. Jogging/Walking, Wandern, Radfahren, Inline-Skating, Schwimmen, Aquajogging, Gymnastik, Tanz, Rudern, Skilanglauf, Ergometertraining und sanftes Krafttraining. **Weniger geeignete Sportarten** sind aggressive und konkurrenzorientierte Sportarten, leistungssportkomplexe Sportarten, die für einen Einsteiger sehr schwer erlernbar sind, wie etwa wettkampforientierte Ballspiele oder Kampfsport.

Zusätzlich zu diesen Informationen werden Arbeitsblätter (Arbeitsblatt 24.4 „Psychoedukation Termin 1: Weshalb hilft mir körperliche Aktivität?") ausgehändigt, auf denen die Teilnehmer Ergänzungen vornehmen können.

> **Zusammenfassung des Therapiebausteins „Gruppensitzung 1 – Weshalb hilft mir körperliche Aktivität?"**
> – Vorstellung des Therapeuten, Blitzlichtrunde, Erläuterung der Rahmenbedingungen, Inhalte und Therapieplan
> – Vermittlung der vielschichtigen Wirkmechanismen der Bewegungstherapie auf depressive Störungen

2.3.3 Therapiebaustein „Gruppensitzung 2 – Warum ist Ausdauersport gut für mich?"

> **Im Überblick**
> – **Indikation:** alle Menschen, die eine PBT erhalten sollen
> – **Ziel:** Kennenlernen von Ausdauersportarten, Motivation, selbstständige Berechnung der maximalen Herzfrequenz und des Trainingspulses
> – **Dauer:** pro Gruppensitzung jeweils 45 Minuten

Im Rahmen der psychoedukativen Gruppensitzung 2 wird der Ausdauersport als wirksames Mittel gegen die depressive Symptomatik erläutert und zunächst zum Erfahrungsaustausch angestoßen. Nach der Erarbeitung wesentlicher, komplexer Wirkmechanismen wird im Praxisteil nützliches Wissen zu den Sportarten Walken/Laufen und Schwimmen vermittelt (Arbeitsblatt 2.5 „Psychoedukation Termin 2: Ausdauersport").

Zu den bekanntesten Ausdauersportarten zählen: Laufen, Walken, Wandern, Fahrrad fahren und Schwimmen.

- **Laufen, Walken**

Zwei Vorteile von Laufen/Walken sind, dass es kostengünstig und an keinen Ort gebunden ist (empfehlenswert ist gelenkschonender Waldboden). Eine Lauf-/Walkingeinheit umfasst chronologisch Gehen, zügiges Gehen, langsames Laufen und Gehen, insgesamt dauert sie 20 Minuten, die Lauftechnik hierzu wird vermittelt.

- **Schwimmen**

Schwimmen ist gelenkschonend, führt zu einer Verbesserung des Körpergefühls (Gefühl von Leichtigkeit durch Wasser) und einer Stärkung der Arm- und Rückenmuskulatur (Verbesserung der Körperhaltung).

Auswirkungen auf die **psychische Befindlichkeit** sind z. B.
– Ausschüttung von „Glückshormonen",
– Verbesserung des Durchhaltevermögens auch in anderen Lebensbereichen,
– Stressabbau,
– Antriebssteigerung,
– Stärkung des Selbstwertgefühls,
– Verbesserung der Körperempfindungen.

Angst- und Panikstörungen lassen sich durch regelmäßiges Ausdauertraining reduzieren. Körpermissempfindungen können durch Ausdauersport vermindert werden.

Auswirkungen auf die **körperliche Befindlichkeit** sind z. B.
– Stärkung des Herz-Kreislauf-Systems,
– Verbesserung des körperlichen Wohlbefindens,
– Stärkung des Immunsystems,
– Vorbeugung gegen bestimmte Krebserkrankungen.

Jede Ausdauereinheit beginnt mit einer fünfminütigen Aufwärmeinheit. Die Dauer der jeweiligen Ausdauereinheit (Laufen/Walking und Schwimmen) orientiert sich an der körperlichen Leistungsfähigkeit und umfasst 15–45 Minuten. Im Anschluss wird eine Pulsmessung durchgeführt. Von der maximalen Herzfrequenz (HFmax.) zu unterscheiden ist die Trainingspulsfrequenz (TPF).

Formel zur Berechnung der maximalen Herzfrequenz

Un-trainierte weiblich	HFmax. = 209 − (0,7 × LA)
Un-trainierte männlich	HFmax. = 214 − (0,8 × LA)
Trainierte weiblich	HFmax. = 211 − (0,5 × LA)
Trainierte männlich	HFmax. = 205 − (0,5 × LA)

LA Lebensalter; *HFmax.* maximale Herzfrequenz

Einteilung der maximalen Herzfrequenz

50–60 % HFmax.	Stärkung des Herz-Kreislauf-Systems (für Anfänger)
60–70 % HFmax.	Fettverbrennungszone (für Fortgeschrittene)
70–80 % HFmax.	Ausdauertrainingsbereich zur Verbesserung von Kondition (für Trainierte)

Zusammenfassung des Therapiebausteins „Gruppensitzung 2 – Warum ist Ausdauersport gut für mich?"
— Erfahrungsaustausch zum Thema Ausdauersportarten
— Wirkmechanismen von Ausdauersport
— Wissensvermittlung im Praxisteil Walken/Laufen und Schwimmen
— Laufaktivität einmal wöchentlich selbstständig durchführen

2.3.4 Therapiebaustein „Gruppensitzung 3 – Warum tut mir Entspannung gut?"

Im Überblick
— **Indikation:** alle Menschen, die eine PBT erhalten sollen
— **Ziel:** Schärfung des Bewusstseins für die positiven Auswirkungen von Entspannung auf den Körper und die Psyche
— **Dauer:** pro Gruppensitzung jeweils 45 Minuten

Zum Einstieg in diese Gruppensitzung erhalten die Teilnehmer zunächst die Aufgabe, allgemeine, einfache Fragen in Einzelarbeit aus ihrer eigenen Erfahrung heraus zu beantworten. Beispielsweise befassen sich die Teilnehmer mit der Frage, wie sie selbst Entspannung definieren und auf welche Weise Entspannung ganz individuell gelingen kann. Im Anschluss findet ein Erfahrungsaustausch in der Gruppe statt. Im Verlauf der Gruppensitzung werden die direkten Auswirkungen auf den Körper und die Psyche beschrieben. Im Praxisteil findet ein Austausch zur spezifischen Wirkweise der PMR statt. Am Beispiel dieser Technik wird eine Entspannungssitzung durchgeführt. Abschließend findet ein kurzer Erfahrungsaustausch dazu statt (Arbeitsblatt 2.6 „Psychoedukation Termin 3: Entspannung/ PMR (progressive Muskelrelaxation nach Jacobson)").

Entspannung dient dem psychischen und körperlichen Gleichgewicht, dem Aufladen von Energiereserven und der Wechselwirkung zwischen Körper und Psyche. Die gängigsten Entspannungstechniken sind die progressive Muskelrelaxation nach Jacobson (Hainbuch 2010), das autogene Training (Lindemann 2004) und MBSR (Mindful Based Stress Reduction) (Kabat-Zinn 2013).

- **Progressive Muskelrelaxation nach Jacobson**

Durch Anspannen und Entspannen verschiedener Muskelgruppen wird Tiefenentspannung erzeugt. Anwendung findet das Verfahren bei Depressionen, Ängsten, Unruhe, Nervosität und gestörter Körperwahrnehmung, Verspannungen der Muskulatur im Schulter- Rücken- und Nackenbereich; es hat eine positive Wirkung auf das vegetative Nervensystem.

- **Autogenes Training**

Bei dem autogenen Training gelangt man nicht über Muskelanspannung und Spannungslösung zur Entspannung, sondern über eine Art Selbsthypnose, die aus gedanklichen Suggestionen besteht. Die Übungen werden entweder im Sitzen oder im Liegen durchgeführt. Angeleitete Gedanken in einem Kurs für autogenes Training können Schwere- oder Wärmeübungen sein (Beispiele: „Mein Arm ist ganz schwer und warm"). Autogenes Training wird bei psychischen und psychosomatischen Störungen eingesetzt, verbessert den Umgang mit Stress und erhöht die Konzentrationsfähigkeit (Lindemann 2004).

- **MBSR (Mindful Based Stress Reduction)**

MBSR ist ein gesundheitsförderndes Programm zum Erlernen eines gesunden, bewussten und kreativen Umgangs mit Stress durch gerichtete Aufmerksamkeit. Die Teilnehmer lernen durch gezielte Achtsamkeitsübungen ihre Aufmerksamkeit immer wieder auf den Moment zu richten. Durch regelmäßiges Einüben geleiteter Meditationsübungen (Bodyscan, Sitzmeditation) und sanftes Yoga lernen die Teilnehmer, ihre Gedanken, Gefühle und Körperempfindungen wahrzunehmen, ohne sie zu bewerten. Die Teilnehmer lernen durch das MBSR-Programm, sich physisch und psychisch zu entspannen und persönliche Bewältigungsstrategien für Stresssituationen zu entwickeln (Kabat-Zinn 2013).

> **Zusammenfassung des Therapiebausteins „Gruppensitzung 3 – Warum tut mir Entspannung gut?"**
> — Einzelarbeit und Erfahrungsaustausch in der Gruppe
> — Kennenlernen von drei gängigen Entspannungsverfahren
> — Wirkweisen von Entspannung auf Körper und Psyche
> — Spezifische Wirkung von PMR und Durchführung einer Entspannungssitzung
> — Erfahrungsaustausch

2.3.5 Therapiebaustein „Gruppensitzung 4 – Wie wirkt sich körperliche Aktivität auf meine Stimmung aus?"

Im Überblick
- **Indikation:** alle Menschen, die eine PBT erhalten sollen
- **Ziel:** Festigung des Erkenntnisprozesses im Hinblick auf die damit verbundene hohe Selbstwirksamkeit der Therapiemethode
- **Dauer:** pro Gruppensitzung jeweils 45 Minuten

Um die Teilnehmer behutsam auf das Thema hinzuführen, werden vier Fragen gestellt, die die Teilnehmer zunächst für sich beantworten und anschließend in der

Gruppe diskutieren. Zur Veranschaulichung des unmittelbaren Zusammenhangs zwischen körperlicher Aktivität und Stimmung wird das Dreiecksmodell mit den Komponenten Denken, Handeln und Gefühl erläutert (◘ Abb. 2.1). Um die dadurch gewonnene Erkenntnis der Selbstwirksamkeit zu festigen, wird die positive und negative Stimmungsspirale aufgezeigt und anhand von Beispielen veranschaulicht (◘ Abb. 2.2 und 2.3; Arbeitsblatt 2.7 „Psychoedukation Termin 4: Wirkt sich Aktivität auf meine Stimmung aus?").

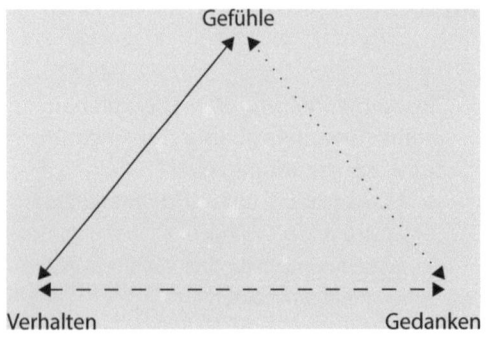

◘ Abb. 2.1 Teufelskreis der Depression. (Aus Schaub et al. 2013, S. 97; mit freundl. Genehmigung des Hogrefe-Verlags)

Zusammenfassung des Therapiebausteins „Gruppensitzung 4 – Wie wirkt sich körperliche Aktivität auf meine Stimmung aus?"
- Beantwortung einiger Fragen zunächst in Einzelarbeit
- Dreiecksmodell (Denken, Handeln, Gefühl)
- Positive und negative Stimmungsspirale

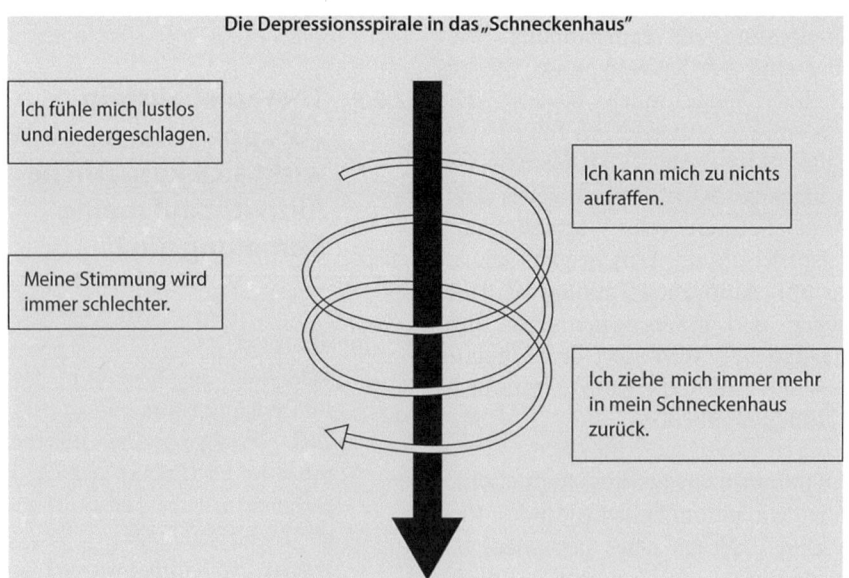

◘ Abb. 2.2 Negative Stimmungsspirale. (Aus Schaub et al. 2013, S. 98; mit freundl. Genehmigung des Hogrefe-Verlags)

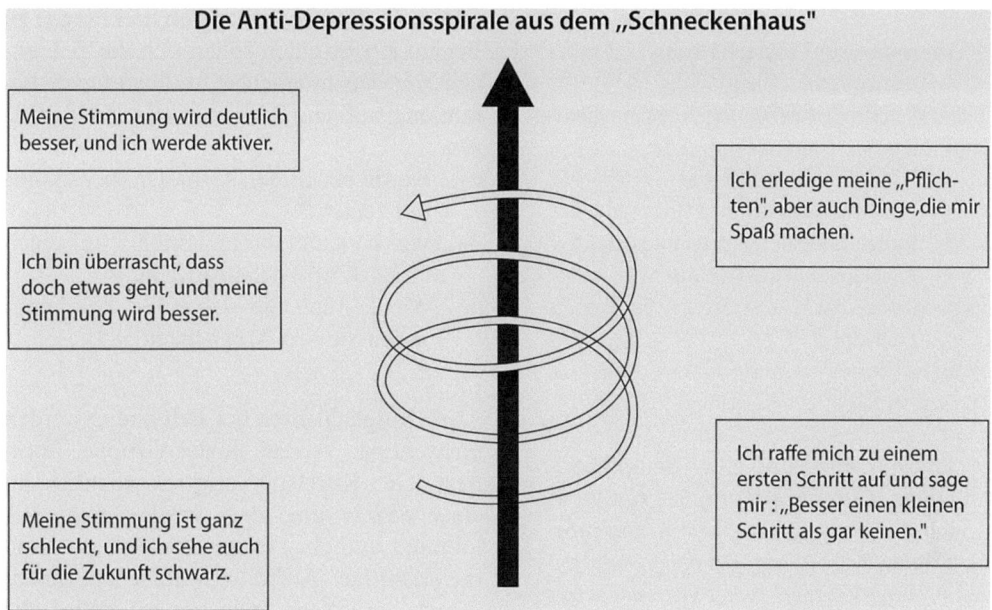

◘ **Abb. 2.3** Positive Stimmungsspirale. (Aus Schaub et al. 2013, S. 98; mit freundl. Genehmigung des Hogrefe-Verlags)

2.3.6 Therapiebaustein „Gruppensitzung 5 – Wie kann ich Bewegung in meinen Alltag integrieren?"

Im Überblick
- **Indikation:** alle Menschen, die eine PBT erhalten sollen
- **Ziel:** Erhöhung der Sensibilität der Teilnehmer im Hinblick auf die Bewegungsintegration im Alltag
- **Dauer pro Gruppensitzung:** jeweils 45 Minuten

Nach kurzer Einzel- und Partnerarbeit zu **Beginn der Gruppensitzung** werden die Ergebnisse zur Bewegung im Alltag innerhalb der Gruppe ausgetauscht. Unter Beteiligung der Teilnehmer verdeutlicht der Kursleiter an Beispielen, wie Bewegung im Alltag umgesetzt und langfristig integriert werden kann. Des Weiteren werden die eigene Körperwahrnehmung und die achtsame Körperhaltung durch den Kursleiter thematisiert und die Wirkung auf die Stimmungslage betont. Die Teilnehmer haben zudem die Möglichkeit, innerhalb der Sitzung ihre alltägliche körperliche Aktivität durch Eintragungen in einen Wochenplan konkret festzulegen (Arbeitsblatt 2.8 „Psychoedukation Termin 5: Wie kann ich Bewegung in meinen Alltag integrieren?").

Vier einfache Fragen werden in Einzel- und Partnerarbeit beantwortet:
- „Wie aktiv gestalten Sie Ihren Alltag? Welche Möglichkeiten kennen Sie aus Ihrem Alltag?"
- „Wie nehmen Sie Ihren Körper wahr?" (Bewegungsmuster und Körperhaltung) „Schätzen Sie sich selbst ein!"
- „Wie kann ich meinen Alltag aktiver gestalten?"
- „Wie nehmen Sie Ihren Körper wahr?" (Die Körperwahrnehmung hängt sehr stark von der Körperhaltung ab.)

Übungen zur Körperhaltung
- Aufrecht hinstellen
- Schultern zurück und Kopf hochhalten
- Kinn gerade nach vorne
- Blick entspannt in den Raum hinein
- Einige Male tief ein- und ausatmen
- Lächeln andeuten (kann von außen unsichtbar sein, sozusagen ein inneres Lächeln)

Zusammenfassung des Therapiebausteins „Gruppensitzung 5 – Wie kann ich Bewegung in meinen Alltag integrieren?"
- Beantwortung von vier einfachen Fragen in Einzel- und Partnerarbeit
- Ausarbeitung der Antworten in der Gruppe
- Körperwahrnehmung, Übung zur aufrechten Körperhaltung
- Konkrete Planung der körperlichen Aktivität mittels Wochenplan

2.3.7 Therapiebaustein „Gruppensitzung 6 – Aktivitätsförderung durch Belohnung"

Im Überblick
- **Indikation:** alle Menschen, die eine PBT erhalten sollen
- **Ziel:** Anregung der Auseinandersetzung mit dem Thema Aktivitätsförderung in Verbindung mit Belohnung
- **Dauer:** pro Gruppensitzung jeweils 45 Minuten

Durch die Beantwortung von drei Fragen zu Beginn der Stunden sollen sich die Teilnehmer mit den möglichen Einflüssen von Belohnung auf ein Verhalten auseinandersetzen:
- „Werde ich dieses Verhalten in Zukunft öfter zeigen?"
- „Was bedeutet das im Hinblick auf regelmäßige körperliche Aktivität?"
- „Wie können Sie sich selbst belohnen? Finden Sie drei Möglichkeiten."

Auch Möglichkeiten der Belohnung werden im weiteren Verlauf in der Gruppe diskutiert. Der Kursleiter zeigt anschaulich an einer Skizze auf, dass infolge einer Belohnung auf ein bestimmtes Verhalten hin die künftige Auftretenswahrscheinlichkeit dieses Verhaltens steigen wird. Wird die körperliche Aktivität mit einem darauffolgenden positiven Effekt verknüpft, kann dies ein zusätzlich motivierender Faktor sein, sich regelmäßig zu bewegen. Im Hinblick auf die Wochenplanung ist es hier wichtig, auch die „Belohnungen" in den Wochenplan mit einzutragen (Arbeitsblatt 2.9 „Psychoedukation Termin 6: Aktivitätsförderung durch Belohnung").

Zusammenfassung des Therapiebausteins „Gruppensitzung 6 – Aktivitätsförderung durch Belohnung"
- Konfrontation mit dem Thema durch Beantwortung von drei Fragen
- Diskussion der Antworten in der Gruppe
- Kennenlernen von Möglichkeiten der Belohnung
- Zusammenhang zwischen Belohnung und künftiger Auftretenswahrscheinlichkeit eines bestimmten Verhaltens
- Belohnung mit einplanen

2.3.8 Therapiebaustein „Gruppensitzung 7 – Motivation durch positive Selbstinstruktion"

Im Überblick
- **Indikation:** alle Menschen, die eine PBT erhalten sollen
- **Ziel:** Steigerung der Motivation für körperliche Aktivität durch kognitive Umstrukturierung
- **Dauer:** pro Gruppensitzung jeweils 45 Minuten

In einer kurzen Einführung wird durch den Kursleiter verdeutlicht, dass regelmäßige körperliche Aktivität auch für gesunde Menschen eine große Herausforderung darstellt. Aus diesem Grund ist die Motivationsarbeit bei Menschen mit Depressionen von großer Bedeutung. In Gruppensitzung 7 werden die Teilnehmer in Partnerarbeit dazu angeleitet, zehn bereits vorgegebene, negative Denkmuster, wie sie typischerweise bei depressiven Störungen vorkommen, in positive Selbstinstruktionen umzuwandeln. Dazu werden positive Textimpulse gegeben (Arbeitsblatt 2.10 „Psychoedukation Termin 7: Motivation durch positive Selbstinstruktion").

Motivation durch positive Selbstinstruktion
- „Sport und Bewegung stellt – auch für gesunde Menschen – oft eine große Herausforderung dar."
- „Ziel der Inhalte, die Ihnen hier vermittelt werden, soll es sein, Ihnen mögliche Motivationsschwierigkeiten zu nehmen."
- „Ihre negativen Denkmuster sollen zu positiven Selbstinstruktionen umformuliert werden."
- „Formulieren Sie eines ihrer negativen Denkmuster zu einer positiven Selbstinstruktion um. Nehmen Sie dabei Bezug auf körperliche Aktivität."

Zusammenfassung des Therapiebausteins „Gruppensitzung 7 – Motivation durch positive Selbstinstruktion"
- Motivationsarbeit
- Umformulierung destruktiver Denkmuster in positive Selbstinstruktionen
- Austausch in der Gruppe

2.3.9 Therapiebaustein „Gruppensitzung 8 – Nachsorgeplanung"

Im Überblick
- **Indikation:** alle Menschen, die eine PBT erhalten sollen
- **Ziel:** langfristige Aufrechterhaltung des gelernten Verhaltens
- **Dauer:** pro Gruppensitzung jeweils 45 Minuten

Um einen nachhaltigen Effekt der PBT zu erzielen, ist es wichtig, dass sich die Teilnehmer weiterhin regelmäßig körperlich aktivieren. Dazu informiert der Kursleiter über mögliche Angebote von Krankenkassen, sozialpsychiatrischen Diensten oder auch Sportvereinen. In der Abschlussreflexion kann jeder Teilnehmer seine eigenen Ideen dazu einbringen und eine Rückmeldung zur durchlaufenen Therapie geben. Der Kursleiter regt zu regelmäßigen Aktivitätstreffen der Teilnehmer untereinander an (Arbeitsblatt 2.11 „Termin 8: Nachsorgeplanung").

Zusammenfassung des Therapiebausteins „Gruppensitzung 8 – Nachsorgeplanung"
- Nachhaltigen Effekt der Therapie bei den Teilnehmern stärken
- Mögliche Bewegungsangebote und die dazugehörigen Anlaufstellen
- Abschlussreflexion

2.3.10 Therapiebaustein „Gruppenaktivität Walken/Laufen"

Im Überblick
- **Indikation:** alle Menschen, die eine PBT erhalten sollen
- **Ziel:** den Teilnehmern Freude an Bewegung vermitteln, positiven Einfluss von Tageslicht und frischer Luft nutzen, Laufkompetenz vermitteln
- **Dauer:** 15–45 Minuten

Die Gruppenaktivität beginnt mit einer fünfminütigen Aufwärmeinheit, die aus einfachen Stretching-Übungen besteht. Je nach Alter der Teilnehmer und körperlicher Belastbarkeit beginnt die Walking- bzw. Laufeinheit. Wichtig ist, dass das Tempo zu Beginn vom Therapeuten bewusst gesteuert wird und zwischen 5 und 8 km/h liegt. Zum Ablauf der Lauf-/Walkingeinheit sowie der Lauftechnik siehe Arbeitsblatt 2.5 („Psychoedukation Termin 2: Ausdauersport", S. 4). Das Aktivitätstempo wird zu Beginn vom Gehtempo über das zügige Gehen bis hin zum langsamen Laufen nach jeweils fünf Minuten gesteigert. Nach 15 Minuten wird wieder eine Gehphase eingelegt. Des Weiteren wird auch auf eine gelenkschonende, ergonomische Lauftechnik geachtet. Wichtig dabei ist, dass der Therapieteilnehmer auf eine aufrechte Körperhaltung in Verbindung mit einer gesunden Fußbewegung (ohne Flugphase), sowie eine gelenkschonende Abfederung durch leicht gebeugte Knie bei Bodenkontakt achtet. Auch die Bewegung des Beckens und der Schulter um die Längsachse und der Armschwung seitlich am Körper findet Beachtung in der Gruppenaktivität. Zwischendurch können immer wieder kurze Pausen zur Pulsmessung eingelegt werden. Die Formel zur Berechnung der maximalen Herzfrequenz während des Trainings finden Sie in Arbeitsblatt 2.5 „Psychoedukation Termin 2: Ausdauersport".

▶ **Fallbeispiel: Walking**
- T: Zunächst starten wir zum Aufwärmen mit leichten Stretching-Übungen. Sie dienen der Verletzungsprophylaxe. Wir beginnen mit den Füßen, heben den rechten Fuß an und lassen ihn kreisen. Wer Schwierigkeiten hat, das Gleichgewicht zu halten, sucht sich einen Baum zum Festhalten. Wir wechseln die Richtung, stellen den rechten Fuß wieder auf und wechseln die Seite und beginnen, mit dem linken Fuß zu kreisen. Wichtig ist dabei, immer tief ein- und auszuatmen.
- P: Können Sie mal schauen, ob das so korrekt ist?
- T: Sehr gut, Frau Huber, Ihre Ausführung ist korrekt.

Nach der Durchführung der Stretching-Übungen beginnt die Walking-/Laufeinheit.
- T: Nun beginnen wir zu gehen, das Tempo halten wir ca. fünf Minuten, dann steigern wir das Tempo ein wenig. Bitte melden Sie sich, wenn das Tempo zu schnell werden sollte. Los geht's!
- P: Das Tempo ist eher zu langsam.
- T: Das ist so beabsichtigt, zu Beginn der Therapie soll eine Überforderung unbedingt vermieden werden, zudem steigern wir nach einigen Minuten das Tempo bis wir ca. 6–8 km/h erreicht haben.
- P: Ok, ich bin gespannt (Lächelt). ◀

> **Zusammenfassung des Therapiebausteins „Gruppenaktivität Walken/Laufen"**
> — Aufwärmen durch Stretching
> — Walking/Lauf-Einheit beginnt mit Gehen und steigert sich im Tempo bis hin zum langsamen Laufen (6–8 km/h), je nach körperlicher Belastbarkeit der Kursteilnehmer

2.3.11 Therapiebaustein „Persönliches Nachgespräch"

> **Im Überblick**
> — **Indikation:** alle Menschen, die eine PBT erhalten sollen
> — **Ziel:** Reflexion der PBT, Planung regelmäßiger Bewegungsmöglichkeiten
> — **Dauer:** bis zu 60 Minuten

Im persönlichen Nachgespräch (Therapeutenhilfe 2.12 „Nachgespräch – Fragen an den Teilnehmer") geht es v. a. darum, den gesamten Therapieprozess im Einzelgespräch zu reflektieren. Der Kursleiter orientiert sich dabei an den vorgegebenen Fragen der Therapeutenhilfe 2.12 und trägt die entsprechenden Antworten ein. Der Teilnehmer erhält nach dem Gespräch eine Kopie davon, die er zu seinen Kursunterlagen nehmen kann. Durch die Situation des Einzelgesprächs wird ein Rahmen für eine sehr lockere Atmosphäre geschaffen, viele Teilnehmer äußern sich erfahrungsgemäß deutlich ausführlicher und offener zu ihren Anliegen und Problemen als in den Gruppensitzungen. Des Weiteren können im persönlichen Nachgespräch auch Unklarheiten und Fragen angesprochen werden, die der Teilnehmer sich in der Gruppe vielleicht nicht zu stellen traute. Zudem erarbeitet der Therapeut mit dem Teilnehmer zusammen die einzelnen Effekte der Therapie. In diesem Zusammenhang bespricht der Therapeut mit dem Teilnehmer die Auswertungsdaten des BDI-II nach Gruppenteilnahme mit dem BDI-II vor Gruppenteilnahme. Abschließend wird die weitere Planung der regelmäßigen, körperlichen Aktivität für die Zukunft mit dem Teilnehmer thematisiert und durchgeführt. Hierzu einen kurzen Ausschnitt aus einer möglichen persönlichen Nachgesprächssituation.

> ▶ **Fallbeispiel: Nachgesprächssituation**
> — **T:** Zunächst möchte ich mich bei Ihnen für die regelmäßige Teilnahme an der PBT bedanken. Sie haben wirklich, trotz eines kurzzeitigen Einbruchs, gekämpft und nicht aufgegeben.
> — **P:** Vielen Dank. Ja, ich hatte zwischendrin, nach Woche 2, ein kleines Motivationsloch, bedingt durch den verminderten Antrieb, deshalb habe ich die Einheit in Woche 3 abgesagt. Kurzzeitig hatte ich auch überlegt, die Therapie ganz abzubrechen, weil ich nach zwei Wochen noch keine Wirkung gespürt hatte. Ich möchte mich auch bei Ihnen bedanken, dass Sie so hartnäckig geblieben sind und mich durch Ihre Anrufe zur weiteren Therapieteilnahme motivieren konnten. Im Ergebnis bin ich sehr dankbar, weil ich durch die Therapie eine Methode kennengelernt habe, wie ich mich selbst, durch mein eigenes Tun, ein Stück weit aus der Depression herausziehen konnte.
> — **T:** Vielen Dank für Ihre offene Rückmeldung, Frau Huber. Es freut mich sehr, dass Sie von der Therapie profitieren konnten. Auch die Auswertung des BDI, welchen Sie nach der Teilnahme an der PBT ausgefüllt haben, zeigt einen deutlichen Rückgang der depressiven Symptomatik. Gibt es denn schon eine Idee, wie Sie die regelmäßige Bewegung, die Ihnen so gut tut, in Zukunft fortsetzen können?

– **P:** Ja, glücklicherweise habe ich durch die Gruppe Klara kennengelernt, wir verstehen uns wirklich sehr gut und haben ausgemacht, uns auch nach der Gruppe zweimal wöchentlich zu Laufeinheiten zu treffen. Danach wollen wir uns immer mit einem Kaffee und einer kleinen Süßigkeit belohnen.
– **T:** Es freut mich sehr, dass Sie die Planung, die wir in der Gruppensitzung besprochen hatten, gleich umsetzen konnten. Gut finde ich auch, dass Sie an die Bewegungseinheit eine Belohnungseinheit anschließen. ◄

Zusammenfassung des Therapiebausteins „Persönliches Nachgespräch"
– Reflexion der Effekte im Einzelgespräch
– Klärung offener Fragen, Unklarheiten
– Analyse individueller Effekte der Gruppe mit Auswertung des BDI-II
– Künftige Planung regelmäßiger körperlicher Aktivität

2.4 Besonderheiten und Fallstricke

2.4.1 Typische Probleme und Lösungsvorschläge

Die Schwierigkeiten bei der beschriebenen Therapiemethode lassen sich natürlich nicht von der Hand weisen. Häufig kommt es im Verlauf der PBT bei den depressiven Teilnehmern aufgrund des mangelnden Antriebs und der häufig negativen Stimmungslage zu einer unregelmäßigen Therapieteilnahme und auch zu einem erhöhten Risiko des Therapieabbruchs. Gerade weil es sich bei der PBT um eine sehr aktive Therapieform handelt, ist die Hürde der regelmäßigen Teilnahme besonders hoch. Deshalb gilt es immer wieder kleine Anreize zu schaffen, um die Teilnehmer zu motivieren, von sich aus regelmäßig an der Gruppe teilzunehmen. Dies kann durch Kleinigkeiten geschehen. Wichtig ist es zunächst, eine positive Gruppenatmosphäre herzustellen. Die Teilnehmer sollen sich in der Gruppe wohl und aufgefangen fühlen. Die Kunst liegt dabei im Fingerspitzengefühl des Therapeuten, dessen Aufgabe darin liegt, die einzelnen Teilnehmer richtig einzuschätzen. Essenziell dabei ist, nah an den Teilnehmern dran zu sein, immer wieder durch Kurzkontakte auch vor und nach den Therapieeinheiten ein Gefühl und einen „Draht" zu jedem einzelnen Teilnehmer zu entwickeln. Der eine Teilnehmer benötigt mehr Ansprache als der andere etc. Weitere wichtige Fragen sind auch: Wann nimmt die Depression einen schweren Verlauf bzw. wann stellt die Therapie eher eine Kontraindikation dar? Wann benötigt der Teilnehmer mehr Zuwendung durch den Therapeuten im Sinne von Zuspruch und Motivationsarbeit? Durch intravisorische oder supervisorische Arbeit, in Form von Rücksprache mit Kollegen oder externen Supervisoren, kann der Therapeut darin unterstützt werden, die richtige Feinjustierung im individuellen Umgang mit den jeweiligen Teilnehmern abzuleiten (◘ Tab. 2.1).

Tab. 2.1 Typische Probleme und Lösungsvorschläge

Problem	Lösungsvorschlag
Teilnehmer A sagt in der zweiten Woche die Teilnahme an den Terminen für die nachfolgende Woche ab, weil er das Gefühl hat, noch keine Verbesserung zu spüren	Anruf des Therapeuten bei Teilnehmer A. Genaueres Nachfragen, was er nach zwei Wochen Therapie erwartet hat. Darüber aufklären, dass die Wirksamkeit der Therapie nach zwei Wochen noch nicht spürbar sein kann. Teilnehmer A dazu motivieren, der Therapie eine Chance zu geben. Darin verstärken, dass er wichtige und interessante Inhalte in den nächsten Stunden erfahren wird. Immer wieder Kontakt aufnehmen, falls die Therapieteilnahme in Gefahr ist. Auch andere Gründe in Erwägung ziehen, warum der Teilnehmer absagt, ggf. fühlt er sich in der Gruppe unwohl. Bei Verdacht der Verschlechterung den Schweregrad der Depression abfragen
Teilnehmer B wirkt in den Gruppensitzungen in der Mimik äußerst starr, seine Stimmung wirkt gedrückt. Er beteiligt sich kaum bis gar nicht an den Inhalten der Gruppensitzungen	Den Teilnehmer B nach der Therapie im Einzelgespräch fragen, wie es ihm in den Gruppensitzungen ergeht. Den eigenen Eindruck spiegeln: „Ich habe das Gefühl, dass es Ihnen nicht so gut geht. Wie fühlen Sie sich momentan? Wie würden Sie Ihre Stimmung einschätzen?" Bei Verdacht auch Suizidalität abfragen. Bei deutlicher Verschlechterung der depressiven Symptomatik ggf. aus der Gruppe herausnehmen und nach Einwilligung des Teilnehmers Kontakt zu seinem behandelnden Psychiater aufnehmen bzw. an einen Psychiater vermitteln

2.4.2 Kombinierbarkeit mit anderen Methoden

Der Einsatz der PBT eignet sich hervorragend in Kombination mit der Psychotherapie. Hier kann die Psychotherapie zusätzlich Motivationsarbeit in Hinblick auf die regelmäßige Teilnahme an der PBT leisten. Die Einnahme von Antidepressiva stellt in der Regel keine Kontraindikation zu Sport und Bewegung dar. Im Gegenteil, Studien belegen, dass die Pharmakodynamik (Wirksamkeit von Arzneimitteln, hier Antidepressiva) sich durch regelmäßige Bewegung sogar erhöht (Broocks und Wedekind 2009). Unmittelbar nach einer Elektrokonvulsionstherapie-Behandlung (EKT) würde man körperliche Aktivität aufgrund der instabilen Kreislaufsituation des Patienten, die sich aus der Kurznarkose ergibt, nicht empfehlen. Ein zeitlicher Abstand von 24 Stunden zu der EKT-Behandlung sollte eingehalten werden.

2.5 Zusammenfassung des Kapitels

Die PBT ist eine einfache Therapiemethode, die den Teilnehmern bei regelmäßiger Teilnahme eine hohe Selbstwirksamkeit vermitteln kann, die bei depressiven Episoden meist verloren gegangen ist. Die Methode zeichnet sich durch ihre problemlose Kombinierbarkeit mit den „Major" Behandlungsmethoden, der Pharmako- und Psychotherapie aus. Zusammenfassend lässt sich sagen, dass es sich hierbei um eine ganzheitliche Therapiemethode handelt, die sowohl den Geist als auch den Körper mit hoher Wirksamkeit und ohne Nebenwirkungen positiv stimuliert.

2.6 Materialien

Die im Kapitel erwähnten Materialien werden online zur Verfügung gestellt und können unter SpringerLink heruntergeladen werden.

2.1	Therapeutenhilfe	Teilnehmerprofil zur psychoedukativen Bewegungstherapie (PBT)
2.2	Arbeitsblatt	Kurzinformation zur psychoedukativen Bewegungstherapie (PBT)
2.3	Arbeitsblatt	Allgemeine Informationen und Rahmenbedingungen für die Teilnehmer/innen der psychoedukativen Bewegungstherapie (PBT)
2.4	Arbeitsblatt	Psychoedukation Termin 1: Weshalb hilft mir körperliche Aktivität?
2.5	Arbeitsblatt	Psychoedukation Termin 2: Ausdauersport
2.6	Arbeitsblatt	Psychoedukation Termin 3: Entspannung/PMR (progressive Muskelrelaxation nach Jacobson)
2.7	Arbeitsblatt	Psychoedukation Termin 4: Wirkt sich Aktivität auf meine Stimmung aus?
2.8	Arbeitsblatt	Psychoedukation Termin 5: Wie kann ich Bewegung in meinen Alltag integrieren?
2.9	Arbeitsblatt	Psychoedukation Termin 6: Aktivitätsförderung durch Belohnung
2.10	Arbeitsblatt	Psychoedukation Termin 7: Motivation durch positive Selbstinstruktion
2.11	Arbeitsblatt	Termin 8: Nachsorgeplanung
2.12	Therapeutenhilfe	Nachgespräch – Fragen an den Teilnehmer

Literatur

Broocks A, Wedekind D (2009) Sport- und bewegungstherapeutische Programme in der Behandlung psychischer Erkrankungen. Psychiatr Psychother 3:121–139

Hainbuch F (2010) Progressive Muskelentspannung. Gräfe & Unzer, München

Kabat-Zinn J (2013) Gesund durch Meditation: Das große Buch der Selbstheilung mit MBSR. Knaur MensSana, München

Lindemann H (2004) Autogenes Training – der bewährte Weg zur Entspannung. Goldmann, München

Schaub A, Roth E, Goldmann U (2013, [1]2006) Kognitiv-psychoedukative Therapie zur Bewältigung von Depressionen: Ein Therapiemanual, 2., Akt. u. erw. Aufl. Hogrefe, Göttingen

Praxis der Ergotherapie in der Behandlung von Depression

Ulrike Ott und Jutta Berding

Inhaltsverzeichnis

3.1 Einleitung – 29
3.1.1 Ergotherapie – 29
3.1.2 Steuerfunktionen der psychosozialen Behandlungsverfahren – 30
3.1.3 Indikationen und Limitationen – 34
3.1.4 Ziele der ergotherapeutischen Maßnahme – 35

3.2 Fallvignette – 36

3.3 Praktische Therapiedurchführung: Therapiebausteine – 36
3.3.1 Therapiebaustein „Erstkontakt und Diagnostik in der kompetenzzentrierten alltagsorientierten Werkgruppe" – 37
3.3.2 Therapiebaustein „kompetenzzentrierte alltagsorientierte Werkgruppe" – 38
3.3.3 Therapiebaustein „ausdruckszentriertes Arbeiten in der Gruppe" – 40
3.3.4 Therapiebaustein „Interaktionelles Gruppenangebot" – 41

Ergänzende Information Die elektronische Version dieses Kapitels enthält Zusatzmaterial, auf das über folgenden Link zugegriffen werden kann [https://doi.org/10.1007/978-3-662-70320-5_3].

© Der/die Autor(en), exklusiv lizenziert an Springer-Verlag GmbH, DE, ein Teil von Springer Nature 2025
C. Konrad (Hrsg.), *Therapie der unipolaren Depression - Ergotherapie, Soziotherapie und andere psychotherapeutisch mitgeprägte Verfahren*, https://doi.org/10.1007/978-3-662-70320-5_3

3.4 Besonderheiten und Fallstricke – 42
3.4.1 Typische Probleme und Lösungsvorschläge – 42
3.4.2 Kombinierbarkeit mit anderen Methoden – 43

3.5 Zusammenfassung des Kapitels – 43

3.6 Materialien – 43

Literatur – 44

Übersicht

Einführend werden das Berufsbild der Ergotherapie und ihre methodischen Vorgehensweisen in der psychiatrischen Behandlung vorgestellt. Anhand eines Therapieverlaufs wird das Vorgehen hinsichtlich der kompetenzzentrierten alltagsorientierten Methode, ausdruckszentrierten Methode und der interaktionellen Methode im Rahmen einer Depressionsbehandlung praxisnah konkretisiert.

3.1 Einleitung

3.1.1 Ergotherapie

Die Ergotherapie ist als Berufstand historisch mit dem Arbeitsfeld der Psychiatrie eng verwoben – grundsätzliche Annahmen einer **aktivitätsorientierten und -fördernden Behandlungsidee** spiegeln sich in den Beschreibungen vorprofessioneller Konzeptionen der Ergotherapie wider und verstetigten sich als ergotherapeutischer Behandlungsansatz (Pettigrew et al. 2023; Kubny 2020; Lampe 2020; Marotzki 2004; Reuster und Bach 2001).

Ergotherapie befasst sich als Gesundheitsberuf mit der Förderung von Gesundheit und Wohlbefinden durch Betätigung (WFOT 2012). Sie folgt in Anlehnung an die ICF-Klassifikation (International Classification of Functioning, Disability and Health) einem bio-psycho-sozialen Ansatz und unterstützt und begleitet alle Menschen, deren Handlungsfähigkeit eingeschränkt oder von Einschränkung bedroht ist, um sie bei der Durchführung von Betätigungen in ihrer persönlichen Umwelt zu stärken (DVE 2007). Ziele der Ergotherapie sind folglich eine für die Person zufriedenstellende Teilhabe und Lebensqualität durch individuelle Betätigungen (=Handlungen/Aktivitäten) in ihren Lebenswelten, denen Sinn und Bedeutung zugemessen wird. Hierbei werden für die betroffene Person sinnstiftende und zielgerichtete lebensweltbezogene Handlungen, spezifische therapeutische Aktivitäten, Adaption, Edukation und Beratung in der ergotherapeutischen Intervention eingesetzt.

In der modernen psychiatrischen Versorgung hat sich die Ergotherapie als Standardrepertoire der sozialpsychiatrischen Funktionsbereiche etabliert und wird in einer Vielzahl unterschiedlicher Tätigkeitsfelder und Arbeitsbereiche durchgeführt (Kubny 2020; Lang 2021). Dementsprechend sind ergotherapeutische Angebote in der teil-/stationären Behandlung im Krankenhaus, in der ambulanten sozialpsychiatrischen Behandlung, in sozialpsychiatrischen Leistungen zur Tagesgestaltung und Kontaktfindung sowie als Leistungen zur Selbstversorgung, Arbeit und Ausbildung angesiedelt. Ergotherapie zählt zu den psychosozialen Interventionen und umfasst ein breites Spektrum an handlungs- und ressourcenorientierten Interventionen und Assessments, die insbesondere die Verhaltenstherapie ergänzend unterstützen, z. B. nach den methodischen Ansätzen der Verhaltensaktivierung (Behavioural Activation) und Zeitnutzung (Time-Use) (BÄK, NVL Unipolare Depression 2022). Die Aufgaben und Leistungsbeschreibung der Ergotherapie als Spezialtherapie zeigt im stationären Kontext Regelaufgaben in der Grundversorgung wie bspw. die Mitwirkung bei der Diagnostik sowie der einzelfall- und gruppenbezogenen Behandlung auf (PPP-RL des gemeinsamen Bundesausschusses 2019).

Die einzelfallbezogene Behandlung umfasst sowohl eine Beeinflussung emotionaler Probleme mittels kreativer Verfahren als auch die funktionelle Übungsbehandlung (Wahrnehmungstraining, kognitives Training, neurophysiologisch orientierte Behandlung) von Leistungsdefiziten (PPP-RL des gemeinsamen Bundesausschusses 2019).

Gruppenbezogene Behandlungen beinhalten eine lebenspraktisch orientierte Therapie, Arbeitstherapie einschließlich einer Fertigkeits- und Belastungserprobung, Kontakt- und kommunikationsfördernde

Gruppen oder auch die eine kreativitätsfördernde Therapie.

In der „Heilmittel-Richtlinie plus" des Deutschen Verbands Ergotherapie (DVE) von 2021 wird die ambulante ergotherapeutische Leistung für Personen mit psychischen Erkrankungen konkretisiert:

Die ergotherapeutische psychisch-funktionelle Behandlung dient der **Therapie krankheitsbedingter Störungen der psychosozialen und soziomotionalen Funktionen**. Im Rahmen einer neuropsychologisch orientierten Behandlung fokussiert die Therapie Beeinträchtigungen der mentalen Funktionen, insbesondere der kognitiven Schädigungen (DVE 2020).

Die Auswahl der verwendeten Sozialformen (Einzel-, Paar- oder Gruppentherapie), Methoden, Mittel, Schwierigkeitsgrade und Form der therapeutischen Anleitung hängen vom individuellen Krankheitsbild und den persönlichen Fertigkeiten und Fähigkeiten, den Gewohnheiten, Rollen und Wünschen der Betroffenen und den Anforderungen aus der Umwelt ab. Es geht in der Ergotherapie zuerst darum, mit den Klienten gemeinsam ihre Anliegen, Wünsche und Ziele zu bestimmen und ihnen Perspektiven aufzuzeigen, damit sie, besonders zu Beginn, eine erste Initiative entwickeln, zu vermehrter Handlungsfähigkeit gelangen, um letztendlich Lebensqualität und eine befriedigende selbstbestimmte Teilhabe am gesellschaftlichen und kulturellen Leben (inklusive Arbeit und Bildung) zu erreichen.

In der psychisch-funktionellen Behandlung kommen die psychosozialen Behandlungsverfahren zum Einsatz. Sie sind auf das Erleben und Verhalten einer Person bezogen, soweit es ihre Handlungsfähigkeit und Interaktion betrifft. Die mit den Klienten abgestimmte Therapieplanung und zielgerichteten Maßnahmen haben unterschiedliche alltags- und betätigungsorientierte Inhalte: (u. a.) **Selbstversorgung und Durchführung von Aktivitäten des täglichen Lebens** (ADL), **Freizeitgestaltung** und **Arbeit**. Die psychosoziale Behandlung kann in ein arbeitstherapeutisches Angebot übergehen, in dem Ergotherapeuten die Klienten im **Arbeitstherapieprozess** beraten und begleiten, **Arbeitsplatzanpassungen** vornehmen und eventuell im Anschluss weiterführende adäquate **rehabilitative und berufsbezogene Arbeitsangebote** suchen (◘ Abb. 3.1).

Zusammenfassung
Ergotherapie hat das Ziel, durch den Einsatz von Betätigungen und Aktivitäten
— Handlungsfähigkeit im Alltag,
— gesteigerte Lebensqualität und
— gesellschaftliche Teilhabe zu ermöglichen (DVE 2007).

3.1.2 Steuerfunktionen der psychosozialen Behandlungsverfahren

Steuerfunktionen in den psychosozialen Behandlungsverfahren sind die ergotherapeutischen Ansätze mit entsprechenden Methoden, die unterschiedliche therapeutische Wege zum Erreichen von jeweils andersgearteten Zielen beschreiben. Hier wird unterschieden in
— Restitution → Wiederherstellung von Funktionen und Fertigkeiten
— Erhaltung → Unterstützung, die es ermöglicht, bestehende Leistungsfähigkeiten zu erhalten,
— Edukation → Vermittlung von Wissen und Fertigkeiten im Rahmen gesundheitsförderlicher Verhaltensweisen, Gewohnheiten und Routinen zu entwickeln
— Kompensation/Adaption → verminderte Fertigkeiten und/oder Funktionen kompensieren; Strategien lernen, Aufgaben modifizieren (AOTA 2020, S. 63).

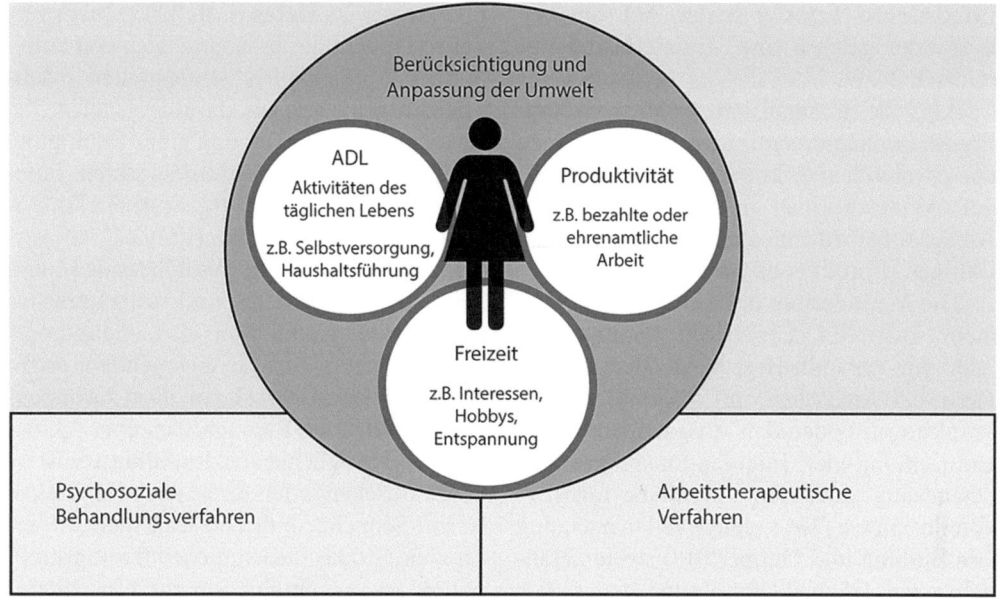

Abb. 3.1 Perspektiven und Verfahren der Ergotherapie in der Psychiatrie

Im Folgenden sind drei Methoden ausgewählt, die sich von dem Modell der Profession (Mosey 1970) und den von Mosey angegebenen Bezugsrahmen (Frame of reference) ableiten. Der jeweilige Bezugsrahmen hilft, den Aufbau des Behandlungsprozesses, die **Wahl** der **Mittel und Medien**, sowie die Interaktion mit den Klienten konstant, logisch und wissensbasiert durchzuführen (Plastow und Bryant 2023; Duncan 2020; Kinébanian und Logister-Proost 2019; Kubny 2020). Mosey (1970b) benennt den lerntheoretischen/lernorientierten, den analytischen und den entwicklungsorientierten Bezugsrahmen.

- **Kompetenzzentrierte alltagsorientierte Methode auf der Grundlage des lerntheoretischen/lernorientierten Bezugsrahmens**

Die kompetenzzentrierte alltagsorientierte Methode widmet sich, bezogen auf die Klassifikation der ICF, der Alltagsbewältigung und -gestaltung von Handlungszielen der betroffenen Person (Brandt et al. 2020). Fertigkeiten wie auch ggf. erforderliche Körperfunktionen werden im Rahmen von Aktivitäten fokussiert. Beim lerntheoretischen/lernorientierten Bezugsrahmen stehen die Bedingungen für optimales Lernen im Vordergrund, behavioristische und kognitive Sichtweisen sehen den Menschen als grundsätzlich erkenntnisfähiges Wesen. Um eine Veränderung kognitiver Muster und damit verbundener Verhaltensweisen zu erreichen, wird in der Ergotherapie bezugnehmend auf verhaltensorientierte und kognitive Verfahren Einstellungen, Gedanken, Bewertungen und Überzeugungen bei der Handlungsplanung und -durchführung gezielt mit dem Klienten reflektiert. In der kompetenzzentrierten alltagsrelevanten Methode (Brandt et al. 2020; Scheiber 1996), die diesem Bezugsrahmen zugeordnet ist, konzentriert sich die Ergotherapeutin darauf, welche Bedingungen der Klient für das Erlernen verschiedener Fertigkeiten und Fähigkeiten braucht und unterstützt die Lernvorgänge durch ein strukturiertes Vorgehen. Das Lernen kann unterschiedlich stattfinden, indem der Klient selbst experimentiert, am Modell lernt, aufgrund seiner

Erfahrungen Transfer leistet, sich anleiten lässt oder gelehrt wird, trainiert und übt (Götsch 2020).

Aktuelle manualisierte evidenzbasierte Ergotherapieinterventionen für Personen mit psychischen Erkrankungen fokussieren auf Alltagsroutinen und die Kompetenz, Alltagsaufgaben aufzunehmen oder zu bewältigen (Brandt et al. 2020).

Die Veränderung des Lebensstils hin zu mehr Passivität, einseitigen Betätigungen oder gar gesundheitsgefährdenden Aktivitäten bei Menschen mit psychischen Erkrankungen bilden den Ausgangspunkt der Entwicklung der Interventionsprogramme „Genesung aktivieren – Teilhabe fördern" von Parkinson (2014; deutsche Übersetzung von Berding und Haupt 2018) sowie „Handeln gegen Trägheit" von Krupa et al. (2017, deutsche Übersetzung von Pfeiffer und Höhl 2017). Beide Interventionsprogramme können sowohl im stationären als auch im ambulanten Kontext eingesetzt werden. Die Reflexion der Zeitverwendung, Aktivitätsaufbau wie auch die Ausgewogenheit bzw. Balance hinsichtlich bestehender Aktivitäten werden als Zielstellung der Interventionen formuliert (Berding 2024). „Handeln gegen Trägheit" setzt beim Aufbau von Aktivitäten im Tagesablauf an. In Einzelinterventionen wird auf Basis eines Zeitnutzungsprotokolls eine Veränderung von Aktivitätsmustern angestrebt. Arbeitsblätter unterstützen die Information sowie die selbstreflexive Aufbereitung (Pfeiffer und Höhl 2017). Das Gruppenformat „Genesung aktivieren – Teilhabe fördern" vermittelt den teilnehmenden Klienten über edukative Einheiten mit Arbeitsblättern und praktischen Übungen Inhalte und Facetten zu zwölf verschiedenen Aktivitäten. Edukation als ein prozesshaftes, interaktives Geschehen adressiert die Ebenen der Information und Orientierung, Klärung und Deutung als auch Handlung und Bewältigung. Im Manual „Genesung aktivieren – Teilhabe fördern" wird die Vermittlung von Wissen und Fertigkeiten mit dem Remotivationsprozess (de las Heras et al. 2003, 2017) verknüpft, indem die Teilnehmenden von aufeinander aufbauenden strategischen Maßnahmen erfahren, die darauf abzielen, die Motivation zur Ausübung einer Betätigung zu steigern. Hierbei werden deren langfristige Vorteile eines ausgewogenen Aktivitätsprofils im Alltag im Hinblick auf verbesserte Gesundheit, Wohlbefinden und Teilhabe verdeutlicht und selbstreflexive Prozesse angeregt, um das Genesungspotenzial von den Teilnehmenden anzuregen und zu unterstützen. Das Gruppensetting bietet den Rahmen, sich über Aktivitäten und Möglichkeiten des Alltagstransfers auszutauschen oder diese auch in praktischen Sequenzen gemeinschaftlich zu erkunden. Die Gruppenedukationsmaßnahme ist in Kombination zur Einzeltherapie zu sehen – hier erfolgt die vorab erforderliche Diagnostik und Zielbestimmung, ggf. begleitende Gespräche und individualisierte Übungen wie auch die Reevaluation nach Abschluss der Gruppeninterventionsphase (Berding 2024).

- **Ausdruckszentrierte Methode auf der Grundlage des analytischen Bezugsrahmens**

Die ausdruckszentrierte Methode wird eingesetzt, um bei Klienten, die aufgrund starker psychiatrischer Symptome gemäß der ICF-Klassifikation Einschränkungen, bspw. der Funktionen psychischer Energie und Antrieb oder der emotionalen Funktionen, haben und nicht in der Lage sind, innere Vorgänge und Vorstellungen zu äußern. Der analytische Bezugsrahmen hat eine tiefenpsychologische Sichtweise, in der vor- und unbewusste Motive und Handlungen im Vordergrund stehen (in der Ergotherapie in Abgrenzung zu tiefenpsychologischen Psychotherapieverfahren vor allem bezogen auf das Vorbewusste). Die Grundannahme des analytischen Bezugsrahmens ist, dass Menschen in der Kindheit durch die zentralen Beziehungen und Lebensumstände geprägt werden und diese Grunderfahrungen im Unbewussten speichern. Bei entsprechenden Auslösern können die Erfahrungen jederzeit an die Oberfläche kommen und das aktuelle Erleben, die Wahrnehmungen, Gefühle und auch Handlungen einfärben.

Für den analytischen Bezugsrahmen ist die ausdruckszentrierte Methode (Brandt et al. 2020; Flotho und Horn 2020; Scheiber 1996) das folgerichtige ergotherapeutische Vorgehen. Die Objektbeziehungstheorie (Kayser 2002) bietet sich als theoretische Begründung im Rahmen des psychoanalytischen Bezugsrahmens an. Kayser stellt in ihrem Konzept der Objektbeziehung die therapeutische Beziehung und den Erlebensprozess in den Mittelpunkt. Ausgangspunkt ihrer Überlegung ist, dass Menschen ständig Umgang mit vielen anderen Personen, Tieren und Gegenständen (belebte und unbelebte Objekte) haben. Durch den gezielten Umgang mit verschiedenen handwerklichen und kreativ-gestalterischen Techniken und Materialien können Erfahrungen nachgeholt werden, bezogen auf das Funktionswissen, die Kenntnisse über Nutzbarkeit von Objekten (funktionale Dimension), die optionalen Anwendungen (manipulative Dimension), die Beachtung von Normen, Werthaltungen und sozialer Kontrolle, die Nutzung von Objekten (ethische oder sozial-normative Dimension) sowie die Klärung eigener Vorlieben und Bedürfnisse im Umgang mit Objekten (affektive Dimension) (ebenda). Bei der ausdruckszentrierten Methode steht die affektive Dimension – die Selbstwahrnehmung und das eigene Gefühlserleben – erst einmal im Vordergrund. Es soll dem Klienten mithilfe von kreativen Gestaltungen ermöglicht werden, die Introspektionsfähigkeit (Wahrnehmung eigener seelischer Vorgänge) auszubilden, eigene Wünsche und Bedürfnisse zu symbolisieren und durch die anschließende Reflexion zu verbalisieren, um letztendlich Emotionen und Konflikten freier und stimmiger Ausdruck zu verleihen. Unverarbeitetes wird sinnlich konkret ausgedrückt und emotional erfahrbar gemacht, die biografische Vergangenheit kann so betrachtet, neu bewertet und andere Verhaltensweisen im geschützten Rahmen erprobt werden.

- **Interaktionelle Methode auf der Grundlage des entwicklungsorientierten Bezugsrahmens**

Interaktionelle Interventionen der Ergotherapie richten sich auf die Domänen Kommunikation, interpersonelle Interaktionen und Beziehungen sowie auf Handlungen und Aufgaben des Gemeinschaftslebens und soziales und staatsbürgerliches Leben der ICF-Klassifikation. Hier werden gezielt verschiedene Sozialformen eingesetzt und die Interaktion zu verschiedenen Themen in der Handlungsdurchführung angesteuert, trainiert als auch reflektiert (Brandt et al. 2020).

Das von Mosey (1970, 1986) formulierte Konzept zu Gruppeninteraktionsfertigkeiten knüpft an dem entwicklungsorientierten Bezugsrahmen an. Obgleich die Kritik an Entwicklungsmodellen die Festschreibung einer schematisierten Normalitätsordnung beinhaltet, bieten die von Mosey beschriebenen Dimensionen und deren soziale, psychologische und kognitive Leistungskomponenten einen hilfreichen Übertrag für die Gestaltung der Ergotherapieintervention.

Der entwicklungsorientierte Bezugsrahmen sieht den Menschen als genetisch und umweltbedingt determiniertes Wesen an. Im Vordergrund stehen körperliche, intellektuell-emotionale und soziale Fertigkeiten und Fähigkeiten, die der Mensch im Laufe des Lebens erwirbt. Die Vermittlung von Fertigkeiten im Sinne einer „reifen Entwicklung" wird in diesem Bezugsrahmen angestrebt (Götsch 2020; Le Granse 2009). Von besonderem Interesse, auch für die Behandlung von Menschen mit Depressionen, sind die Gruppeninteraktionsfertigkeiten, in denen genau beschrieben wird, inwieweit die Rollen als Gruppenmitglied vom Klienten beherrscht werden und wie fehlende Teilfertigkeiten entsprechend aufgebaut werden können. Ist es einem Klienten bspw. nicht möglich, im Beisein eines anderen Menschen einer Tätigkeit nachzugehen (z. B. aufgrund von großen sozialen Unsicherheiten), so findet die Therapie auf der Stufe der Parallelgruppe statt, d. h. der Klient/die Klientin lernt, im Beisein weiterer anderer, eine eigene Aufgabe durchzuführen ohne schon mit anderen Klienten in Kontakt treten zu müssen. In der aufbauenden Gruppenform (Projektgruppe) wird von dem Therapeuten eine Aufgabe gestellt, die eine kurz andauernde gemeinschaftliche Durchführung erfordert. Die Phasen der Zusammenarbeit, die Intensität und die Aufgabenkomplexität werden in der folgenden egozentrisch-kooperativen Gruppenform gesteigert. Die kooperative Gruppe ist idealerweise eine homogene Gruppe, in der der Klient die Möglichkeit hat, durch die Verbundenheit mit den anderen Teilnehmern die eigene Identität zu stärken. Die Ergotherapeutin kann sich zunehmend aus dem Gruppenprozess zurückziehen, sodass in der letzten Gruppe, der sogenannten reifen Gruppe, die Klienten jede Rolle übernehmen können (bspw. Moderator, Zeitmanager) und dabei die eigene Befindlichkeit und die der anderen Mitglieder im Auge haben und entsprechend darauf reagieren können.

Bei der interaktionellen Methode (Brandt et al. 2020; Scheiber 1996) steht die Auseinandersetzung der Gruppenmitglieder miteinander im Vordergrund, und es können dabei gezielt aufbauend die Gruppeninteraktionsfertigkeiten geübt werden. Handlungen finden in der Regel in einem sozialen Kontext statt, werden sozial gesteuert und geprüft. Ziel ist es, dem einzelnen Klienten zu ermöglichen, sich selbst innerhalb einer Gruppe zu erleben, das eigene Gruppenverhalten zu reflektieren und dadurch das zuvor häufig in Familien, Partnerschaft und am Arbeitsplatz erlebte dysfunktionale Verhalten zu verarbeiten und zu korrigieren. Das soziale Kompetenztraining in der Ergotherapie bietet in der Gruppe die Vermittlung theoretischer Aspekte des sozial kompetenten Verhaltens, die dann diskutiert und in Rollenspielen eingeübt werden. Die Gruppe bietet einen geschützten Rahmen, in dem neue Verhaltensweisen ausprobiert werden, um sie dann im Alltag anwenden zu können.

> **Zusammenfassung**
> - Ergotherapeutische Interventionen in der Psychiatrie basieren auf den lerntheoretischen/lernorientierten, den analytischen und entwicklungsorientierten Bezugsrahmen.
> - In der psychiatrischen Ergotherapie kommen die
>   - kompetenzzentrierte, alltagsorientierte Methode (u. a. handwerkliche/gestalterische und spielerischen Techniken, Lebenspraktische Aufgaben),
>   - ausdruckszentrierte Methode (z. B. Gestaltungsgruppen),
>   - interaktionelle Methode (z. B. Projektarbeiten, Methoden zur Verbesserung der sozialen Wahrnehmung, des kommunikativen und interaktiven Verhaltens, z. B. Rollenspiele)
>
> zur Anwendung.

3.1.3 Indikationen und Limitationen

Die Ergotherapie ist fester Bestandteil im multimodalen Angebot der stationären und ambulanten Therapie von Depressionen (BÄK, NVL Unipolare Depression 2022). Sie zielt auf die Stabilisierung und Besserung mentaler Funktionen, die Entwicklung, die Wiederherstellung und den Erhalt von Aktivitäten, die Stärkung von Eigenverantwortlichkeit, Selbstvertrauen und Entscheidungsfähigkeit sowie das Erlernen von

Kompensationsstrategien ab (NVL Unipolare Depression 2022, S. 158). Im ambulanten Bereich können die Verbesserung oder der Erhalt der psychosozialen Funktionsfähigkeit als auch ein Training von Alltags- und sozialen Fertigkeiten für die Teilhabe am Arbeits- und gesellschaftlichen Leben durch Ergotherapie indiziert sein. Eine rechtzeitige ambulante Ergotherapiemaßnahme unterstützt die berufliche und soziale Eingliederung.

Die Metaanalyse zur Effektivität von Ergotherapie bei Menschen mit Depressionen von Möckel und Treusch (2020) verdeutlicht eine gesamthaft positive Tendenz in der Reduktion depressiver Symptomatik.

Für die stationäre Behandlung wurden klinisch relevante Behandlungseffekte der Ergotherapie aufgezeigt: Tägliche Ergotherapie bei Depressionen führt zu einem Rückgang der Symptombelastung, der depressiven Verstimmung, der Angst, der sozialen Kontaktstörungen, sowie der Sensitivität (d. h. durch Verstimmung bedingte Einschränkungen im Leistungs-, Erlebens- und Verhaltensbereich) (Reuster 2006). Darüber hinaus wurde die ergotherapeutische Behandlung von den Klienten mit Depressionen sehr geschätzt und leistet einen hohen Beitrag zur Patienten- und Angehörigenzufriedenheit.

Ergotherapeutische Maßnahmen im stationären Kontext sind für schwer bis leicht betroffene Klienten geeignet. Die ergotherapeutischen Interventionen lassen sich gut im Anforderungsniveau auf den Klienten anpassen und sind somit über alle Phasen der stationären Behandlung hinweg einzusetzen.

Eine Indikation für ambulante Ergotherapie besteht insbesondere dann, wenn Maßnahmen zur Verbesserung oder zum Erhalt der eigenständigen Lebensführung und/oder der Grundarbeitsfähigkeiten angezeigt sind. Hier führte arbeitstherapeutische Ergotherapie in der ambulanten Routinebehandlung von Klienten mit Depressionen dazu, dass diese früher ihre Arbeit wieder aufnehmen konnten und in den ersten 18 Monaten signifikant häufiger und mehr arbeiteten. Die arbeitstherapeutische Maßnahme verbessert die Produktivität ohne Zuwachs von Arbeitsstress (Schene et al. 2007).

Zusammenfassung
- Die Wirksamkeit ergotherapeutischer Maßnahmen bei Klienten mit Depressionen ist belegt.
- Ergotherapie kann begleitend zu psychodynamischen, kognitiv-verhaltenstherapeutischen Maßnahmen sowie einer antidepressiven Pharmakotherapie erfolgen.
- Ergotherapie kann über alle Phasen der stationären Behandlung von Depressionen, beginnend mit der Aufnahme bis zur Entlassung, stattfinden.

3.1.4 Ziele der ergotherapeutischen Maßnahme

Die Ergotherapie versteht sich als handlungsorientierte Therapieform und zielt auf Handlungsfähigkeit im Alltag, gesellschaftliche Teilhabe und Verbesserung der Lebensqualität ab (DVE 2007).

Dies beinhaltet die Stabilisierung bzw. den Aufbau der individuell benötigten **Körperfunktionen** und **-strukturen**, den Ausbau **prozessbezogener, kommunikativer** sowie **sozial-interaktiver Betätigungsfertigkeiten**. Ebenso kann das Erlernen der Anwendung von Kompensationsstrategien und effizienter Strategien zur Durchführung von Alltagsaktivitäten Ziel der Behandlung sein (DVE – Heilmittelkatalog Plus 2021). Konkrete ergotherapeutische Ziele fokussieren die Stärkung von **Selbstwertgefühl**, die Reduktion der Hoffnungslosigkeit, das Wiedererlangen von **Handlungsfähigkeit**, eine **allgemeine Aktivierung**, die Förderung der **Erlebnisfähigkeit** sowie den Zugang zu den eigenen Gefühlen, die Entwicklung von **Beziehungsfähigkeit** und Gruppenempfinden, die soziale und berufliche Integration wie auch die Veränderung von depressionsfördernden Lebensaspekten.

3.2 Fallvignette

▶ **Fallbeispiel**

Die 48-jährige Frau M. geht auf Initiative ihrer Freundin zum Hausarzt, der sie aufgrund ihrer depressiven Symptome zu einer ambulanten Psychotherapie überweist. Bei weiterer Zunahme der Symptomatik wird sie in eine Tagesklinik für Psychiatrie, Psychotherapie und Psychosomatik aufgenommen. Die Anamneseerhebung zeigt, dass es sich jetzt um eine dritte abgrenzbare depressive Episode im Rahmen einer rezidivierenden depressiven Störung handelt. Frau M. nimmt in der Tagesklinik u. a. an der Ergotherapie teil.

Frau M. schildert ihre Situation folgendermaßen: Seit einigen Wochen schlafe sie sehr schlecht, liege abends lange wach und grüble. Morgens fühle sie sich wie gerädert, müsse sich überwinden aufzustehen und zur Arbeit zu gehen. Oft fühle sie sich sehr traurig, obwohl kein Anlass dafür ersichtlich sei.

Frau M. berichtet, dass sie alleine mit ihrem Mann lebe, die beiden Kinder seien inzwischen erwachsen und ausgezogen. In letzter Zeit habe es immer wieder Konflikte in ihrer Ehe gegeben. Die Eltern von Frau M. wohnen in einer Kleinstadt ca. 500 km entfernt. Der Kontakt sei spärlich, etwa einmal alle zwei Monate telefoniere sie kurz mit ihrer Mutter. Weitere Familienkontakte auch zur Familie des Ehemannes bestehen nicht. Zu Hause schaffe sie es nicht, den Haushalt zu bewältigen, sie fühle sich auf der ganzen Linie als Versagerin. Gekocht habe sie lange nicht mehr, habe einfach keine Energie dafür. Aber auch wenn ihr Mann für sie Essen mache, rühre sie kaum etwas davon an. Sie habe einfach keinen Appetit. Die Balkonpflanzen gehen alle ein, weil sie es nicht schafft, sie regelmäßig zu gießen und zu pflegen.

Sie arbeite als Kassiererin in einem Supermarkt. Der Job sei sehr stressig. Von der Filialleitung werde viel Druck ausgeübt und die Mitarbeiterinnen miteinander verglichen und gegeneinander ausgespielt. In letzter Zeit sei sie bei der Arbeit oft unkonzentriert gewesen, habe keine gute Arbeit geleistet.

In ihrer Freizeit, so berichtet Frau M., liege sie die meiste Zeit auf der Couch vor dem Fernseher, wobei nichts was sie sehe, sie wirklich interessiere. Sie habe auch keine Lust, sich wie früher mit ihren Freundinnen zu treffen. Als die Kinder noch zu Hause wohnten, haben alle zusammen gerne am Wochenende Radtouren im Berliner Umland gemacht, was sie aber jetzt mit ihrem Mann alleine nicht weitergeführt hat. ◀

3.3 Praktische Therapiedurchführung: Therapiebausteine

Ergotherapie erfolgt auf der Basis einer ärztlichen Verordnung. Grundlage einer ergotherapeutischen Behandlung ist ein ergotherapeutisches Erstgespräch und eine sorgfältige ergotherapeutische Diagnostik.

Die im Folgenden beschriebene Vorgehensweise orientiert sich am typischen phasische Vorgehen im ergotherapeutischen Prozess (Haase 2020; Lagemann 2020; Kinébanian und Logister-Proost 2019) und den darin verorteten ergotherapeutischen Interventionsmethoden. Die Vorgehensweise wird in Form einzelner Therapiebausteine dargestellt, für die jeweils Indikation, Ziel und, wenn möglich, Dauer der Durchführung angegeben und anhand der Fallvignette aufgezeigt werden. Jeder Therapiebaustein beinhaltet *Arbeitsblätter* oder eine *Therapeutenhilfe,* die im Anhang zu finden sind. *Arbeitsblätter* sollen entweder vom Patienten allein oder gemeinsam mit dem Therapeuten ausgefüllt werden und stellen Werkzeuge im ergotherapeutischen Prozess dar. *Therapeutenhilfen* sind nur für den Therapeuten gedacht und können in der Vorbereitung wie ein Fahrplan zur Struktur und Durchführung der Therapiestunde dienen. Die nachfolgenden Therapiebausteine sind chronologisch dargestellt. In der Realität können Methoden aber auch parallel in unterschiedlichen therapeutischen Settings (Einzeln oder Gruppe) angeboten werden. Die folgende Tabelle liefert eine Übersicht zum Therapieablauf.

Ergotherapie-spezifische Therapiebausteine im Prozessverlauf	
3.3.1	Erstkontakt und Diagnostik in der kompetenzzentrierten alltagsorientierten Werkgruppe
3.3.2	Kompetenzzentrierte alltagsorientierte Werkgruppe
3.3.3	Ausdruckszentriertes Arbeiten in der Gruppe
3.3.4	Interaktionelles Gruppenangebot

3.3.1 Therapiebaustein „Erstkontakt und Diagnostik in der kompetenzzentrierten alltagsorientierten Werkgruppe"

Im Überblick
- **Indikation**: alle Klienten, die Ergotherapie erhalten sollen
- **Ziel**: Handlungsbedürfnisse und Probleme in der Alltagsbewältigung ermitteln, gemeinsames Festlegen von Zielen in der ergotherapeutischen Behandlung
- **Dauer**: Selbsteinschätzungsbogen → 30–45 Minuten, Energiekreis → 30–45 Minuten

Mit der Verordnung der Ergotherapie findet ein kurzes ergotherapeutisches Erstgespräch statt.

Frau M. nimmt zuerst an der offenen Werkgruppe teil. In diesem Arbeitskontext arbeitet jeder Klient der Gruppe an (s)einer Aufgabe, eine Interaktion mit anderen Klienten muss noch nicht erfolgen. Sie setzt sich zu den anderen Klienten an den Tisch, kann sich aber nicht vorstellen, aktiv zu werden. Die Ergotherapeutin schlägt Frau M. vor, am Gruppengeschehen beobachtend teilzunehmen, indem sie erst einmal zusieht (unterste Stufe der Handlungsfähigkeit). Im Folgenden wird die Klientin in kleine „zufällige" Aufgaben eingebunden, wie z. B. jemanden beim Zuschneiden von Material behilflich zu sein oder kurze Tätigkeiten zu übernehmen, wie das Zubereiten von Tee und Kaffee für die gemeinsame Pause.

Wenn ein erstes Zutrauen der Klientin in diesen Situationen erkennbar ist, folgt die ergotherapeutische Diagnostik durch Gespräche und Assessments, mit dem Ziel, die Hauptprobleme in der Alltagsbewältigung, der Ausgewogenheit von Aktivitäten im Alltag bzw. des Aktivierungsgrades und entsprechende Ziele für die Ergotherapie zu ermitteln. Systematisierungshilfen und Assessments bieten hier die Praxismodelle der Ergotherapie wie z. B. das Model of Human Occupation – MOHO (Taylor et al. 2023) oder das Canadian Model of Performance and Enablement – CMOP-E (Townsend, Polatajko 2007) sowie sein Folgemodell Canadian Model of Occupational Participation – CanMOP (Egan und Restall 2023).

Die Ergotherapeutin nutzt für Frau M. einen Selbsteinschätzungsbogen (Arbeitsblatt 3.1), in dem Frau M. ihre Ausübung von Aufgaben und Handlungen in den Lebensbereichen Selbstversorgung, Arbeit und Freizeit einschätzt. Ebenfalls wird das Arbeitsblatt „Energiekreis" (Arbeitsblatt 3.2) eingesetzt – hier reflektiert sich Frau M. hinsichtlich Anstrengung und Stress in verschiedenen Lebensbereichen. Beide Arbeitsblätter dienen der Zielbestimmung und Zielformulierung für die ergotherapeutische Behandlung. In einem gemeinsamen Gespräch werden Einschränkungen in der Ausübung von Handlungen und Teilhabeeinschränkungen konkretisiert und darauf aufbauend Zielperspektiven in der Zusammenarbeit festgelegt.

▶ **Fallbeispiel**

- T: Frau M., Sie haben nun den Selbsteinschätzungsbogen ausgefüllt, und ich möchte nun mit Ihnen die Aussagen zu Ihren alltäglichen Aufgaben aus dem Bogen besprechen. Ich bin daran interessiert, was Ihnen in den Bereichen der Selbstversorgung, des Berufes und der Freizeit gut gelingt, gelingt oder auch schwerfällt. Gemeinsam möchte ich mit Ihnen aus dieser Selbsteinschätzung Ziele für die Ergotherapie ableiten. Hierzu werden wir zuerst Ihre Veränderungswünsche in für Sie wichtigen Punkten konkretisieren. Eine wichtige Orientierung ist hierbei Ihre Selbsteinschätzung. In einen weiteren Schritt werden wir dann besprechen, wie Sie an diesen Zielen in der Ergotherapie arbeiten können. ◀

Frau M. findet mithilfe ergotherapeutischer Assessments folgende Ziele für die Behandlung wichtig:
- Bereich **Produktivität**: bessere Konzentration, mit dem Chef und seiner Art angemessen umgehen können
- Bereich **Freizeit**: Kontakte intensivieren, eigene Interessen finden, mehr an sich selbst denken und sich selbst wieder mehr „hübsch machen"
- Bereich **ADL**: regelmäßige und gesunde Mahlzeiten zubereiten, mehr Selbstfürsorge

Die Ziele werden im Verlauf des Zielvereinbarungsgespräches in das Arbeitsblatt 3.3 von Frau M. eingetragen.

Zusammenfassung des Therapiebausteins „Erstkontakt und Diagnostik in der alltags- und kompetenzzentrierten Werkgruppe"
- Kurzes Erstgespräch – Aufbau von Kontakt und Zutrauen
- Ergotherapeutische Diagnostik durch Gespräche und Assessments
- Einsatz von Energiekreis und Selbsteinschätzungsbogen mit dem Ziel, die Hauptprobleme in der Alltagsbewältigung und entsprechende Ziele für die Ergotherapie zu ermitteln

3.3.2 Therapiebaustein „kompetenzzentrierte alltagsorientierte Werkgruppe"

Im Überblick
- **Indikation**: alle Klienten – eignet sich gut als Einstieg in die Ergotherapie
- **Ziele**:
  - Veränderung kognitiver Muster und damit verbundener Verhaltensweisen durch Reflexion von Einstellungen, Gedanken, Bewertungen und Überzeugungen bei der Handlungsplanung und -durchführung
  - Aktivitätsaufbau
- **Dauer**: eine bis mehrere Wochen

Die kompetenzzentrierte alltagsorientierte Methode eignet sich oft gut als Einstieg in die Ergotherapie. Als Orientierung im me-

Praxis der Ergotherapie in der Behandlung von Depression

thodischen Vorgehen kann die Therapeutenhilfe (→ Therapeutenhilfe 3.4) dienen.

Frau M. hat bei einer anderen Klientin beobachtet, wie diese Pflanzen umgetopft, was ihr Interesse geweckt hat. Gemeinsam mit der Ergotherapeutin überlegt sie, dass sie diverse Kräuter selbst ziehen möchte. Im Vorfeld überlegt sie bei der Auswahl, was sie früher gerne gegessen hat und welche Gerichte sie wieder mal mit entsprechenden Kräutern zubereiten könnte. Der Fokus liegt auf ihrem Ziel „mehr an sich selbst denken". Zudem kann sie prüfen, ob das Gärtnern eine Freizeitaktivität sein könnte, die sie wieder aufnehmen möchte.

In diesem ersten Schritt des Gärtnerns bekommt Frau M. nicht nur von der Therapeutin, sondern auch über den Prozess selbst Rückmeldung. Um die Wahrnehmung für psychische Prozesse während der Arbeit zu schärfen, füllt die Klientin zum Ende der Stunde einen Reflexionsbogen aus (→ Arbeitsblatt 3.5).

▶ **Fallbeispiel**

Im Rahmen eines ersten „Probehandelns" ist es Klienten möglich, Deutungsmuster im Handlungserleben und der Selbstwirksamkeitserwartung („das kann ich nicht") zu reflektieren. Begleitende ergotherapeutische Interventionen stützen positives Handlungserleben, verdeutlichen Strategien und verdeutlichen hinderliche Selbstwirksamkeitserwartungen.

— Frau M.: Zu Beginn des Pflanzens hatte ich Sorge, dass ich Fehler begehe und die Kräuter zu viel oder zu wenig gieße. Das kenne ich von mir. Mir ist es immer wichtig, zu wissen wie etwas geht, und Kräuter hatte ich noch nie angepflanzt. Dass ich nicht wusste, ob die Kräuter wachsen, hat mich am Anfang schon angestrengt – ich wusste ja gar nicht, ob ich die Saatkörner richtig behandle... Dann konnte ich aber entdecken, dass es mir Spaß macht, sie wachen zu sehen...

— Ergotherapeutin: Sie haben bemerkt, dass Sie sich anfänglich das Gärtnern nicht zugetraut und Sorge hatten, dass die Kräuter eingehen. Ist Ihnen das durch die Reflexionsbögen bewusst geworden?
— Frau M.: Ich musste mich schon sehr bewusst reflektieren und konnte aber durch das Gedankliche „durchspielen", wie ich mich beim Gärtnern gefühlt habe. Mir hat es sehr geholfen, dass wir verschiedene Szenarien und deren Lösungsoptionen durchdacht haben. Ich konnte feststellen, dass ich immer zu negativ eingeschätzt habe und dass die Sorgen mich in dem, was ich tun möchte, zu sehr eingeschränkt haben. ◀

Um mehr Informationen zu Aktivitäten, deren Einbezug in den Alltag und gesundheitliche Relevanz im Austausch mit anderen Klienten zu erfahren, schlägt die Ergotherapeutin Frau M. zudem die Teilnahme an der Gruppe „Genesung aktivieren – Teilhabe fördern" vor. Die Gruppe wird sich in den nächsten Terminen mit dem inhaltlichen Schwerpunkt Aktivitäten der Selbstversorgung und des Gesundheitsmanagements, Outdoor und körperliche Aktivitäten sowie soziale Aktivitäten befassen.

Zusammenfassung des Therapiebausteins „kompetenzzentrierte alltagsorientierte Werkgruppe"
— „Kompetenzzentrierte alltagsorientierte Werkgruppe" als Einstieg in die ergotherapeutische Behandlung
— Anforderungsniveau in Technik und Werkmaterial verfolgt eine optimale Herausforderung im „Probehandeln"
— Reflexion von Einstellungen, Gedanken, Bewertungen und Überzeugungen bei der Handlungsplanung und -durchführung durch Reflexionsbögen

3.3.3 Therapiebaustein „ausdruckszentriertes Arbeiten in der Gruppe"

> **Im Überblick**
> — **Indikation**: alle Klienten – eignet sich gut in der Phase der Stabilisierung
> — **Ziele**:
>   – Wahrnehmung eigener seelischer Vorgänge
>   – Förderung des Handlungserlebens
> — **Dauer**: eine bis mehrere Wochen

In der Arbeit wird zunehmend deutlich, dass Frau M. ihre Wünsche und Bedürfnisse nicht äußern kann, deshalb treffen die Klientin und die Ergotherapeutin den Entschluss, dass Frau M. an einem ausdruckszentrierten Gruppenangebot teilnimmt.

Die **ausdruckszentrierte Methode** stellt im akuten Krankheitsverlauf häufig eine Überforderung dar, da fehlende Affekte des Klienten die Introspektionsfähigkeit (Wahrnehmung eigener seelischer Vorgänge) einschränken. Im späteren Verlauf wird sie umso wichtiger. Als Orientierung im methodischen Vorgehen kann die Therapeutenhilfe (Therapeutenhilfe 3.2) dienen.

Die Aufgabenstellungen der ausdruckszentrierten Gruppe werden Frau M. daran heranführen, ihre Emotionen kennenzulernen, um daraus Wünsche und Bedürfnisse zu entwickeln.

Eine Gruppenstunde mit Frau M. könnte exemplarisch wie folgt aussehen:

> ▶ **Fallbeispiel: Aufgabenstellung „Collage"**
> Zu Beginn der Stunde liegen Landschaftsbilder aus Illustrierten mit unterschiedlichen Stimmungen auf dem Tisch. Jeder Klient soll sich ein Bild auswählen, das der momentanen Stimmung am ehesten entspricht, und die Auswahl in einer Anfangsrunde erläutern. In der Gestaltungsphase begibt sich die Ergotherapeutin in die Beobachtungsrolle und hält sich weitgehend zurück. Die Klienten bekommen die Aufgabe, das ausgewählte Stimmungsbild auf ihrem Blatt zu platzieren und mit der Technik der Collage das Bild zu erweitern, indem weitere Bilder aus Illustrierten ausgewählt und aufgeklebt werden. Sie sollen dabei der Frage nachgehen, wie es zu dieser Stimmung gekommen ist, bzw. was dazu beiträgt. Die anschließende Reflexion in der Gruppe ist prozessbezogen (Aufgabenstellung: Möglichkeiten, Blockaden, Ressourcen, Identifikation mit dem Thema, Beginn der Aktion, Aktionsphase), produktbezogen (Bild-Wahrnehmung: Assoziationen, Erinnerungen, Gefühle, Bildgestaltung: ausgedrückte Gefühlslage, Duktus, Symbolbildung) und bezogen auf die Interaktionen mit den anderen Teilnehmern der Gruppe.
>
> Jeder Klient füllt anschließend zur Dokumentation des eigenen Prozesses für sich selbst den Reflexionsbogen aus (Arbeitsblatt 3.5). ◀

> **Zusammenfassung des Therapiebausteins „ausdruckszentrierte Arbeiten in der Gruppe"**
> — Die ausdruckszentrierte Methode ist in der Akutphase überfordernd, da fehlende Affekte des Klienten die Introspektionsfähigkeit einschränken.
> — Handlungserleben und emotionaler Selbstausdruck werden durch prozess- und produktbezogene Reflexionen gegenwartsbezogen aufbereitet und hinsichtlich der Alltagsrelevanz vom Klienten geprüft.

3.3.4 Therapiebaustein „Interaktionelles Gruppenangebot"

Im Überblick
- **Indikation**: alle Klienten – insbesondere bei Unsicherheiten in der Kommunikation und Interaktion; eignet sich gut in der Phase der Stabilisierung und der Entlassungsvorbereitung
- **Ziele**:
  - im Rahmen gruppendynamischer Prozesse selbstreflexiv Anforderungen in der Kommunikation und Interaktion wahrnehmen
  - Förderung kommunikativ-interaktioneller Fertigkeiten und deren Handlungserlebens
- **Dauer**: eine bis mehrere Wochen

In Vorbereitung auf die Entlassung bietet die interaktionelle Gruppenarbeit mit ihren gruppendynamischen Prozessen eine Reflexionsfolie hinsichtlich der Anforderungen in der Kommunikation sowie Interaktion. Als Orientierung im methodischen Vorgehen kann die Therapeutenhilfe (Therapeutenhilfe 3.3) dienen.

▶ **Fallbeispiel**

Frau M. wünschte sich zu Beginn der Behandlung, Kontakte wieder zu intensivieren und eigene Interessen zu finden.

In der interaktionellen Gruppe übt Frau M. gemeinsam mit sechs weiteren Klienten die wöchentliche gemeinsame Freizeitaktivität zu planen. Abwechselnd übernimmt ein Gruppenmitglied die Gesprächsleitung und die Überwachung eventuell anstehender Aufgaben. Die Ergotherapeutin ist weitestgehend passiv und unterstützt nur da, wo es der Gruppe noch nicht möglich ist zu interagieren.

In der Abschlussrunde beschreibt die Gruppe den Ablauf und das Gruppengeschehen (Auftrag, Einstieg, Entscheidungen, Problemlösung, Stimmung sowie Zufriedenheit mit dem Resultat).

Folgende Fragen leiten die Reflexion des Gruppenprozesses:
- Wie sind sie ins Arbeiten gekommen?
- Wie wurden Entscheidungen getroffen?
- Wie wurden Probleme gelöst?
- Wie war die Stimmung in der Gruppe?
- Wie ist die Zufriedenheit mit dem Gruppenergebnis?

Anschließend gibt die Ergotherapeutin eine Rückmeldung an die Gruppe zum Ablauf, zu Kommunikationsstrukturen und zur Beziehungsorientierung und erarbeitet gegebenenfalls Lösungsansätze. Nach der Durchführung analysiert die Gruppe die Freizeitaktivität und Verbesserungsideen werden gesammelt. ◄

Frau M. erhält Rückmeldung durch andere Personen: Anerkennung, Lob und auch Kritik. Sie lernt etwas über sich selbst, u. a. eigene Schwächen zu akzeptieren, was eine realistische(re) Selbsteinschätzung unterstützt. Die gemeinsame Tätigkeit sowie das gemeinschaftliche Ziel bauen Bindung auf und unterstützen das Erleben, etwas in der Gruppe verändern und bewirken zu können, selbst zu bestimmen, Verantwortung zu übernehmen und Frustration zu ertragen. Idealerweise bleiben Kontakte über den Klinikaufenthalt hinaus bestehen und unterstützen Frau M., wieder in den Alltag zu kommen. Die Entwicklung der Gruppeninteraktionsfertigkeiten wird im Reflexionsbogen festgehalten (→ Arbeitsblatt 3.9).

▶ **Fallbeispiel**

Frau M. ist nun schon eine Weile in der Tagesklinik und in der Ergotherapie. In der Psychotherapie werden die Entlassung und die Wiedereingliederung in den Beruf zum ersten Mal thematisiert. Frau M. bereitet dies sehr viel Angst, besonders die Arbeitssituation und das schwierige Verhältnis zu ihrem Chef werden wieder präsent. Deshalb wird das Ziel von Frau M. „mit dem Chef angemessen umgehen können" aktuell.

Die Ergotherapie bietet ein Gruppentraining sozialer Kompetenzen (GSK) an. Dieses erfolgt auf der Basis eines Manuals mit entsprechenden Materialien (Hinsch und Pfingsten 2023). Um die Selbstsicherheit von Frau M. zu stärken, nimmt sie an diesem Angebot teil. In der Gruppe werden verschiedene Rollenspielsituationen mit dem Typ „Recht durchsetzen" durchgeführt, reflektiert und eventuell erneut erprobt. Frau M. wird durch die anderen Gruppenmitglieder unterstützt. Sie erfährt, dass diese mit ähnlichen Themen zu kämpfen haben und erlebt deren Problemlösungen. Sie kann solange Situationen üben, bis sie angemessen ihre Bedürfnisse artikulieren kann. ◄

Zusammenfassung des Therapiebausteins „Interaktionelles Gruppenangebot"
- Interaktionelle Gruppenaktivitäten zielen darauf ab, durch gruppendynamische Prozesse den Klienten Rückmeldungen zu vermitteln.
- Handlungserleben und emotionaler Selbstausdruck werden durch prozess- und produktbezogene Reflexionen gegenwartsbezogen aufbereitet und hinsichtlich der Alltagsrelevanz vom Klienten geprüft.

3.4 Besonderheiten und Fallstricke

3.4.1 Typische Probleme und Lösungsvorschläge

Generell ist in der Ergotherapie über alle Methoden hinweg die Bereitschaft des Therapeuten zur Selbstreflexion zentral, eventuell auch unter Zuhilfenahme der Intervision und Supervision. Jede ergotherapeutische Methode hat zudem ihre Besonderheiten, die in der Therapie zu kritischen Punkten führen können. Nachfolgend werden einige typische Probleme und erste Ansätze zur Lösung beschrieben:

Besonderheiten/Fallstricke	Lösungsvorschläge
Kompetenzzentrierte alltagsrelevante Methode	
Klient ist sehr auf das Produkt fokussiert und hat bei der Herstellung überhöhte Ansprüche bezüglich der Perfektion. Handwerklichen Aufgaben, die noch nie gemacht wurden, erfordern Übung und gelingen nicht gleich. In dieser Diskrepanz kann sich Angst zu versagen einstellen	Wenn das Produkt nicht wie gewünscht ausfällt, sollte die Therapeutin auf die gemeinsam erstellten Ziele zurückführen, die nicht produktorientiert sind und bei denen der Klient sich eventuell bereits verbessert hat. Der Perfektionsanspruch kann aufgegriffen werden – Fehler zu akzeptieren und Problemlösungen zu entwickeln kann ein wertvoller Lernprozess sein

Besonderheiten/Fallstricke	Lösungsvorschläge
Ausdruckszentrierte Methode	
Befinden, Wünsche und Bedürfnisse zu äußern und diese in kreativ gestalterische Prozesse zu übertragen, fällt vielen Menschen schwer. Bei Klienten kann dies zum Widerstand führen: Äußerungen der Klientin wie: „Ich kann nicht malen", „Was soll ich denn malen?"	Die Ergotherapeutin kann unterstützen, indem sie nach konkreten Alltagserfahrungen befragt und diese in die Aufgabe einbezieht, sie dadurch eingrenzt und greifbarer macht. In Bezug auf die Gestaltung ist es wichtig, dass darauf hingewiesen wird, dass das Produkt nicht gestalterisch schön sein muss, wie früher im Kunstunterricht, und auch eine abstrakte oder surreale Gestaltung möglich ist. Unterstützend kann auch -ein sehr kleines Blattformat sein, -die Technik der Collage oder eine schon fertige Abbildung (Postkarte, Kalenderblatt), die dann durch eine eigene Gestaltung ergänzt werden kann
Interaktionelle Methode	
Der Klient hat wenig Zutrauen, sich in die Gruppe einzubringen und stellt eigene Wünsche und Bedürfnisse zurück	Wenn Klienten im sich im Gruppenprozess schwierig verhalten, sollte man als Ergotherapeutin in der interaktionellen Gruppenarbeit nicht zu schnell eingreifen, sondern abwarten, ob nicht die Gruppe sich selbst reguliert. Sollte sich eine ungewünschte Dynamik verfestigen, ist es gut, die Zusammenarbeit aller Gruppenmitglieder zu thematisieren (Format: Blitzlicht). Lösungsvorschläge zu angesprochenen Problemen können im Brainstorming gesammelt und von der Gruppe für die weitere Zusammenarbeit geprüft und umgesetzt werden

3.4.2 Kombinierbarkeit mit anderen Methoden

Die Ergotherapie kann begleitend zu psychodynamischen, kognitiv-verhaltenstherapeutischen Maßnahmen sowie zur antidepressiven Pharmakotherapie erfolgen (BÄK, NVL Unipolare Depression 2022).

3.5 Zusammenfassung des Kapitels

Dieses Kapitel gab Einblick in den Verlauf einer ergotherapeutischen Behandlung. Neben den handlungsleitenden Bezugsrahmen ergotherapeutischer Interventionsmethoden veranschaulicht das Kapitel das ergotherapeutische Vorgehen beispielhaft am Fallbeispiel Frau M. in der Akutphase, der Stabilisierung und Entlassung. Ziel und Vorgehen der kompetenzzentrierten alltagsorientierten, ausdruckszentrierten und interaktionellen Methoden werden dargestellt. Arbeitsblätter sowie Therapeutenhilfen verdeutlichen das methodische Vorgehen praxisnah.

3.6 Materialien

Die im Kapitel erwähnten Materialien werden online zur Verfügung gestellt und können unter SpringerLink heruntergeladen werden.

3.1	Arbeitsblatt	Selbsteinschätzungsbogen
3.2	Arbeitsblatt	Energiekreis
3.3	Arbeitsblatt	Zielperspektiven in der ergotherapeutischen Behandlung
3.4	Therapeutenhilfe	Kompetenzzentrierte Methoden
3.5	Arbeitsblatt	Reflexionsbogen kompetenzzentriertes Arbeiten
3.6	Therapeutenhilfe	Ausdruckzentrierte Methoden
3.7	Arbeitsblatt	Reflexionsbogen ausdruckszentriertes Arbeiten
3.8	Therapeutenhilfe	Interaktionelle Methoden
3.9	Arbeitsblatt	Reflexionsbogen interaktionelle Methoden

Literatur

American Occupational Therapy Association, AOTA (2020) Occupational therapy practice framework: domain and process. Fourth Edition. Am J Occup Ther 74(Suppl. 2):1–87

Berding J (2024) Genesung aktivieren – Teilhabe fördern/Recovery through Activity. In: Lang R, Kaldewei N (Hrsg) Betätigungszentrierung in der psychosozialen Ergotherapie – ein Wegweiser für Praxis und Lehre. Schulz-Kirchner, Idstein, S 273–282

Brandt B, Lagemann H, Zamath F, Konrad A (2020) Ergotherapeutische Interventionsverfahren in der Psychiatrie. In: Kubny B (Hrsg) Ergotherapie in der Psychiatrie, 4. Aufl. Thieme, Stuttgart/New York, S 192–248

Bundesärztekammer (BÄK), Kassenärztliche Bundesvereinigung (KBV), Arbeitsgemeinschaft der Wissenschaftlichen Medizinischen Fachgesellschaften (AWMF) (2022) Nationale VersorgungsLeitlinie Unipolare Depression – Langfassung, Version 3.2. [cited: 28.03.2024]. https://doi.org/10.6101/AZQ/000505. www.leitlinien.de/depression

Deutscher Verband der Ergotherapeuten (2007) Definition Ergotherapie. https://www.dve.info/ergotherapie/definition.html. Zugegriffen am 23.03.2024

Deutscher Verband der Ergotherapeuten (DVE) (2020) Leistungsbeschreibung und -erfassung für die (teil-)stationäre Ergotherapie. https://dve.info/resources/pdf/infothek/drg/4078-leistungsbeschreibung-und-leistungserfassung/file. Zugegriffen am 20.03.2024.

Deutscher Verband der Ergotherapeuten (DVE) (2021) Heilmittelrichtlinie Plus. Schulz-Kirchner, Idstein

De la Heras C, Llerena V, Kielhofner G (2003). Remotivationsprocess: Progressive intervention for individuals with severe volitional challenges. Chicago: Model of Human Occupation Clearinghouse.

Duncan E (2020) Foundations for practice in occupational therapy, 6. Aufl. Elsevier, Churchill Livingstone

Egan M, Restall G (2023) Promoting occupational participation: collaborative relationship-focused occupational therapy. CAOT – ACE Canadian Association of Occupational Therapists (https://caot.ca)

Flotho W, Horn M (2020) Psychosomatik. In: Kubny B (Hrsg) Ergotherapie in der Psychiatrie, 4. Aufl. Thieme, Stuttgart/New York, S 496–526

Götsch K (2020) Bezugswissenschaften und Bezugsrahmen der Ergotherapie. In: Scheepers C, Steding-Albrecht U, Jehn P (Hrsg) Ergotherapie. Vom Behandeln zum Handeln. Lehrbuch für Ausbildung und Praxis, 6. Aufl. Thieme, Stuttgart, S 56–64

Haase F (2020) Grundlagen des Behandlungsprozesses. In: Scheepers C, Steding-Albrecht U, Jehn P (Hrsg) Ergotherapie. Vom Behandeln zum Handeln. Lehrbuch für Ausbildung und Praxis, 6. Aufl. Thieme, Stuttgart, S 189–199

Hinsch R, Pfingsten U (2023) Gruppentraining sozialer Kompetenzen GSK, 7. Aufl. Beltz, Weinheim/Basel

Kayser E (2002) Objektbeziehungen und Körperselbst in der Ergotherapie. 2. Aufl. Schulz-Kirchner, Idstein.

Kinébanian A, Logister-Proost I (2019) Begriffe verstehen – der Hintergrund ergotherapeutischer Modelle. In: Granse M, van Hartingsveldt M, Kinébanian A (Hrsg) Grundlagen der Ergotherapie. Thieme, Stuttgart, S 353–377

Krupa T, Edgelow M, Shu-ping C, Mieras C, Almas A, Perry A, Radloff-Gabriel D, Jackson J, Bransfield M, Pfeiffer A, Höhl W (2017) Handeln gegen Trägheit. Therapieprogramm für Gesundheit durch Aktivität. Schulz-Kirchner, Idstein

Lagemann H (2020) Grundlagen ergotherapeutischen Handelns. Ergotherapeutischer Prozess und Befunderhebung. In: Kubny B (Hrsg) Ergotherapie in der Psychiatrie. Thieme, Stuttgart. S 159–163

Lampe A (2020) Ein Arbeitsfeld im Wandel – Betätigungsorientierung in der Psychiatrie. Et Reha 59(8):20–21

Lang R (2021) Betätigungsprobleme von Klient*innen im klinisch-psychiatrischen Kontext und daraus resultierende Interventionsstrategien – Ergebnis einer Erhebung anhand zweier Gelegenheitsstichproben. ergoscience 16(2):66–75

Le Granse M (2009) Mosey's Model of the Profession and the Concept of Adaptive Skills (Mosey's Modell der Profession und das Konzept der anpassenden Fertigkeiten). In: Jerosch-Herold C, Marotzki U, Hack BM, Weber P (Hrsg) Konzeptionelle Modelle für die ergotherapeutischen Praxis, 3. Aufl. Springer, Berlin Heidelberg

Marotzki U (2004) Zwischen medizinischer Diagnose und Lebensweltorientierung. Eine Studie zum professionellen Arbeiten in der Ergotherapie. Schulz-Kirchner, Idstein.

Möckel L, Treusch Y (2020) Effektivität von Ergotherapie bei Menschen mit Depression – eine Metaanalyse. ergoscience 15(3):90–97

Mosey AC (1970b) Three frames of reference for mental health. Slack, Thorofare

Mosey AC (1986) Psychosocial components of occupational therapy. Raven, New York

Pettigrew J, Dunne B, Robinson K (2023) A history of occupational therapy and psychiatry in Ireland. In: Bryant W, Fieldhourse J, Plastow N (Hrsg) Creek's occupational therapy and mental health, 6. Aufl. Elsevier, Churchill Livingstone, S 2–17

Plastow N, Bryant W (2023) Structuring practice. In: Bryant W, Fieldhourse J, Plastow N (Hrsg) Creek's occupational therapy and mental health, 6. Aufl. Elsevier, Churchill Livingstone, S 58–82

Reuster T, Bach O (2001) Ergotherapie und Psychiatrie: Perspektiven aktueller Forschung. Thieme Stuttgart. De la Heras de Pablo C, Parkinson S, Pépin G, Kielhofner G (2017). Intervention Process: Enabling Occupation Change. In: Taylor R. Kielhofner´s Model of Human Occupation. 5th edition. Wolters Kluwer, Philadelphia. 195–216

Reuster T (2006) Effektivität der Ergotherapie im psychiatrischen Krankenhaus. Steinkopf Verlag, Darmstadt

Scheiber I (1996) Ergotherapie in der Psychiatrie, 2. Aufl. Stam, Köln

Schene AH, Koeter MWJ, Kikkert MJ, Swinkels JA, McCrone P (2007) Adjuvant occupational therapy for work-related major depression works: randomized trial including economic evaluation. Psychol Med 37:351–362

Taylor R, Browner P, Fisher G (2023) Kielhofner's model of human occupation, 6. Aufl. Wolters Kluwers, Baltimore

World Federation of Occupational Therapy (WFOT) (2012) Definition of occupational therapy. https://wfot.org/resources/definitions-of-occupational-therapy-from-member-organisations. Zugegriffen am 23.03.2024.

Praxis der Musiktherapie

Sylvia Kunkel

Inhaltsverzeichnis

4.1 Einleitung – 48
4.1.1 Musiktherapie – 48
4.1.2 Indikationen und Limitationen – Für wen eignet sich das Verfahren? – 48
4.1.3 Ziele – 50

4.2 Fallvignette – 50

4.3 Praktische Therapiedurchführung: Methodische Vorgehensweisen – 51
4.3.1 Der musiktherapeutische Erstkontakt – 51
4.3.2 Strukturiertes Arbeiten im Gruppensetting – 53
4.3.3 Strukturiertes Arbeiten im Einzelsetting – 54
4.3.4 Minimalstrukturiertes Arbeiten im Gruppensetting – 56
4.3.5 Minimalstrukturiertes Arbeiten im Einzelsetting – 58

4.4 Besonderheiten und Fallstricke – 59
4.4.1 Typische Probleme und Möglichkeiten – 59
4.4.2 Kombinierbarkeit mit anderen Methoden – 60

4.5 Zusammenfassung des Kapitels – 60

4.6 Materialien – 60

Literatur – 61

Ergänzende Information Die elektronische Version dieses Kapitels enthält Zusatzmaterial, auf das über folgenden Link zugegriffen werden kann [https://doi.org/10.1007/978-3-662-70320-5_4].

© Der/die Autor(en), exklusiv lizenziert an Springer-Verlag GmbH, DE,
ein Teil von Springer Nature 2025
C. Konrad (Hrsg.), *Therapie der unipolaren Depression - Ergotherapie, Soziotherapie und andere psychotherapeutisch mitgeprägte Verfahren*, https://doi.org/10.1007/978-3-662-70320-5_4

Übersicht

In der Musiktherapie erfolgt die gezielte Verwendung des Mediums Musik oder seiner Elemente zu therapeutischen Zwecken im Rahmen einer bewusst gestalteten therapeutischen Beziehung.

Musiktherapie ist eine summarische Bezeichnung für unterschiedliche musiktherapeutische Konzeptionen, denen vor dem Hintergrund ihrer jeweiligen (psycho)therapeutischen Ausrichtung unterschiedliche (Krankheits)Modelle zugrunde liegen.

Musiktherapie kann einzeln, als Paartherapie oder in Gruppen unter Einbeziehung aktiver oder rezeptiver Vorgehensweisen durchgeführt werden und je nach individuellen Erfordernissen übungs-, erlebnis- oder konfliktzentriert ausgerichtet sein.

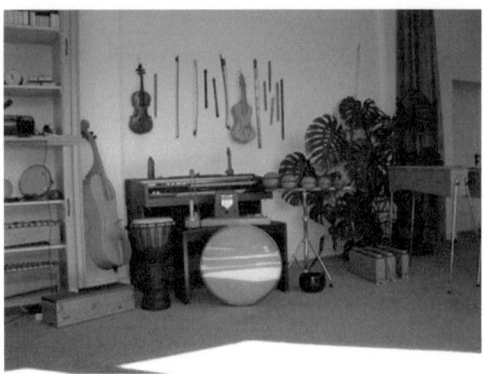

Abb. 4.1 Musikraum mit vielfältigen musiktherapeutischen Möglichkeiten

4.1 Einleitung

4.1.1 Musiktherapie

Wenngleich es sich bei dem Begriff Musiktherapie um eine summarische Bezeichnung für unterschiedliche musiktherapeutische Konzeptionen handelt, kann sie doch verallgemeinernd als in eine bewusst gestaltete therapeutische Beziehung eingebundene gezielte Verwendung des Mediums Musik zur Wiederherstellung, Erhaltung und Förderung seelischer, körperlicher und geistiger Gesundheit definiert werden (DMtG 2024). Die Wurzeln der Musiktherapie reichen bis weit in die Geschichte der Menschheitsentwicklung mit ihren verschiedenen musikalischen Vorgehensweisen im Rahmen unterschiedlicher Heilungsaktivitäten zurück. Prägend für die Geschichte der modernen Musiktherapie waren jedoch vor allem die Entwicklungen des 20. Jahrhunderts mit neuen psychotherapeutischen Konzepten sowie der zeitgenössischen Musik, insbesondere in den 1970er-Jahren. Musiktherapeutische Methoden folgen tiefenpsychologischen, verhaltenstherapeutisch-lerntheoretischen, systemischen, anthroposophischen oder ganzheitlich-humanistischen Ansätzen und können einzeln, in Gruppen oder unter Einbeziehung von Angehörigen angewendet werden. Das musiktherapeutische Angebot umfasst aktiv-handelnde (aktives Musizieren auf Instrumenten, dem Körper und mit der Stimme) und aktiv-rezeptive (Musikhören) Vorgehensweisen sowie Kombinationen und kann inhaltlich übungs-, erlebnis- oder konfliktzentriert ausgerichtet sein. Die entsprechend unterschiedlichen musiktherapeutischen Techniken werden je nach Zielsetzung und individuellen Gegebenheiten flexibel eingesetzt und kombiniert (Abb. 4.1).

4.1.2 Indikationen und Limitationen – Für wen eignet sich das Verfahren?

Musiktherapie ist vor allem im Rahmen stationärer psychiatrischer Behandlungsangebote weit verbreitet und kann gerade in der Depressionsbehandlung als besonders wirksam eingeschätzt werden. Schäfer (2020) verweist auf zwei Reviews aus dem Jahr 2017 zur Wirksamkeit von Musiktherapie bei depressiven Patienten. In den jeweils einbezogenen neun bzw. 28 Studien mit depressiven Patienten unterschiedlichen Alters und Schweregrades (einschließlich psychotischer Symptome) konnte bei der Kombination von Standardbehandlung und Musiktherapie im Gegensatz zur alleinigen Standardbehandlung eine deutliche Reduktion depressiver Symptome nachgewiesen werden. Auch innerhalb des europäischen Verbundforschungsprojektes „Individualisierte psychodynamische Musiktherapiebehandlung von Depressionen" konnten deutlich größere Behandlungserfolge bei Patienten aufgezeigt werden, die zusätzlich zur Standardversorgung Musiktherapie erhielten (ebd.). Der therapeutische Erfolg steigt mit der Anzahl der musiktherapeutischen Sitzungen: In einer musiktherapeutischen Metaanalyse konnten Gold et al. „einen deutlichen Dosis-Wirkungszusammenhang bei schweren psychischen Störungen einschließlich Depression als Erstdiagnose zeigen". „Zusammengefasst zeigten sich kleine Effekte bereits ab 3 bis 10 Sitzungen, mittlere Effekte zwischen 10 und 24 Stunden und größere Effekte zwischen 16 und 51 Stunden in Bezug auf das allgemeine Zustandsbild, die Negativsymptomatik, die depressive Symptomatik und das Funktionsniveau der musiktherapeutisch behandelten Patienten" (Gold et al. 2009; zit. nach Metzner 2014, S. 21).

Vor dem Hintergrund dieser und ähnlicher Forschungsergebnisse wurde die Musiktherapie in die Empfehlung der aktuellen S3-Leitlinie „Psychosoziale Therapien bei Menschen mit schweren psychischen Erkrankungen" aufgenommen und eine B-Empfehlung („sollte eingesetzt werden") formuliert (vgl. Gühne et al. 2012).

Da das musiktherapeutische Vorgehen variabel und an die je unterschiedlichen Bedürfnisse der Patienten angepasst ist, kann es als grundsätzlich geeignet für alle an einer Depression Leidenden in verschiedenen Stadien der Erkrankung angesehen werden. Der Einsatz der konkreten musiktherapeutischen Methoden und Techniken bedarf jedoch einer differenzierenden Indikationsstellung, die vor allem das Strukturniveau und damit verbunden die Abwehr- und Steuerungsmöglichkeiten der Patienten einbezieht, aktuelle Ziele und den Zeitpunkt des therapeutischen Verlaufs sowie Vorlieben und Erfahrungen der jeweiligen Patientinnen. So ergeben sich individuell durchaus Kontraindikationen für bestimmte musiktherapeutische Methoden und Techniken, auf die im Folgenden an den entsprechenden Stellen hingewiesen wird. Um die notwendige methodische Vielfalt überhaupt anbieten und vor dem Hintergrund entsprechender medizinisch-psychologischer Kenntnisse gezielt anwenden zu können, bedarf es seitens der Musiktherapeutin einer fundierten akademischen Grundqualifikation sowie ggf. entsprechender weiterführender Zusatzqualifikationen in der Anwendung spezieller Methoden und Techniken. Da es sich sowohl bei dem Begriff „Musiktherapie" als auch bei der Bezeichnung „Musiktherapeut" noch nicht um geschützte Begrifflichkeiten handelt, muss in diesem Zusammenhang auf diese Grundvoraussetzung einer qualifizierten Anwendung von Musiktherapie explizit verwiesen werden. Dies gilt insbesondere für den Bereich der ambulanten Musiktherapie. Die von der Deutschen Musiktherapeutischen Gesellschaft DMtG eingeführten hohen Zertifizierungsstandards garantieren mit dem Titel „Zertifizierte Musiktherapeutin" einerseits eine fundierte musiktherapeutische Ausbildung und andererseits die Absolvierung umfangreicher und aktueller Weiterbildungsmaßnahmen sowie die regelmäßige Inanspruchnahme von Supervision. Einen Link zu Adressen ambulanter Musiktherapiepraxen finden Sie auf dem Patienten-Informationsflyer im *Arbeitsblatt 4.1*.

Als besonders hilfreich erweist sich die Musiktherapie bei Patienten, die im Kontakt schwer zu erreichen sind und prämorbid oder im Rahmen der depressiven Erkrankung Probleme haben, ihr Erleben wahrzunehmen, in mitmenschlichen Austausch zu bringen und/oder zu verbalisieren. Auch Patienten, die psychotherapeutisch vorbehandelt wurden bzw. parallel zur Musiktherapie eine Psychotherapie absolvieren, profitieren häufig besonders von den erlebnisintensivierenden und aktivierenden oder auch ausgleichend-beruhigenden Elementen der Musiktherapie sowie von den Möglichkeiten symbolischen und präsymbolischen Arbeitens in einer therapeutischen Beziehung, die über den verbalen Austausch hinaus im gemeinsamen musikalischen Tun und Erleben verankert ist. Eine wie auch immer geartete Affinität zur Musik erleichtert häufig den Einstieg, wird aber oft auch erst im Rahmen der Musiktherapie „entdeckt" oder befördert.

Zusammenfassung
- Depressive Patienten werden überwiegend im klinischen Kontext musiktherapeutisch behandelt, können jedoch inzwischen auf ein größer werdendes Netz ambulanter Angebote zurückgreifen (s. Link Arbeitsblatt 4.1).
- Studien belegen die Überlegenheit der Standardbehandlung in Kombination mit Musiktherapie gegenüber der alleinigen Standardbehandlung sowie eine große Akzeptanz des musiktherapeutischen Angebotes seitens depressiver Patienten. Deutliche Verbesserungen zeigen sich in Bezug auf die depressive Symptomatik, Ängste sowie das allgemeine Funktionsniveau.
- Da die musiktherapeutischen Interventionen auf die individuellen Bedürfnisse der Patienten abgestimmt werden, eignet sich Musiktherapie grundsätzlich für alle an einer Depression Leidenden in den verschiedenen Stadien der Erkrankung.

4.1.3 Ziele

Die Ziele der Musiktherapie entsprechen grundlegend den Zielen der Gesamtbehandlung depressiver Patienten und variieren in Abhängigkeit vom Schweregrad der Erkrankung und anderen individuellen Faktoren. Sie werden im musiktherapeutischen Erstkontakt gemeinsam mit dem Patienten erarbeitet und formuliert. Je nach Verlauf und Dauer der musiktherapeutischen Behandlung können sich Schwerpunkte verschieben und Ziele variieren.

Grundsätzlich ermöglicht der Einbezug des Mediums Musik ein direktes Aufgreifen depressionsspezifischer Themenkomplexe: Er kann wahrnehmungsöffnende und aktivierende, je nach Intervention aber auch harmonisierende und synchronisierende Effekte befördern. Der aktive Umgang mit den Musikinstrumenten und/oder der Stimme sowie Körper- und Atemarbeit wirken der psychomotorischen Hemmung entgegen und die damit verbundenen haptischen wie auditiven Erfahrungen lenken häufig von negativen Gedanken ab. Im gemeinsamen Musizieren oder Musikhören können sich emotionales Mitschwingen und Resonanz ereignen sowie unterschiedliche Formen der Affektabstimmung.

4.2 Fallvignette

Anhand eines fiktiven Fallbeispiels werden nachfolgend ausgewählte musiktherapeutische Vorgehensweisen dargestellt und erläutert.

▶ **Fallbeispiel**
Eine 28-jährige Patientin – im Folgenden Frau M. genannt – stellt sich auf Anraten ihres Hausarztes in unserer Poliklinik vor. Sie berichtet von einer konflikthaften Beziehung zu ihrem Ehemann sowie zunehmendem Überforderungserleben in ihrem Beruf als Grundschullehrerin. Seit Wochen grüble sie

Praxis der Musiktherapie

unentwegt, liege abends lange wach und schlafe kaum noch. So lange es ging habe sie sich morgens aus dem Bett gequält und sei zur Schule gefahren, habe sich jedoch mittags wieder hingelegt und es nicht mehr geschafft, den Unterricht vorzubereiten oder den Haushalt zu bewältigen. Freundschaften und Hobbys habe sie nach und nach aufgegeben. Seit einer Woche sei sie von ihrem Hausarzt krankgeschrieben, seitdem liege sie nur noch im Bett, grüble oder schlafe. Da sie keinerlei Appetit verspüre, habe sie in den vergangenen Wochen 8 kg abgenommen. Sie interessiere sich für nichts und niemanden, fühle sich völlig leer und überflüssig, sei eine totale Versagerin und frage sich oft, warum sie überhaupt noch leben solle.

Es wird die Diagnose einer schweren depressiven Episode ohne psychotische Symptome (F32.2) gestellt und eine Behandlung auf unserer Depressionsstation empfohlen. ◄

4.3 Praktische Therapiedurchführung: Methodische Vorgehensweisen

Das im Folgenden beschriebene Vorgehen orientiert sich am klinischen Verlauf und damit an den individuellen Bedürfnissen und Möglichkeiten der vorgestellten Patientin.

Ablauf der Musiktherapie mit Frau M.
Musiktherapeutischer Erstkontakt (4.3.1.)
- Bericht der Patientin
- Vermittlung von Informationen zum möglichen musiktherapeutischen Vorgehen
- gemeinsames Formulieren eines musiktherapeutischen Behandlungsauftrags
Strukturiertes Arbeiten im Gruppensetting (4.3.2.)

Ablauf der Musiktherapie mit Frau M.
- Merkmale und Ziele
- Rahmen und Ablauf
- Behandlungssequenzen
Strukturiertes Arbeiten im Einzelsetting (4.3.3.)
- Merkmale und Ziele
- Rahmen und Ablauf
- Behandlungssequenzen
Minimalstrukturiertes Arbeiten im Gruppensetting (4.3.4.)
- Merkmale und Ziele
- Rahmen und Ablauf
- Behandlungssequenzen
Minimalstrukturiertes Arbeiten im Einzelsetting (4.3.5.)
- Merkmale und Ziele
- Rahmen und Ablauf
- Behandlungssequenzen

4.3.1 Der musiktherapeutische Erstkontakt

Im Überblick
— **Indikation**: alle Patienten, die Musiktherapie erhalten sollen
— **Ziele**:
  – Entwicklung einer vertrauensvollen therapeutischen Beziehung
  – positive Erwartungen induzieren oder verstärken
  – gemeinsames Erarbeiten eines musiktherapeutischen Behandlungszieles
— **Dauer**: bis 50 Minuten

Im musiktherapeutischen Erstkontakt mit depressiven Patienten geht es vor allem darum, in einer Sicherheit und Respekt vermittelnden Atmosphäre Voraussetzungen dafür zu schaffen, dass sich eine vertrauensvolle therapeutische Beziehung entwickeln kann und positive Erwartungen induziert oder verstärkt werden. Dafür ist es notwendig, die aktuelle emotionale Befindlichkeit, möglicherweise vorhandene Ängste und Befürchtungen bzgl. der Musiktherapie, Wünsche und Bedürfnisse, aber auch negative Gedanken und Überzeugungen des Patienten zu erfassen und frühere Erfahrungen mit dem Medium Musik zu erfragen. Da Musiktherapeutinnen besonders geschult und sensibilisiert sind für die Wahrnehmung non- und paraverbaler Kommunikationssignale, gilt ihre Aufmerksamkeit neben den vermittelten Inhalten insbesondere Dimensionen wie Sprachklang, -modulation, -tempo und -rhythmus, der Atmung usw. Dies ermöglicht häufig einen deutlichen diagnostischen Zugewinn. Auf das Erzählte und nonverbal Mitgeteilte bezugnehmend gibt die Therapeutin so viele Erläuterungen über die Musiktherapie und das mögliche musiktherapeutische Vorgehen wie gewünscht und notwendig, um die Motivation des Patienten zu stärken und Neugier zu wecken. Um von Anfang an Gefühle der Eigenverantwortlichkeit und Selbstwirksamkeit zu befördern, werden Fragen des Settings (soweit möglich), des musiktherapeutischen Vorgehens und Therapieziele gemeinsam erörtert und formuliert. Ob im Rahmen des musiktherapeutischen Erstkontakts bereits Instrumente ausprobiert, musiziert oder Musik gehört wird, entscheidet sich individuell und situativ.

Das „Thema Musik" erleichtert es häufig und ermöglicht es manchmal überhaupt erst, ins Gespräch zu kommen und „wie nebenbei" von sich zu erzählen. Dieser Umstand kann selbstverständlich auch von Nicht-Musiktherapeuten genutzt werden (Anregungen hierzu finden Sie in der *Therapeutenhilfe 4.2*).

▶ **Fallbeispiel**
Zunächst wird die Patientin in einer bewusst offen formulierten Anregung gebeten, „ein wenig von sich zu erzählen"; weshalb sie in der Klinik sei, aber auch, „was sie sonst so mache". Ich erkläre ihr, dass es verschiedene Arten gebe, die Musiktherapie für sich zu nutzen und ich ihr konkrete Vorschläge machen könne, wenn sie mir ein wenig von sich, ihrem aktuellen Befinden, aber auch von dem, was sie „sonst" gerne tue, berichten könne. Mit modulationsarmer Stimme und starrer Mimik beschreibt Frau M. zunächst ihre Symptomatik: Sie leide vor allem unter innerer Leere und Gefühllosigkeit, kreisenden negativen Gedanken sowie unter starken Antriebsstörungen. Wie viele Patienten greift sie dann die unausgesprochene Möglichkeit auf, über Musik zu reden: Eigentlich höre sie gerne Musik und habe früher auch im Chor gesungen. Aktuell sei es aber unvorstellbar für sie, zu singen, und auch Musik höre sie nicht mehr, weil sie dabei nichts fühle. Als Kind habe sie Klavier gespielt, aber das sei lange her und momentan ebenfalls unvorstellbar. Auf meine Frage, welche Musik oder konkreten Titel sie früher gerne gehört oder gesungen habe, antwortet sie zunächst stockend, dann jedoch immer fließender. In diesem Zusammenhang berichtet sie sowohl von familiären Umständen als auch von beruflichen Zusammenhängen und wird spürbarer und lebendiger. Als ich Frau M. diesen Eindruck vorsichtig spiegele, schaut sie mich das erste Mal direkt an und horcht dann überrascht in sich hinein. Vorsichtig lächelnd stimmt sie mir zu – ja, irgendwie fühle sie sich gerade „nicht mehr ganz so abgestorben". Ich nutze die Gelegenheit, sie über das mögliche musiktherapeutische Vorgehen zu informieren und anknüpfend an das gerade Geschehene auf die Möglichkeiten und Chancen eines Prozesses der „Verlebendigung" durch den Einbezug des Mediums Musik zu verweisen. Während ich erzähle, schaut sich Frau M. vorsichtig, aber mit erwachender Neugier im Raum um... ◀

4.3.2 Strukturiertes Arbeiten im Gruppensetting

Im Überblick
- **Indikation**
  - Patienten mit mittelgradiger und schwerer Depression in der Akut- und Erhaltungsphase sowie bei chronischen Verläufen
  - Patienten mit starken Rückzugstendenzen und sozialer Isolation
  - entsprechende Vorerfahrungen und/oder Wünsche der Patienten
- **Ziele**
  - Entlastung und Beruhigung
  - Aktivierung, Überwindung der psychomotorischen Hemmung
  - Ablenken von negativen Gedanken, Stimmungsaufhellung
  - Aufbau positiver Aktivitäten, Anknüpfen an/entdecken von Ressourcen
  - Ermöglichen positiven Gemeinschaftserlebens („Wir-Gefühl statt Isolation")
  - Erleben von Selbstwirksamkeit; Selbstwertstärkung
  - Spannungsabfuhr (bei starker innerer Unruhe)
- **Dauer**
  - 50 Minuten pro Sitzung ein- bis zweimal wöchentlich
  - Anzahl der Sitzungen individuell unterschiedlich und von der Einbindung in den Gesamtbehandlungskontext abhängig

Strukturierte Methoden ermöglichen ein übungszentriert-funktionales oder auf das aktuelle Tun bezogenes erlebnisorientiertes Arbeiten. Die Therapeutin setzt bei diesem Vorgehen gezielt Impulse und interveniert anregend-stützend, überwiegend Halt und Sicherheit gebend. Sowohl im Einzel- als auch im Gruppensetting stehen das musikalische Tun – der Umgang mit Instrumenten und der Stimme, Körper- und Atemarbeit, Singen und/oder das Musikhören – und die damit verbundenen Körperwahrnehmungen und materialbezogenen Erfahrungen im Fokus der Aufmerksamkeit. So können Patienten auf Wunsch positive musikalische Vorerfahrungen aufgreifen wie z. B. das früher praktizierte Singen im Chor, den mit Freude absolvierten Trommelkurs, regelmäßige Konzertbesuche o. ä. Entsprechende Gruppenangebote können seitens des Therapeuten in hohem Maße vorstrukturiert sein, indem z. B. gezielt Trommelgruppen, ein Singkreis oder eine Gruppe zum Musikhören angeboten werden. In einem formal nicht von vornherein festgelegten Gruppenangebot, das inhaltlich auf Achtsamkeit (für das eigene Befinden und entsprechende Wünsche) und Selbstbestimmtheit abzielt, bieten Rituale und wiederkehrende Strukturen Halt und Sicherheit. So werden die Patienten z. B. in einer Eingangsrunde gebeten, ihre aktuelle Befindlichkeit zu erspüren (Sensibilisierung der Eigenwahrnehmung), zu beschreiben (verbaler Selbstausdruck, Kommunikation) und in Anlehnung daran zu äußern, welche Art der musikalischen Aktivität ihnen jetzt in diesem Moment gut tun könnte (Entwicklung von Selbstwirksamkeit und Selbstverantwortung). Darauf bezugnehmend strukturieren Gruppenteilnehmer und Therapeutin nun gemeinsam den Ablauf der Sitzung und möglicherweise auch das Spiel auf den Instrumenten. Einzelnen Spielsequenzen folgen reflektierende Gespräche, in denen Erlebtes und Wahrgenommenes verbalisiert, bei Bedarf relativiert, eingeordnet oder wiederum musikalisch aufgegriffen werden kann. Neben den genannten Formen der Strukturierung gehört zu dieser Art musiktherapeutischen Arbeitens auch das aktive und soweit wie notwendig strukturierende Mitspielen der Therapeutin, die z. B. innerhalb eines gleichförmig-unlebendigen Musizierens kleinste Impulse der Patienten aufgreift, spiegelt und verstärkt, ordnende Strukturen in ein diffus-unkonturiertes Spiel einbringt oder auch bewusst eigene aktivierende Impulse setzt.

Idealerweise handelt es sich bei diesen Angeboten um halboffene Gruppen, deren Zusammensetzung einerseits ein gewisses Maß an Kontinuität aufweisen sollte, damit sich ein Sicherheit und haltgebendes Gruppengefühl entwickeln kann. Andererseits können frei werdende Plätze durch neu hinzukommende Patienten genutzt und damit Entwicklungs- und Veränderungsimpulse gesetzt werden.

▶ **Fallbeispiel**

An Frau M.s erster Gruppenmusiktherapiesitzung nehmen außer ihr drei Patientinnen und zwei Patienten teil, die bereits mit dem Vorgehen in der Musiktherapie vertraut sind. Während diese etwas ausführlicher von sich, ihrer aktuellen Befindlichkeit und dem im Verlauf der Woche Geschehenen berichten, äußert Frau M. nur knapp, dass es ihr schlecht gehe und sie nicht wisse, ob die Musiktherapiegruppe etwas für sie sei, da sie kein Instrument spiele, Angst habe, falsch zu spielen und sowieso nichts fühle. Ein Mitpatient greift ihre Ängste sensibel auf, Frau M. reagiert jedoch nicht darauf.

Zwei Patienten äußern den Wunsch, Musik zu hören, aber auch aktiv mit den Instrumenten zu musizieren. Eine Patientin möchte gerne singen und zwei weitere Gruppenteilnehmer möchten „von allem etwas": singen, spielen und Musik hören. Gemeinsam entscheiden wir, zunächst gemeinsam frei zu improvisieren,[1] danach ein Lied zu singen und schließlich Musik zu hören. Während sich alle anderen Gruppenteilnehmer ein Instrument aussuchen und die Therapeutin zum Klavier geht, bleibt Frau M. auf ihrem Stuhl sitzen und blickt zu Boden. Als ihr der Mitpatient, auf dessen Ansprache sie zuvor nicht reagiert hatte, die Ocean-Drum[2] reicht, beginnt sie zunächst gedankenverloren, dann immer präsenter zu spielen und prägt damit die Stimmung der entstehenden Musik maßgeblich. Im Anschluss an die Improvisation bekommt sie zahlreiche positive Rückmeldungen ihrer Mitspieler und beschreibt selbst, dass sie an einen lang zurückliegenden Urlaub am Meer denken musste und dann nur noch mit dieser angenehmen Erinnerung beschäftigt gewesen sei. Die anderen Gruppenteilnehmer fragen interessiert nach und man tauscht sich darüber aus, welche Nordseeinsel wohl die schönste sei... Am nachfolgenden Singen nimmt Frau M. von Anfang an aktiv teil, und als wir zum Musikhören übergehen, wünscht sie sich als Erste ein Lied – ihr damaliges Lieblingslied, während des erwähnten Urlaubs pausenlos gehört, dann irgendwann „vergessen"... ◀

4.3.3 Strukturiertes Arbeiten im Einzelsetting

Im Überblick
- **Indikation**
  - Patienten mit mittelgradiger und schwerer Depression in der Akut- und Erhaltungsphase, die nicht im Gruppensetting behandelt werden können (z. B. komplex traumatisierte und strukturell gestörte Patienten) oder wollen

---

1 Analog zur freien Assoziation wird in der freien Improvisation ohne strukturierende Vorgaben musiziert – die Teilnehmer spielen spontan und impulsiv „was ihnen in die Finger kommt" (Vgl. z. B. Weymann 2009).

2 Es handelt sich um ein besonders leicht zu handhabendes Instrument, das durch langsames Drehen Geräusche erzeugt, die wie Meeresrauschen klingen.

Praxis der Musiktherapie

- Patienten, die konkrete musikalische Vorerfahrungen aufgreifen wollen, die mit dem Gruppensetting nicht vereinbar sind (s. u.)
- spezifische musiktherapeutische Arbeitsweisen bei speziellen Symptomen (z. B. „musik-imaginative Schmerzbehandlung", vibroakustische Behandlungsmaßnahmen wie Klangmassagen (◘ Abb. 4.2 und 4.3) oder „tinnituszentrierte Musiktherapie")

— **Ziele**
  - Stabilisierung
  - Aktivierung, Aufbau angenehmer Aktivitäten, Aufgreifen von Ressourcen
  - Förderung von Konzentration und Ausdauer
  - Selbstwertstärkung, Vermitteln von Erfolgserlebnissen

— **Dauer**
  - 25 bis 50 Minuten pro Sitzung ein- bis zweimal wöchentlich
  - Anzahl der Sitzungen individuell verschieden und von der Einbindung in den Gesamtbehandlungskontext abhängig

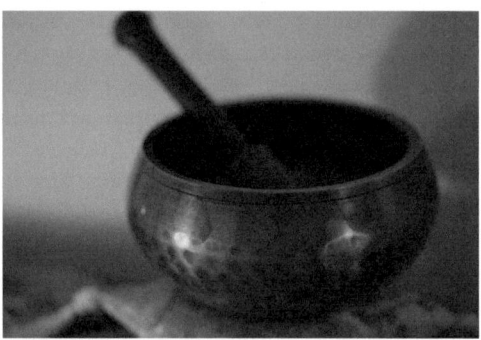

◘ Abb. 4.3 Klangschale

Unter Einbezug der Wünsche, Interessen und Vorkenntnisse der Patienten wählt die Therapeutin geeignetes musikalisches Material aus, strukturiert die jeweiligen Sitzungen und leitet die Patienten soweit wie nötig im gemeinsamen musikalischen Erkunden an. So wünschen sich Patienten z. B. häufig, die seit Langem oder im Zuge der Depression brachliegende Fähigkeit, ein früher mit Freude erlerntes Instrument zu spielen oder zu singen, zu reaktivieren, bringen jedoch (noch) nicht die Kraft oder Energie auf, dies allein zu bewerkstelligen. Entsprechende Sitzungen muten häufig eher wie Musikunterricht an oder wie Übungseinheiten zweier Duospieler. Wesentlich ist hier, dass die übenden Verfahren nicht leistungs- und ergebnisbezogen durchgeführt werden, sondern in einer die Therapieziele sowie die Eigenwahrnehmung und Momente des Erlebens im Hier und Jetzt fokussierenden und die Therapieprozesse unterstützenden Atmosphäre und Haltung.

> ▶ **Fallbeispiel**
>
> Nachdem sich Frau M. in der fünften Gruppenmusiktherapiesitzung getraut hat, an das Klavier zu gehen und zunächst im Schutz der Gruppe einige Töne zu spielen, erwacht in ihr der Wunsch, dieses in ihrer Kindheit geliebte, mit Beginn des Studiums jedoch aufgegebene und dann „vergessene" Hobby

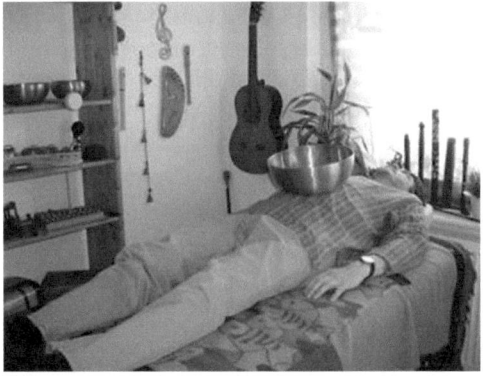

◘ Abb. 4.2 Behandlung mit Klangschale

wieder aufzugreifen. Erinnerungen an die Klavierlehrerin tauchen auf, von der sie sich – im Gegensatz zu ihrer Mutter – wertgeschätzt und angenommen gefühlt hat – Erinnerungen an Momente des Stolzes und Selbstbewusstseins, an versunkenes, zweckfreies Spielen und das damit einhergehende Gefühl von Leichtigkeit und Freiheit. Zusätzlich zur Teilnahme an der Gruppenmusiktherapie vereinbaren wir einen wöchentlichen Termin im Einzelsetting.

Während die Patientin zunächst mich bittet, einfache Noten mitzubringen und ihr beim Einstudieren zu helfen, wird sie nach und nach aktiver und es gelingt ihr, Impulse aus der Musiktherapie in ihren Alltag zu übertragen: Sie sucht in ihrer Wohnung alte Noten heraus, und nachdem ich ihr von dem hervorragenden Notenangebot in der Stadtbibliothek erzählt habe, erwacht ihre Neugier und sie kann genügend Antrieb aufbringen, dort hinzufahren. Die Atmosphäre gefällt ihr so gut, dass sie sich in der Folge immer öfter traut, sich auf den Weg zu machen... ◄

4.3.4 Minimalstrukturiertes Arbeiten im Gruppensetting

Im Überblick
- **Indikation**
    - Patienten mit mittelgradiger und schwerer Depression in der Erhaltungsphase sowie zur Rezidivprophylaxe und bei leichteren Depressionen
    - Patienten mit neurotischen oder strukturellen Störungen mit ausreichenden Ich-Funktionen (Affektregulation, Realitätsprüfung etc.)
    - Patienten, bei denen dysfunktionale Beziehungs- und Interaktionsmuster zur Aufrechterhaltung der Depression beitragen
- **Ziele**
    - Exploration dysfunktionaler Beziehungs- und Interaktionsmuster
    - Exploration unbewusster und/oder ungenutzter Selbstanteile
    - spielerisches Erkunden von Veränderungs- und Lösungsmöglichkeiten
- **Dauer**
    - 50 bis 90 Minuten pro Sitzung ein- bis zweimal wöchentlich
    - Anzahl individuell verschieden und von der Einbindung in den Gesamtbehandlungskontext abhängig

Nach Abklingen der akuten Phase oder bei leichteren Depressionen können bei therapeutischer Notwendigkeit und entsprechender Motivation des Patienten minimalstrukturierte musiktherapeutische Vorgehensweisen indiziert sein. Diese Methoden zielen darauf ab, den Patienten mit musikalischen Mitteln einen offenen, sinnlich erfahrbaren Begegnungs- und Beziehungsraum zur Verfügung zu stellen, in dem die Aktualisierung averbalen Materials und damit introspektionsförderndrlebnisorientiertes und/oder ein konfliktzentriert-aufdeckendes Vorgehen ermöglicht werden. Mit ihren musikalischen wie verbalen Interventionen fördert die Therapeutin Selbstwahrnehmung und Introspektionsvermögen, Resonanz- und Mentalisierungsfähigkeit, emotionalen Ausdruck und Möglichkeiten der Beziehungsgestaltung und damit auch die Exploration und Integration unbewusster Selbstanteile.

▶ **Fallbeispiel**
Nachdem Frau M. einige Wochen auf der Depressionsstation behandelt wurde, besserte sich ihr Zustand deutlich. Damit einhergehend traten jedoch zunehmend Konflikte

sowohl im stationären Alltag als auch in der Beziehung zum Ehemann auf und führten immer wieder zu Selbstabwertung und Rückzug und damit zu einer allgemeinen Destabilisierung der Patientin.

Auf ihren ausdrücklichen Wunsch erfolgte ihre Verlegung auf unsere Station mit psychotherapeutischem Schwerpunkt, wo sie sich nach kurzer Zeit entschloss, an einem Gruppenbehandlungsangebot teilzunehmen, zu dem auch eine wöchentlich stattfindende 90-minütige Musiktherapiesitzung gehört.

Nachdem sich die Patientin an das für sie neue musiktherapeutische Vorgehen gewöhnt hat, bringt sie in ihrer vierten Gruppenmusiktherapiesitzung ein eigenes Thema ein: Schon mehrfach habe sie in den Gruppensitzungen die Beziehung zu ihrem Ehemann thematisiert und durch die Reaktionen ihrer Mitpatienten Stärkung und Halt erfahren. Irgendwie ändere das aber nichts, ihr Ehemann sei so dominant und einschüchternd, dass sie sich gar nicht traue, sich zu wehren – und sie könne auch nicht so genau sagen, wogegen überhaupt, er sei eben einfach irgendwie übermächtig. Da die Patientin inzwischen mit den Instrumenten gut vertraut ist, bitte ich sie, jeweils für sich und ihren Ehemann ein Instrument auszuwählen und diese beiden so im Raum anzuordnen, wie es ihrer Wahrnehmung der Beziehungsgestaltung entspricht. Die anderen Gruppenteilnehmer und ich sitzen als „Publikum" am Rande. Frau M. wählt zielsicher den großen Gong für ihren Ehemann und die kleine Sansula für sich selbst und stellt bzw. legt sie jeweils in eine Ecke des Raumes. Anhand der gewählten Instrumente beschreibt Frau M. noch einmal die als übermächtig erlebte Dominanz ihres Partners sowie ihre eigene Ohnmacht und ihren Wunsch nach Harmonie. Die anderen Gruppenteilnehmer nicken, soweit nichts Neues. Als ich die Patientin bitte, zwei Gruppenteilnehmer auszuwählen und ihnen genau zu erklären, wie sie die Instrumente spielen sollen, stellt sie den Klavierhocker vor den Gong und bittet einen Mitpatienten, auf

diesen zu steigen und mit dem Gesicht zum Instrument und damit zur Wand laut und anhaltend auf den Gong zu schlagen. Eine Mitpatientin wird angeleitet, sich ebenfalls mit dem Rücken zum Raum an der gegenüber liegenden Wand auf den Boden zu kauern und leise und kaum hörbar einzelne Töne auf der Sansula hier fehlt die Fußnote erklingen zu lassen. Wie erwartet ist fast ausschließlich der Lärm des Gongs zu hören, der in den Ohren schmerzt. Auch der Höreindruck bestätigt das zuvor Bewusste und Gewusste und bringt keine neuen Erkenntnisse, allerdings schaut Frau M. beiden Spielern auffallend nachdenklich zu. Als die beiden anschließend ihr Erleben schildern, horcht sie auf: Der Patient, der den Gong spielte, beschreibt ein ausgeprägtes Unwohlsein: Er habe sich „verrenken" müssen, um das Instrument auf dem Hocker stehend zu spielen und ihm sei plötzlich die Frage durch den Kopf gegangen, warum er so „auf den Sockel gestellt" worden sei; da gehöre er nicht hin, fühle sich nicht wohl dort – und er habe sich die Frage gestellt, ob es wohl dem Mann von Frau M. ähnlich gehen könnte? Weitere Aspekte tauchen auf, die die Patientin nachdenklich machen... Ähnlich bewegt und bewegend beschreibt die Mitpatientin, die die Sansula spielte, dass sie sich „wie ein gefesseltes Kleinkind" vorgekommen sei; sie habe einen starken Drang verspürt, aufzustehen, sich aufzurichten und sich vor allem umzudrehen; nicht so in sich hineinzuspielen, lauter zu werden. Frau M. nickt und beginnt zu weinen: Genau so fühle sie sich ihrem Mann gegenüber, wie ein kleines Kind... wie als kleines Kind ihrem Vater gegenüber... Im weiteren Verlauf der Sitzung kann Frau M. die Beziehung zu ihrem Ehemann erstmals differenzierter betrachten, eigene „kindliche" und „erwachsene" Anteile differenzieren. Sie beginnt, Zusammenhänge zu erahnen... Schließlich gibt es eine zweite Spielrunde: Frau M. ordnet nun die Instrumente so an, dass sich beide Spieler gegenüberstehen. Der Gongspieler muss nicht mehr auf den Klavierhocker klettern und „darf so spielen wie er möchte". Die Sansula spielt sie nun selbst – aufrecht stehend, mit klaren, zarten, aber gut hörbaren Tönen. Ein wunderschön anzuhörendes Zusammenspiel, in dem beide aufeinander hören und sich gegenseitig Resonanz geben und antworten, entsteht. Frau M. genießt und weint hinterher lange; ein befreites, hoffnungsvolles Weinen. In der folgenden Stunde berichtet sie, dass sie ihrem Mann von dieser Stunde erzählen konnte; wie beim Musizieren habe sie „auf Augenhöhe" mit ihm sprechen können, habe seine Erschütterung und Erleichterung gespürt. Die Interaktion zwischen beiden verändert sich deutlich und der Fokus der Patientin verschiebt sich und gilt in den folgenden Sitzungen Erfahrungen mit ihrem Vater, den sie als übermächtig und dominant erlebt, zuvor in der Therapie jedoch nur am Rande erwähnt hatte… ◄

4.3.5 Minimalstrukturiertes Arbeiten im Einzelsetting

Im Überblick
- **Indikation**
  - Patienten mit mittelgradiger und schwerer Depression in der Erhaltungsphase sowie zur Rezidivprophylaxe und bei leichteren Depressionen
  - Patienten mit neurotischen Störungen oder strukturellen Störungen mit ausreichenden Ich-Funktionen (Affektregulation, Realitätsprüfung etc.)
  - Patienten, bei denen unbewusste Konflikte und widerstreitende Selbstanteile zur Auslösung und Aufrechterhaltung der Depression beitragen
- **Ziele**
  - Exploration dysfunktionaler Beziehungs- und Interaktionsmuster
  - Exploration unbewusster und/oder ungenutzter Selbstanteile
  - spielerisches Erkunden von Veränderungs- und Lösungsmöglichkeiten
- **Dauer**
  - 50 bis 90 Minuten pro Sitzung einmal wöchentlich
  - Anzahl der Sitzungen individuell sowie von der Einbindung in den Gesamtbehandlungskontext abhängig

In der aktiven interaktionellen Einzelmusiktherapie können sich Patienten im Schutz einer gewährenden und haltenden therapeutischen Beziehung und unter Zuhilfenahme entsprechend ausgewählter Instrumente oder der eigenen Stimme im gemeinsamen Zusammenspiel mit der Therapeutin vorsichtig an die Exploration präverbalen Erlebens, struktureller Defizite, bislang abgewehrter Gefühle, Fantasien und/oder Persönlichkeitsanteile herantasten oder dysfunktionale Interaktionsmuster erkennen. Infolge gelingender Abstimmungsprozesse im musikalischen Zusammenspiel können im Wechsel mit verbalen Reflexionen Persönlichkeitsanteile nachgenährt und Ichfunktionen (Affektdifferenzierung und -regulation, ganzheitliche Objektwahrnehmung, Selbstwertregulation) gestärkt, Persönlichkeitsstrukturen entwickelt und spielerisch neue (Interaktions)Muster erprobt werden.

▶ **Fallbeispiel**
Einhergehend mit der Stabilisierung und dem Abklingen der akuten schweren depressiven Symptomatik konnte Frau M. eigene Wünsche, Emotionen und Affekte deutlicher wahrnehmen und entwickelte damit einhergehend ein Problembewusstsein für die Depression fördernde Faktoren wie

dysfunktionale Beziehungs- und Interaktionsmuster. Noch immer jedoch geriet sie phasenweise in Situationen und Zustände, in denen sie sich als völlig ausgeliefert und „klein" erlebte, in denen sie „sprachlos" wurde und ihre Befindlichkeit auch im Nachhinein als eher diffus und mit Worten nicht zu greifen beschrieb. Da sie die Möglichkeit, sich musikalisch auszudrücken und damit das anders noch nicht Mit-Teilbare in Austausch zu bringen, in der Musiktherapie als besonders hilfreich erlebt hatte, entschloss sie sich, nach ihrer Entlassung parallel zur ambulanten Verhaltenstherapie eine Musiktherapie im Einzelsetting zu absolvieren.

Die Patientin nutzte zunächst zahlreiche Sitzungen, um diesen diffusen Befindlichkeiten in einem ebenso gleichbleibend diffusen, zerrissenen Spiel ohne Zusammenhang, Ordnung und Richtung Ausdruck zu verleihen und so der mitspielenden Therapeutin eindrücklich zu vermitteln, „wie sich das anfühlt". Die damit einhergehende Spannungsreduktion und das Gefühl des Gehört- und Verstandenwerdens stabilisieren und bestärken die Patientin in ihrem Wunsch, diesem „Diffusen" genauer nachzuspüren. Nachdem sie in der fünften Sitzung wiederum zahlreiche Instrumente in schnellen Wechseln gespielt hat, beginnt sie, einzelnen Instrumenten benennbare Emotionen zuzuordnen: „Die Töne auf dem Bassstab, das war Herzklopfen, Angst. Das Quäken auf dem Streichpsalter, das war Schluchzen, Wimmern, Trauer, vielleicht auch Verzweiflung...". In den folgenden Sitzungen kann sie ihr Erleben und die damit einhergehenden körperlichen Empfindungen immer differenzierter beschreiben, Auslösesituationen erkennen und bis in ihre frühe Kindheit zurück verfolgen und damit Bedeutungszusammenhänge herstellen, die ihr helfen, sich selbst und ihr Gewordensein besser zu verstehen und Veränderungen zu initiieren. ◄

4.4 Besonderheiten und Fallstricke

4.4.1 Typische Probleme und Möglichkeiten

Vor allem zu Beginn der musiktherapeutischen Behandlung, aber auch im weiteren Verlauf können charakteristische Schwierigkeiten auftreten, die ein hohes Maß an Geduld und Einfühlungsvermögen des Therapeuten einerseits sowie die Bereitschaft zur kritischen Selbstreflektion bei einer sicheren beruflichen Identität andererseits erfordern.

Problem	Möglichkeiten des Umgangs
Der Patient hat Angst, „falsch" zu spielen, spielt kein Instrument, hat „mit Musik nichts am Hut" oder fühlt sich zu schwach, um aktiv zu musizieren	Wichtig ist eine gründliche und geduldige Aufklärung über Hintergründe, Methoden und Ziele der Musiktherapie (s. Arbeitsblatt 4.1). Die gewählten musiktherapeutischen Methoden müssen und können den Möglichkeiten der Patienten angepasst werden. So profitieren z. B. schwer depressive Patienten, die sich körperlich starr und leblos fühlen, häufig zunächst von vibroakustischen („Klangmassagen"), gezielt Bewegung initiierenden oder rezeptiven Methoden
Der Patient wertet den Umgang mit den Instrumenten als „Kinderkram" und das Musizieren als „Herumgeklimper" ab	Diesem Erleben liegen zumeist starke Scham- und Minderwertigkeitsgefühle, häufig auch Perfektionismus und überhöhte Selbstansprüche oder eine narzisstische Problematik zugrunde. Die individuellen Hintergründe gilt es wahr- und ernst zu nehmen und durch entlastende (positivierende, selbstwertstärkende, aufklärende …) Interaktionen abzuschwächen. Ein zu frühes Ansprechen der Problematik ist zumeist kontraproduktiv

Problem	Möglichkeiten des Umgangs
Der Patient möchte nicht musizieren oder Musik hören, weil er „sowieso nichts fühlt"	Gerade Patienten, die im gesunden Zustand sehr emotional auf Musik reagieren und die Musik lieben, erleben das im Rahmen schwerer depressiver Zustände typischerweise auftretende Abschwächen oder gar Ausbleiben emotionaler Reaktionen auch in Bezug auf das Musikhören oder Musizieren als erschreckend, ich-fremd und zusätzlich deprimierend. Dieses Leiden ernst zu nehmen, zu verbalisieren und auf die offenbar vorhandene große Affinität zur Musik zu verweisen stellt zumeist einen wesentlichen Fortschritt in der Etablierung der therapeutischen Beziehung dar. Des Weiteren ist es sinnvoll, den Patienten über dieses Phänomen aufzuklären und ihm Hilfestellungen zu geben, um die Aufmerksamkeit beim Musikhören oder Musizieren ganz bewusst auf andere Parameter als die emotionalen Reaktionen zu lenken. Dies können motorische und haptische Aspekte der Handhabung der Instrumente sein, musikimmanente Besonderheiten (Instrumente, ungewöhnliche Rhythmen …) o. ä. Besonders hilfreich ist es darüber hinaus, den Patienten ihnen bislang unbekannte Instrumente oder Musikwerke vorzustellen und den Austausch über „die Musik" oder Hintergründe anzuregen

4.4.2 Kombinierbarkeit mit anderen Methoden

Da das konkrete musiktherapeutische Vorgehen flexibel und individuell auf den jeweiligen Patienten und seine aktuelle Situation abgestimmt ist, kann Musiktherapie grundsätzlich mit allen anderen Behandlungsmethoden kombiniert werden.

4.5 Zusammenfassung des Kapitels

Nach einer kurzen Einführung in die Musiktherapie und der Darlegung aktueller Forschungsergebnisse zu ihrer Wirksamkeit in der Depressionsbehandlung wurden in diesem Kapitel anhand eines fiktiven Fallbeispiels musiktherapeutische Arbeitsweisen im Rahmen der Depressionsbehandlung dargestellt und anschließend typische Probleme und Möglichkeiten des Umgehens mit ihnen dargelegt.

4.6 Materialien

Die im Kapitel erwähnten Materialien werden online zur Verfügung gestellt und können unter SpringerLink heruntergeladen werden.

4.1	Arbeitsblatt	Patienteninformationsflyer Musiktherapie
4.2	Therapeutenhilfe	Musiktherapeutische Elemente für Nicht-Musiktherapeuten

Literatur

Bauer M, Ito S (2015) Musiktherapie im tiefenpsychologischen Setting. In: Wöller W, Kruse J (Hrsg) Tiefenpsychologisch fundierte Psychotherapie, 4. Aufl. Schattauer, Stuttgart, S 484–499

DMtG (2024) Definition Musiktherapie. https://www.musiktherapie.de/musiktherapie/was-ist-musiktherapie/. Zugegriffen am 24.01.2024

Fachner E (2013) Das finnische Forschungsmodell einer musiktherapeutischen Behandlungspraxis von Depressionen. Musiktherapeutische Umschau 34(1):37–47

Gold C, Solli HP, Kruger V, Lie SA (2009) Dose-response relationship in music therapy for people with serious mental disorders: systematic review and meta-analysis. Clin Psychol Rev 29: 193–2007

Gühne U, Weinmann S, Arnold K, Ay E-S, Becker T, Riedel-Heller S (2012) Künstlerische Therapien bei schweren psychischen Störungen. In: Nervenarzt 83, online publiziert: 27. Juni 2012, Springer-Verlag, Berlin/Heidelberg, S 855–860

Kunkel (2014) „Ich – ein unaufhörlicher Klang!" Musiktherapie mit einer chronisch depressiven Patientin. In: ZS „Psychodynamische Psychotherapie". Schattauer, Stuttgart, S 234–246

Maratos AS, Crawford MJ, Procter S (2011) Music therapy for depression: it seems to work, but how? Br J Psychiatry 199:92–93

Metzner S (2014) Musiktherapie bei Depression: Forschungsergebnisse aus klinischer Sicht. Musiktherapeutische Umschau 35(1):16–27

Oberegelsbacher (2008) Definition. In: Decker-Voigt, Oberegelsbacher, Timmermann (Hrsg) Lehrbuch Musiktherapie. Ernst Reinhardt Verlag, München, S 18–20

Schäfer A (2020) Musiktherapie. In: Schmidt HU, Stegemann T, Spitzer C (Hrsg) Musiktherapie bei psychischen und psychosomatischen Störungen. Urban & Fischer, München, S 145–149

Weymann (2009) Improvisation und Musiktherapie. In: Decker-Voigt H-H, Weymann E (Hrsg) Lexikon Musiktherapie, 2. Aufl. Hogrefe Verlag, Göttingen

EX-IN-Genesungsbegleitung und die Recovery-Gesprächsgruppe

Mirko Damschke, Bernhard Düformantel, Mona Martens, Bianca Rudloff, Marlis Sauerwein und Iris la Tendresse

Inhaltsverzeichnis

5.1 Einleitung – 65
5.1.1 EX-IN-Genesungsbegleitung – 65
5.1.2 Indikationen und Limitationen – Für wen eignet sich EX-IN-Genesungsbegleitung? – 68
5.1.3 Ziele – 69

5.2 Fallvignette – 69

5.3 Praktische Durchführung einer Recovery-Gesprächsgruppe – 70
5.3.1 Therapiebaustein „Recovery, Salutogenese und Wohlbefinden" – 72
5.3.2 Therapiebaustein „Empowerment" – 75
5.3.3 Therapiebaustein „Resilienz" – 77
5.3.4 Therapiebaustein „Selbstfürsorge, Selbsthilfe, Selbstverantwortung" – 78
5.3.5 Therapiebaustein „Kommunikation und Beziehungen" – 79
5.3.6 Therapiebaustein „Hoffnung und Hoffnungsträger" – 81
5.3.7 Therapiebaustein „Was bedeutet für mich Genesung?" – 82

Ergänzende Information Die elektronische Version dieses Kapitels enthält Zusatzmaterial, auf das über folgenden Link zugegriffen werden kann [https://doi.org/10.1007/978-3-662-70320-5_5].

© Der/die Autor(en), exklusiv lizenziert an Springer-Verlag GmbH, DE, ein Teil von Springer Nature 2025
C. Konrad (Hrsg.), *Therapie der unipolaren Depression - Ergotherapie, Soziotherapie und andere psychotherapeutisch mitgeprägte Verfahren*, https://doi.org/10.1007/978-3-662-70320-5_5

5.3.8	Therapiebaustein „Sinnsuche und Genesung" – 84
5.3.9	Therapiebaustein „Wie mit Stigma umgehen?" – 86
5.3.10	Therapiebaustein „Was mir guttut, wenn's mir schlecht geht" – 87

5.4 Besonderheiten und Fallstricke – 88
5.4.1 Herausforderungen und Lösungsvorschläge – 90
5.4.2 Kombinierbarkeit mit anderen Methoden – 90
5.4.3 Zusammenarbeit im multiprofessionellen Team – 90

5.5 Zusammenfassung des Kapitels – 91

5.6 Materialien – 91

Literatur – 91

EX-IN-Genesungsbegleitung und die Recovery-Gesprächsgruppe

Übersicht

Das folgende Kapitel beschreibt die EX-IN-Genesungsbegleitung der Menschen, die sich mit der Diagnose einer unipolaren Depression in einer psychiatrischen Klinik befinden. Anhand eines Fallbeispiels werden Veränderungen im Behandlungsverlauf einer Patientin beschrieben, anschließend wird ausführlich auf das Konzept für eine Recovery-Gesprächsgruppe eingegangen. Besonderheiten und Herausforderungen im Begleitungsprozess werden dargestellt und mögliche Lösungsansätze formuliert. Genesungsbegleiter können eine Orientierung für ihre Arbeit finden. Alle in der Psychiatrie Tätigen sowie Interessierte erhalten tiefere Einblicke in die Arbeits- und Wirkweise von Genesungsbegleitung. Im Fokus steht der sich in Behandlung befindende Mensch in seiner Einzigartigkeit, mit seinem Potenzial zur Veränderung und mit dem, was gerade möglich ist. Unser Autorenteam ist zutiefst davon überzeugt, dass ein Leben auch mit einer psychischen Erkrankung, mit einer psychischen Einschränkung, mit einer psychischen Krisenerfahrung lebenswert und sinnvoll ist.

5.1 Einleitung

5.1.1 EX-IN-Genesungsbegleitung

Es ist normal, im Leben in eine psychische Krise oder psychische Erkrankung zu geraten. Dieses Selbstverständnis leben und transportieren EX-IN-Genesungsbegleiter.

EX-IN-Genesungsbegleitung ist ein Dienst am Menschen durch den Menschen, sie ist:
vielfältig und ressourcenorientiert, hoffnungsvoll und individuell.

„EX-IN" ist die Abkürzung von „Experienced Involvement" und bedeutet:
die Einbeziehung des Erfahrungswissens von Erfahrenen.

» „Das Konzept für das Curriculum zur Ausbildung von Psychiatrie-Erfahrenen ist […] im Rahmen des europäischen Leonardo da Vinci Pilotprojektes EX-IN 2005-2007 entwickelt worden." (EX-IN Deutschland e.V., 2021)

In Deutschland setzt sich seitdem der Verein „EX-IN Deutschland e.V." als Dachverband für eine Verbreitung und standardisierte Qualifizierung von EX-IN-Genesungsbegleitern ein.

In Anlehnung an ein fernöstliches Sprichwort darf gelten:
„Willst Du etwas wissen, frage sowohl einen Erfahrenen als auch einen Gelehrten."

Zertifizierte EX-IN-Genesungsbegleiter haben ihre oft schweren Krisen und das damit verbundene Leid durchlebt und überlebt. Die in der einjährigen EX-IN-Qualifikation reflektierten Erfahrungen befähigen die Genesungsbegleitung, ihre Erfahrungen mit anderen Menschen zu teilen und sie auch in schwerster Krise auf ihrem individuellen Genesungsweg zu begleiten.

Genesungsbegleitung fördert die Bildung vertrauensvoller Beziehungen. Es kann eine Atmosphäre von gegenseitigem Respekt entstehen, in der heilsame Beziehungen erlebbar werden. Gefühle wie Scham, Trauer, Wut und Angst können aus einer anderen Perspektive, nämlich der des Erfahrungswissens, Raum und neue Betrachtung finden. Schuldgefühle können ins Bewusstsein kommen und benannt werden. Sie verlieren dadurch oft etwas von ihrem Einfluss auf den Patienten.

Der Fokus liegt immer auf den Ressourcen, auf Genesung und auf der Frage:
„Was ist trotzdem möglich?"

Genesungsbegleitung ist sehr vielfältig und aufgrund der unterschiedlichen Erfahrungen und der einzelnen Persönlichkeiten sehr facettenreich. Genesungsbegleiter können Brückenbauer, Fürsprecher, Wächter der Patientenperspektive, Zuhörzeitverschenker, Ideensammler, Mutmacher, Impulsgeber, Perspektivenwechsler, Raumgeber und noch vieles mehr sein.

Salutogenese, Empowerment und Recovery sind zentrale Elemente in der Genesungsbegleitung: in der Arbeit mit den Patienten und im Team, ebenso im Austausch mit der Leitungsebene und in den Gremien.

Ein wichtiges Anliegen von Genesungsbegleitung ist es, psychisch erkrankte Menschen, die sich in ihrer Situation und in ihrem Leiden als Menschen verlieren können, darin zu unterstützen, das eigene kostbare Leben und ihre Würde wieder als schützenswert und bewahrenswert zu erachten. Die Präsenz und die reflektierte Erfahrung der Genesungsbegleitung können dem Patienten verdeutlichen, dass es möglich ist, Krisen zu durchleben und sie als Teil des Lebens zu begreifen. So kann es gelingen, dass trotz Krisenerfahrung ein zufriedenes, hoffnungsvolles und aktives Leben möglich werden kann. Es geht nicht darum zu klären, wer oder was Schuld an Krisen hat und wie man sie verhindert. Der Patient sollte die Möglichkeit haben, für sich selbst eine eigene Erklärung seiner Krise zu entwickeln. Bezüge zur biografischen Vorgeschichte und zur eigenen Familiengeschichte können hier eine Rolle spielen. Es darf ein Bewusstsein entstehen, dass jedes Leben kostbar ist und dass Krisen Bestandteile unseres Lebens sind und durchlebt werden können.

Die Genesungsbegleitung bedient sich dabei einer breiten Auswahl von Methoden und Elementen, die im Einzelsetting oder im Gruppensetting durchgeführt werden können. Keines dieser Elemente ist wichtiger als andere, und sie werden nicht in chronologischer Reihenfolge durchgeführt, sondern je nach Situation und Individuum flexibel eingesetzt. Während der überwiegende Anteil dieses Kapitels sich der Durchführung einer Recovery-Gesprächsgruppe widmet, gibt ◘ Tab. 5.1. einen Überblick über die verschiedenen Elemente der Genesungsbegleitung.

Zusammenfassung
— Genesungsbegleitung fördert die Bildung vertrauensvoller Beziehungen
— Salutogenese, Empowerment und Recovery sind zentrale Elemente der Genesungsbegleitung, dabei liegt der Fokus immer auf den Ressourcen des Patienten
— Die Präsenz und die reflektierte Erfahrung der Genesungsbegleitung können dem Patienten verdeutlichen, dass es möglich ist, Krisen zu durchleben und sie als Teil seines Lebens zu begreifen

◘ Tab. 5.1 Elemente der Genesungsbegleitung

Element	Erläuterungen/Beispiele
1. Das Gespräch	Zuhören
	Beziehungsaufbau
	Zusammen schweigen
	Zusammen Leidvolles aushalten
	Erfahrungsaustausch
2. Gemeinsame Aktivitäten	Spaziergang
	Begleitung (z. B. nach Hause, zum Einkaufen, zum Friseur, …)
	Spielen
	Besuch von kulturellen Einrichtungen
	Musik hören, Musizieren
	Kochen, Backen, gemeinsames Essen und Trinken
	Kreatives Gestalten (z. B. Malen, Basteln, …)
	Achtsamkeitsspaziergang
3. Tools/Werkzeuge	Mindmap

	Visualisierung
	- der persönlichen Ressourcen
	- des persönlichen Netzwerks mit
	  z. B. der Vier-Felder-Netzwerkkarte
	- des Lebenswegs mit
	  z. B. „Fluss des Lebens", Timeline

	Krisen- und Notfallplan
	Tagesstrukturplan
4. Fürsprache	In Behandler-Gesprächen
	In Oberarzt- und Chefarztvisiten
	In Gesprächen mit dem Fachpersonal
	Gegenüber Dritten (z. B. Behördenmitarbeiter, Betreuer, …)
5. Beraten	Ideen für die Zeit nach dem Klinikaufenthalt erörtern
6.1 Gruppenangebote selbst anbieten	**Recovery-Gesprächsgruppe**
	Recovery-Café
	Offenes Gesprächsangebot
6.2 Gruppenangebote unterstützen	Kreativgruppe
	Spielen/Aktivitäten
	Backen/Kochen
	Individuelle Begleitung einzelner Patienten

5.1.2 Indikationen und Limitationen – Für wen eignet sich EX-IN-Genesungsbegleitung?

Genesungsbegleitung ist grundsätzlich für alle Menschen geeignet. Sie sollte immer ein freiwilliges Angebot sein, zu dem „Ja" oder „Nein" gesagt werden kann. Insbesondere für einen Menschen, der die Hoffnung verloren hat, kann es wichtig sein, für ihn stellvertretend Hoffnung zu formulieren und als Hoffnungsträger zu fungieren. Als „starke Positiv-Empfehlung" formuliert die „S3-Leitlinie/Nationale VersorgungsLeitlinie Unipolare Depression" (2022): „Patient*innen und Angehörige sollen über Selbsthilfe- und Angehörigenangebote, Peer-Counselling [sic] sowie Genesungsbegleitung informiert und, wenn angebracht, zur Teilnahme motiviert werden."

Limitierend für Genesungsbegleitung kann die eigene Entscheidung des Patienten sein, an Angeboten der Genesungsbegleitung nicht teilzunehmen.

Bei **Rückzugstendenzen und Antriebslosigkeit** erleben wir aber auch, dass ein anfängliches „Nein" zu einem Angebot der Genesungsbegleitung sich nach Tagen oder Wochen zu einem „Ja" wandeln kann. Unsere Erfahrungen zeigen, dass auch hier ein „Nein" kein „Nein" auf Dauer sein muss. Wichtig ist es, in Kontakt zu bleiben und weiterhin am Beziehungsaufbau zu arbeiten, der die Basis der Genesungsbegleitung darstellt. Es gilt, die individuellen Bedürfnisse, Fragen und Wünsche des zu begleitenden Menschen wahrzunehmen und zu würdigen.

Die **Erkrankungsschwere** ist keine Limitation für Genesungsbegleitung. Genauer betrachtet ist sie eine Herausforderung im positiven Sinne, sowohl für die Genesungsbegleitung als auch für den Patienten. Oft begrenzt die Schwere der Erkrankung den Menschen in seinen Handlungsoptionen. Hier sucht die Genesungsbegleitung gemeinsam mit dem Patienten nach verborgenen Ressourcen und versucht, neue Wege und Möglichkeiten aufzuzeigen.

Bei **Einschränkungen der Konzentration, der kognitiven Fähigkeiten und der Fähigkeit, sich mitzuteilen** ist weniger oftmals mehr. Im Vordergrund stehen: die Dunkelheit um hellere Nuancen zu erweitern, Momente von Zufriedenheit zu ermöglichen und neue Wahrnehmungshorizonte zu schaffen.

Kommunikationsbarrieren können außerdem einschränken. Insbesondere sprachliche, soziale, kulturelle sowie interkulturelle, physiologische und psychologische Kommunikationsbarrieren sind hier zu nennen.

In vorsprachlichen Räumen, wenn Sprechen schwierig oder nicht möglich ist, kann Genesungsbegleitung im Miteinandersein, auch ohne sprachliche Äußerung, erfolgen.

Darüber hinaus kann es aus der Patientenperspektive, wie auch aus der Genesungsbegleiterperspektive unterschiedliche Verständnisse und Haltungen hinsichtlich der sogenannten **professionellen Nähe** und der sogenannten **professionellen Distanz** geben. Es ist wichtig, sich die Unterschiede bewusst zu machen und eine Balance zu finden, die Klarheit und Sicherheit schafft, sowie vertrauensvolle Beziehungen wachsen lässt.

Limitationen der Genesungsbegleitung sind oft durch strukturelle, äußere und innere **Rahmenbedingungen** gegeben, die die Wirkung und Entfaltung von Genesungsbegleitung in der Klinik einschränken. Zu nennen wären hier beispielsweise Klinikregeln, Arbeitszeitumfang, Teamanbindung und -einbindung und fehlende Gestaltungsspielräume.

Genesungsbegleitung ist heute ein empfohlener Bestandteil vieler Therapien. Die „S3-Leitlinie/Nationale VersorgungsLeitlinie Unipolare Depression" (2022) sowie die „S3-Leitlinie Psychosoziale Therapien bei schweren psychischen Erkrankungen" (DGPPN 2019) gehen auch auf die Themen

Genesungsbegleitung, Experten aus Erfahrung, Peer-Arbeit/Peer-Support und Selbsthilfe ein.

Die Kernaufgaben der Genesungsbegleitung finden inzwischen auch Berücksichtigung in der „Personalausstattung Psychiatrie und Psychosomatik-Richtlinie/PPP-RL" des Gemeinsamen Bundesausschusses (2023).

Zusammenfassung
- Genesungsbegleitung ist grundsätzlich für alle Menschen als freiwilliges Angebot geeignet.
- Die Erkrankungsschwere ist keine Limitation für Genesungsbegleitung. Sie ist eine Herausforderung im positiven Sinne sowohl für die Genesungsbegleitung als auch für den Patienten.
- Die „S3-Leitlinie/Nationale VersorgungsLeitlinie Unipolare Depression" (2022) empfiehlt: „Patient*innen und Angehörige sollen über Selbsthilfe- und Angehörigenangebote, Peer-Counselling [sic] sowie Genesungsbegleitung informiert und, wenn angebracht, zur Teilnahme motiviert werden."
- Die Kernaufgaben der Genesungsbegleitung finden inzwischen auch Berücksichtigung in der „Personalausstattung Psychiatrie und Psychosomatik-Richtlinie/PPP-RL" des Gemeinsamen Bundesausschusses (2023).

5.1.3 Ziele

Genesungsbegleitung ist prozessorientiert, weniger zielorientiert.

Die primäre Orientierung von Genesungsbegleitung richtet sich darauf,
- den Menschen ein Stück auf seinem individuellen Weg **zu begleiten,**
- den Menschen in einer wertschätzenden, respektvollen und annehmenden Atmosphäre in seinem „Sein" **zu bestärken**, auch durch die Art und Weise, wie die Genesungsbegleitung Räume für Kontakt, Kommunikation und Beziehung schafft,
- dem Menschen die Überzeugung **anzubieten**, dass trotz der psychischen Krisenerfahrungen ein zufriedenes, hoffnungsvolles und aktives Leben möglich ist,
- den Menschen anzuregen, seine Ressourcen **wahrzunehmen** und **zu leben**,
- dem Menschen zu ermöglichen, Alltagsfähigkeiten schrittweise **wiederzuerlangen** und **zu erweitern**,
- mit dem Menschen gemeinsam eine neue, heilsame Perspektive auf sich und sein Leben **zu entwickeln**.

5.2 Fallvignette

Frau A. war eine zum Zeitpunkt der stationären Aufnahme 56 Jahre alte, geschiedene, alleinlebende, berentete Mutter von drei erwachsenen Kindern. Sie hatte die psychiatrische Diagnose einer rezidivierenden depressiven Störung. Weitere nennenswerte Diagnosen waren: Fibromyalgie, nicht näher bezeichnete Migräne, ein Reizdarmsyndrom und der Verdacht auf ein chronisches Fatigue-Syndrom.

Frau A. wurde zunächst aufgrund einer mittelgradigen depressiven Episode ohne psychotische Symptome etwa zwei Monate auf der Schwerpunktstation für Menschen mit Depressionsdiagnosen behandelt und nach Teilremission in die Tagesklinik verlegt. Dort beging sie überraschend einen Suizidversuch mit Tabletten, sodass sich ein erneuter stationärer Aufenthalt auf der Schwerpunktstation anschloss.

Nach etwa vier Monaten ihres Klinikaufenthaltes äußerte Frau A., dass ihr Gesundheitszustand nicht besser werde. In dieser Zeit hatte sie sehr mit Suizidgedanken, Hoffnungslosigkeit und Verzweiflung zu kämpfen. Sie zweifelte am

Sinn der Behandlung und der Medikation. Im Gespräch wurde deutlich, wie leidvoll diese Situation von der Patientin empfunden wurde.

Die Genesungsbegleitung führte intensive Gespräche über Themen wie Verzweiflung und Hoffnung mit ihr. Frau A. wollte gerne hoffen können, dass es besser werde. Weiterhin involvierte die Genesungsbegleitung sie in gemeinsame Aktivitäten mit anderen Patienten, beispielsweise konnte sie die Patientin motivieren, gemeinsam mit der Genesungsbegleitung an einem Malefiz-Spiel teilzunehmen. Zeitweise konnte sie die Spielfiguren nicht entsprechend der gewürfelten Zahl auf dem Spielbrett nach vorne bewegen. Bei anderen Spielzügen hingegen lief dann alles wieder reibungslos. Im Spielverlauf zeigten sich deutliche Konzentrations- und Verständnisprobleme der Patientin.

Vier Wochen später wurde unter multimodaler Therapie im Kontakt, in der Kommunikation und im Spielverlauf ein deutlich besserer Zustand der Patientin bemerkbar. Frau A. ging selbstständig auf einen Mitpatienten zu und fragte diesen, ob er mitspielen möchte. In ihrer Ansprache dem Mitpatienten gegenüber war ihre Stimme klarer und sie wirkte selbstbewusster. Nach vielen Einzelgesprächen mit der Genesungsbegleitung gelang es ihr trotz aller Widrigkeiten, regelmäßig an der Recovery-Gesprächsgruppe der Genesungsbegleitung teilzunehmen. Sie schaffte es, alle zehn Einheiten dieser Recovery-Gesprächsgruppe zu durchlaufen.

Im Verlauf ihres stationären Aufenthalts war zu beobachten, dass Frau A. immer weniger Kontakt zur Genesungsbegleitung suchte, je besser es ihr ging und je mehr sie sich in Richtung ihrer Mitpatientinnen orientierte.

Im Unterkapitel „Praktische Durchführung" wird die oben erwähnte Recovery-Gesprächsgruppe mit ihren zehn genesungsorientierten Themen ausführlich dargestellt.

5.3 Praktische Durchführung einer Recovery-Gesprächsgruppe

Im Überblick
- **Indikation:** Patienten, die an einem Gruppensetting teilnehmen können
- **Ziel:** gemeinsamer Austausch eigener Erfahrungen, eigene Ressourcen entdecken, Würdigung der Patientenerfahrungen, Entdecken positiver Impulse für den eigenen Recovery-Weg, verschiedenen Perspektiven und Hilfsmöglichkeiten Raum geben
- **Dauer:** 50-minütige Gesprächsgruppe, umfasst zehn Themenkomplexe, unbegrenzt wiederholbar, Einstieg zu jedem Thema möglich

Das Ziel der Recovery-Gesprächsgruppe ist es, die Ressourcenorientierung im Sinne der Salutogenese (Entstehung von Gesundheit) zu fördern.

■ **Im Folgenden wird die Durchführung einer Recovery-Gesprächsgruppe dargestellt, ein wichtiges, aber bei Weitem nicht das einzige Element der Genesungsbegleitung**

Das im Downloadbereich zur Verfügung stehende Konzept für eine Recovery-Gesprächsgruppe (Damschke M, Düformantel B, Martens M, Rudloff B, Sauerwein M, la Tendresse I, unpublished) umfasst zehn Themenkomplexe. Dieses Konzept ermöglicht insbesondere durch den Ideenpool jedes Themenkomplexes eine große Variabilität hinsichtlich der Gestaltung. Das gesamte Konzept inklusive Evaluierungsfragebögen steht im Downloadbereich zur Verfügung.

Im Mittelpunkt der Recovery-Gesprächsgruppe stehen die Würdigung der Erfahrungen der Patienten, ihre Stärkung/

EX-IN-Genesungsbegleitung und die Recovery-Gesprächsgruppe

Ermutigung und das Entdecken von positiven Impulsen für den eigenen Recovery-Weg. Das Gespräch und der Austausch über das Leben und Erleben der Teilnehmer stehen ausdrücklich im Vordergrund und können zudem neue Perspektiven und Hilfsmöglichkeiten bewusst machen.

- **Ablauf der Recovery-Gesprächsgruppe**

Die Teilnehmer sitzen in einem Stuhlkreis um eine gestaltete Mitte, die beispielsweise durch einen Blumenstrauß oder einen Gegenstand mit einem positiven Bezug dargestellt werden kann.

1. Begrüßung und kurze Erläuterung, warum es diese Recovery-Gesprächsgruppe gibt
2. Verlesung der Gruppenregeln
3. Vorstellungsrunde mit kurzem Eingangsritual
   z. B. „Wetterbericht" (die persönliche Befindlichkeit kann in Form eines Wetterberichtes geäußert werden: sonnig, wolkig, regnerisch, stürmisch, neblig...)
4. Gestaltung des Wochenthemas (Hauptteil)
5. Abschlussrunde
   z. B. Blitzlichtabschlussrunde mit Impulsfrage: „Welchen Gedanken nehmen Sie heute mit?"

- **Gruppenregeln**

Damit in der Recovery-Gesprächsgruppe allen Beteiligten ein guter Austausch ermöglicht wird, gibt es Regeln, die für den Ablauf gelten. Diese Gruppenregeln werden am Anfang vorgestellt und nach Bedarf erläutert:

1. Jeder geht wertschätzend und rücksichtsvoll mit den anderen um.
2. Erfahrungen und Meinungen werden nebeneinander stehengelassen.
3. Jeder darf, niemand muss etwas sagen.
4. Dieses ist ein gewaltfreier Raum.
5. Jeder kann zu jedem Zeitpunkt den Raum verlassen.
6. Wir verpflichten uns zur Vertraulichkeit, alles Gehörte und Gesagte bleibt in der Gruppe, Ausnahmen: Eigengefährdung und Fremdgefährdung.

- **Überblick über die Hauptteile der Recovery-Gesprächsgruppe**

Die Themen der Recovery-Gesprächsgruppe lauten:

1. Recovery, Salutogenese und Wohlbefinden
2. Empowerment
3. Resilienz
4. Selbstfürsorge, Selbsthilfe, Selbstverantwortung
5. Kommunikation und Beziehungen
6. Hoffnung und Hoffnungsträger
7. Was bedeutet für mich Genesung?
8. Sinnsuche und Genesung
9. Wie mit Stigma umgehen?
10. Was mir guttut, wenn's mir schlecht geht

Alle zehn Themen der Recovery-Gesprächsgruppe stehen nicht nur separat für sich, sie stehen alle mit dem Thema Recovery in Verbindung und haben auch jeweils Verbindungen zueinander, miteinander und untereinander.

Ein Einstieg in die Gesprächsgruppe ist jederzeit möglich, denn jedes Thema ist geeignet, Einstiegsthema zu sein. Die Teilnahme an der Recovery-Gesprächsgruppe ist freiwillig.

Zusammenfassung

Die Recovery-Gesprächsgruppe ermöglicht
− einen Raum für Gespräch, Miteinandersein und Perspektivwechsel,
− eigene Ressourcen zu entdecken,
− positive Impulse für den eigenen Recoveryweg/Genesungsweg aufzunehmen.

5.3.1 Therapiebaustein „Recovery, Salutogenese und Wohlbefinden"

Im Überblick
- **Indikation:** Patienten, die an einem Gruppensetting teilnehmen können
- **Ziel:** ein Bewusstsein zu schaffen, dass Genesung ein Prozess ist, es für Genesung eine realistische Chance gibt und unterschiedlichste Genesungswege möglich sind; Vermittlung des Modells der Salutogenese nach Aaron Antonovsky
- **Dauer:** 50 Minuten

Die beiden Begriffe Recovery und Salutogenese werden eingangs definiert:

Recovery ist ein Begriff aus dem Englischen, der vielfältig übersetzt werden kann. Er kann Genesung, Gesundung, Rückgewinnung, Besserung bedeuten. Eine Eins-zu-Eins-Übersetzung gibt es nicht. Wir können uns auf den häufig verwendeten Begriff Genesung verständigen.

Salutogenese bedeutet Entstehung von Gesundheit. Das Modell der Salutogenese ist ein Modell zur Erklärung von Gesundheit.

Wir bewegen uns unser Leben lang auf einer gedachten Linie zwischen vollständiger Gesundheit auf der einen Seite und vollständiger Krankheit auf der anderen Seite. Zu unterschiedlichen Zeiten unseres Lebens befinden wir uns an unterschiedlichen Positionen auf dieser gedachten Linie von sowohl gesund als auch krank. Eine **soziometrische Aufstellung** kann das Gesagte visualisieren und verdeutlichen.

- **Erklärung der Methode**
Soziometrische Aufstellung
Bei der soziometrischen Aufstellung stellen sich die Teilnehmenden nach bestimmten Merkmalen im Raum auf. Je nach Aufgabenstellung kann man sich linear (z. B. Einschätzung zu einer Aussage von 0 bis 100 %), gruppiert (z. B. bei einer Ja/Nein-Frage) oder auch über den vorher definierten Raum verteilt (z. B. bei komplexeren Fragestellungen) aufstellen.

Die Genesungsbegleitung erklärt:

„Stellen Sie sich eine gedachte Linie quer durch diesen Raum vor. Diese Linie beginnt am Fenster mit der Position zu 100 % krank und endet an der Tür mit 100 % gesund. Wo würden Sie sich zum heutigen Zeitpunkt positionieren?"

Leichter verständlich wird diese Übung, wenn sich die Genesungsbegleitung anhand ihres eigenen Recovery-Weges beispielhaft aufstellt:

„Aus heutiger Sicht stand ich zum Zeitpunkt meiner schwersten Krankheitsphase nah am Fenster, mit 85 % kranken und mit nur 15 % gesunden Anteilen. Heute, Jahre nach der schwersten Krankheitsphase, stehe ich näher zur Tür: mit 20 % kranken und 80 % gesunden Anteilen."

Die Genesungsbegleitung erläutert dies, während sie sich von der Position nahe dem Fenster zur Position nahe der Tür bewegt.

Diese Schilderung veranschaulicht, dass Veränderung und Genesung möglich sind und zugleich kann dieses eigene Beispiel anschaulich Hoffnung vermitteln.

Die nachfolgenden Fragen zu Kernaussagen der Recovery-Bewegung ermöglichen es, das Gespräch in der Gruppe anzuregen. Die Patienten werden angesprochen, ihre Sichtweisen zu den jeweiligen Aussagen zu formulieren oder sogar miteinander ins Gespräch darüber zu kommen.

» „Wenn Sie die Aussage hören:
,Jeder Mensch trägt das Potenzial zur Genesung in sich.'
Würden Sie darauf antworten: ,Ich bin einverstanden, weil …' oder ,Ich bin nicht einverstanden, weil …'?"

EX-IN-Genesungsbegleitung und die Recovery-Gesprächsgruppe

Eine weitere Kernaussage kann sein: „Recovery kann nicht professionell erzeugt und weitergegeben werden. Es können nur Bedingungen geschaffen werden, in denen Recovery wachsen kann."

Im Anschluss kann die Betrachtung eines DIN-A0-Ausdrucks mit der Darstellung des Kohärenzgefühls nach Aaron Antonovsky als der Kern der Salutogenese mit den drei Elementen „Gefühl der Verstehbarkeit", „Gefühl der Handhabbarkeit" und „Gefühl der Sinnhaftigkeit" folgen (◘ Abb. 5.1).

Nach der Betrachtung durch die Gruppe sind unterschiedliche Fragestellungen möglich:
- „Können Sie mit dieser Darstellung etwas für sich anfangen?"
- „Welches Element/Gefühl ist für Sie momentan am wichtigsten?"
- „Gemäß der Salutogenese kann man sagen: ‚Ich bin nicht nur krank, sondern in vielen Teilen auch gesund.' Salutogenese: Ist das aus Ihrer Sicht ein Schritt in die richtige Richtung?"

Eine mögliche Frage zum Thema Gesundheit und Wohlbefinden kann sein:

» „Wünschen und Sehnsüchten Raum zu geben, hat das für Sie etwas mit Wohlbefinden zu tun?"

Eventuell kann auch noch die Frage gestellt werden:

» „Und was können aus Ihrer Sicht Hindernisse auf dem Genesungsweg sein, die einen ausbremsen können?" (z. B.: Energieräuber, Grübeln, Zweifel, Ängste, Schlafprobleme, direktes Umfeld …)

▶ **Fallbeispiel**
Frau A. äußert:
„Es fühlt sich gut an, offen über seine Erkrankung zu sprechen und Lösungswege auszutauschen. Und es fiel mir nicht immer leicht, mich zu konzentrieren. Für mich ist es eine interessante Sichtweise, meine Erkrankung als Wegbegleiter zu sehen." ◀

Zusammenfassung des Therapiebausteins „Recovery, Salutogenese und Wohlbefinden"
- Die Begriffe Recovery und Salutogenese werden erklärt
- Vermittlung des Modells der Salutogenese („Entstehung von Gesundheit") nach Aaron Antonovsky
- Der Patient kann sein Kohärenzgefühl mithilfe einer soziometrischen Aufstellung einschätzen
- Der Patient bekommt die Möglichkeit zu erkennen, dass er nicht nur krank ist, sondern auch gesunde Anteile hat und es viele Möglichkeiten gibt, diese mit seinen eigenen Ressourcen zu stärken
- Einsatz von Impulsfragen
- Aktiver Austausch der eigenen Perspektive zu den Themen und Fragen innerhalb des Gruppensettings

☐ Abb. 5.1 Kohärenzgefühl nach Aaron Antonovsky

5.3.2 Therapiebaustein „Empowerment"

Im Überblick
- **Indikation:** Patienten, die an einem Gruppensetting teilnehmen können
- **Ziel:** Patienten ermutigen, von selbst oder mit Unterstützung in ihre Kraft zurückzukommen und Entscheidungen treffen zu können, ihre Fähigkeiten zur Selbstbestimmung wieder besser wahrnehmen und ausüben zu können; die Auseinandersetzung mit Unsicherheit und Angst diesbezüglich
- **Dauer:** 50 Minuten

Der Begriff Empowerment wird eingangs als die Entscheidung, eigene Entscheidungen zu treffen und durchzuführen (Entscheidungsmacht) definiert.

Mögliche Impulsfragen für die Gesprächsrunde können sein:
- Was heißt Empowerment/Entscheidungsmacht für Sie?
- Wünschen Sie sich, wieder zu erstarken und Entscheidungsmacht im eigenen Leben zu haben? Kann diese Vorstellung auch Unsicherheit oder Angst auslösen?
- Haben Sie eine Idee, was es eventuell noch braucht, um wieder zu erstarken?
- Wo haben Sie einmal eine gute Entscheidung für sich getroffen? Was hat Ihnen bei der Entscheidungsfindung geholfen?
- „Ich bin stärker als ich denke!" – Ist das ein Motivationsspruch, der Ihnen gefallen könnte?

Wie bei allen anderen Themen der Recovery-Gruppe ist auch hier der Einsatz der **Flip-Chart-Methode** möglich.

- **Erklärung der Methode**

Flip-Chart-Methode – Visualisierung des Gesagten: Die Genesungsbegleitung sammelt Perspektiven der Gruppe zum jeweiligen Thema und visualisiert das Gesagte in Form von Schrift und Bild auf einem Flip-Chart-Papier. Für manche Teilnehmer kann diese Form der Verschriftlichung während der Gesprächsgruppe hilfreich sein. Sie können dem Austausch besser folgen, Gesagtes wird und bleibt sichtbar, beim gemeinsamen Betrachten ergeben sich oft neue Aspekte.

Ablauf: Zu Beginn der Gruppensitzung sollten auf dem Flip-Chart das Datum, sowie das Thema und/oder ein Bildsymbol/Zitat stehen. Während der Gruppensitzung erstellt die Genesungsbegleitung eine komprimierte Darstellung des Gesagten. Die aufgeschriebenen Formulierungen erfolgen in enger Absprache mit der Gruppe. Am Ende der Recovery-Gesprächsgruppe wird vom Flip-Chart-Papier ein Foto erstellt. Alle Anwesenden erhalten später hiervon einen Ausdruck. Der Ausdruck erfolgt in Form einer Papierkopie auf einer halben quer gestellten DIN-A4-Seite. Die Teilnehmer haben so die Möglichkeit, sich rechts neben dem Ausdruck ihr eigenes individuelles „Flip-Chart" zu gestalten und Notizen zu machen. Die Arbeit am individuellen Mini-Flip-Chart ist freiwillig. Sie kann helfen, sich das Gesagte bewusster zu machen, seine eigene Perspektive zu finden oder diese zu stärken.

Die ◘ Abb. 5.2 zeigt ein Flip-Chart zum Thema Empowerment, welches im Berufsbildungsbereich einer Werkstatt für Menschen mit psychischer Beeinträchtigung im Rahmen der Recovery-Gruppe entstanden

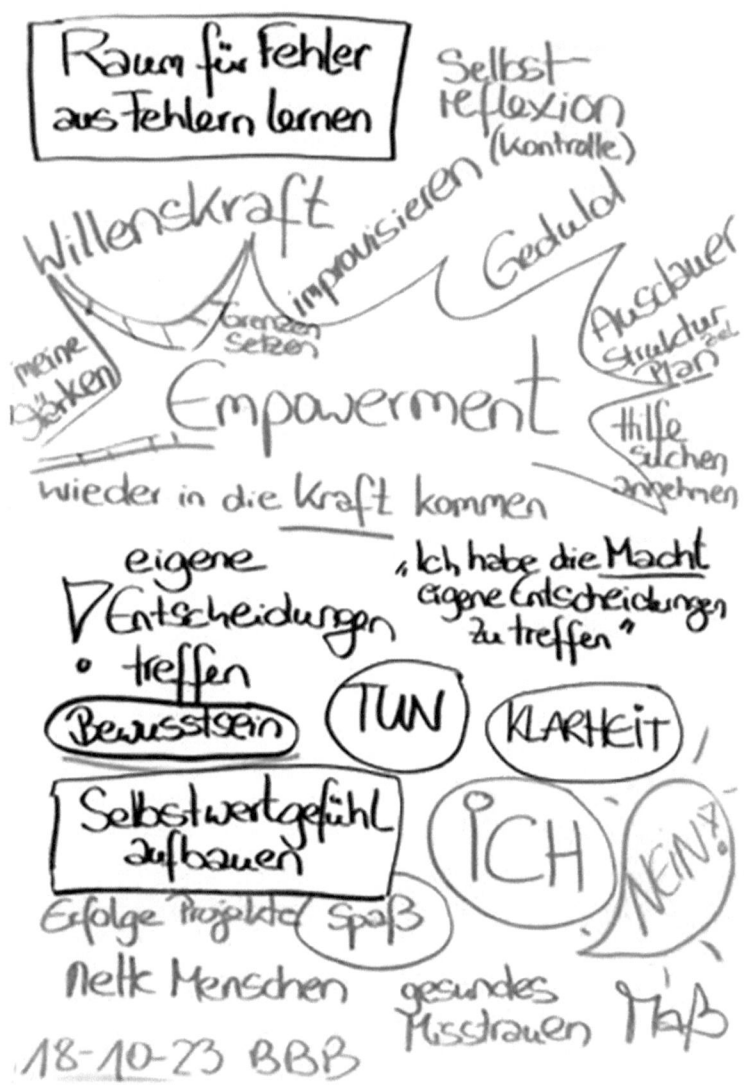

Abb. 5.2 Flip-Chart-Methode zum Thema „Empowerment"

ist. Zu Beginn der Gruppensitzung standen nur der Begriff „Empowerment" und das Datum auf dem Papier. Im Laufe des Austausches füllte sich das Blatt. In der Praxis kommt es häufig vor, dass die Teilnehmer diese Kopien aktiv einfordern und positives Feedback geben. Während der gemeinsamen Zeit in der Recovery-Gruppe ist oft auch eine Form von Stolz auf das gemeinsame Werk spürbar.

Das Gespräch in der Gruppe lässt sich auch mit den nachfolgenden beiden Kernaussagen anregen:

„Jede Person kann Verantwortung übernehmen und an allen Entscheidungen, die sie betreffen, beteiligt sein."

„Wenn Sie diese Aussage hören – würden Sie darauf antworten: ‚Ich bin einverstanden, weil...' oder ‚Ich bin nicht einverstanden, weil...'?"

Eine weitere Kernaussage kann sein: „Jeder weiß, was hilfreich für ihn ist."

Solche Kernaussagen können kontroverse Antworten hervorbringen, was im Sinne eines Austausches unterschiedlicher Perspektiven gewünscht ist.

Kurzgeschichten können eine weitere Möglichkeit sein, ins Gespräch zu kommen. Ein Beispiel ist die Geschichte des Elefanten, die in dem Kapitel „Der angekettete Elefant" im Buch „Komm, ich erzähl dir eine Geschichte" (Bucay 2007) erzählt wird. Eine andere Version dieser Geschichte findet sich in dem Bildband „Wie der Elefant die Freiheit fand" (Bucay, Gusti 2010).

▶ **Fallbeispiel**

Frau A. sagt:

„Das Thema Entscheidungsmacht hat mich neugierig gemacht. Ich fühle mich auch an das vorherige Thema (Recovery, Salutogenese und Wohlbefinden) erinnert. Wie wird es wohl nach der Klinik sein?" ◀

Zusammenfassung des Therapiebausteins „Empowerment"

- Der Begriff Empowerment wird erklärt
- Mithilfe von Impulsfragen wird ein persönlicher Austausch über den Begriff Empowerment/Entscheidungsmacht angeregt
- Nutzung von Flip-Chart-Methode oder Kurzgeschichte
- Auseinandersetzung mit Unsicherheit und Angst bei der Nutzung der eigenen Ressourcen
- Dem Patienten wird vermittelt, dass in psychischer Krise oder psychischer Erkrankung das Thema Entscheidungsmacht ein wichtiges Thema ist

5.3.3 Therapiebaustein „Resilienz"

Im Überblick
- **Indikation:** Patienten, die an einem Gruppensetting teilnehmen können
- **Ziel:** bei Patienten ein Bewusstsein dafür zu schaffen, was psychische Widerstandsfähigkeit ist, wie die persönliche Widerstandskraft gestärkt und aktiv gefördert werden kann
- **Dauer:** 50 Minuten

Der Begriff Resilienz wird einleitend definiert als die psychische Widerstandsfähigkeit, die es einem ermöglicht, Krisen ohne oder mit möglichst wenig Schaden zu überstehen. Eine Möglichkeit, sich dem Thema Resilienz zu nähern, bietet die Methode des **Stummen Dialogs**.

- **Erklärung der Methode**

Stummer Dialog: Beim stummen Dialog findet der Austausch ohne gesprochene Worte auf einem großen Blatt Papier, einem Whiteboard oder Ähnlichem statt. Es kann geschrieben und gezeichnet werden, jeder hat die Möglichkeit, sich dabei auch auf bereits Geschriebenes zu beziehen. Die Patienten können in Resonanz gehen und formulieren ihre eigenen Gedanken mit ihren eigenen Ausdrucksmöglichkeiten, z. B. Anmerkungen, Widersprüche, Fragen, Symbole, Zeichnungen..., es gibt kein „Richtig" und kein „Falsch". Auch die Genesungsbegleitung darf sich beteiligen und hat so die Möglichkeit, neue Impulse zu setzen und einen evtl. stockenden Prozess wieder in Gang zu bringen.

Nach ca. 15 Minuten wird der stumme Dialog durch die Genesungsbegleitung beendet. Die Gruppe betrachtet anschließend gemeinsam, was entstanden ist und kommt in den verbalen Austausch. Dabei wird über jeden einzelnen Punkt gesprochen und jeder darf etwas dazu sagen.

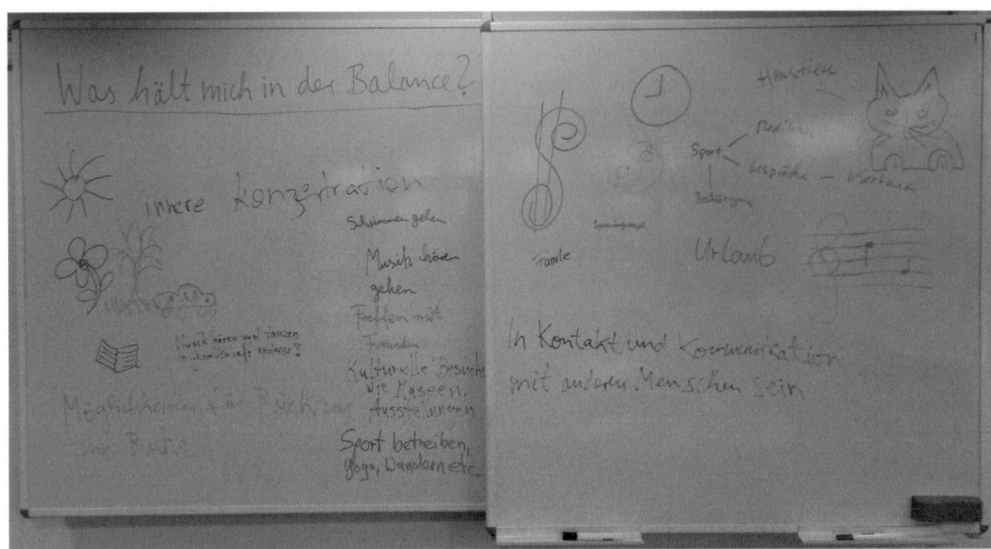

◘ Abb. 5.3 Stummer Dialog zur Frage „Was hält mich in der Balance?"

Die ◘ Abb. 5.3 zeigt einen **Stummen Dialog** auf zwei Whiteboards zum Thema: „Was hält mich in der Balance?"

Abschließend kann die Genesungsbegleitung das gemeinsam Erarbeitete auf das Thema Resilienz zurückführen: „Das, was geeignet ist, uns in der Balance zu halten oder wieder in die Balance zu bringen, ist auch geeignet, unsere psychische Widerstandsfähigkeit, unsere Resilienz zu stärken."

▶ **Fallbeispiel**

Frau A. gibt die Rückmeldung:

„Das Thema war neu für mich. Daher empfand ich es als angenehm, dass man sprechen konnte, es aber nicht musste. Ich würde gerne noch mehr über die Anfänge der Depression sprechen." ◀

Zusammenfassung des Therapiebausteins „Resilienz"
- Der Begriff Resilienz wird erklärt
- Die Methode des stummen Dialogs kann mit der Frage „Was hält mich in der Balance?" genutzt werden
- Die Patienten tauschen sich darüber aus, was sie stärkt
- Dem Patienten kann seine eigene psychische Widerstandsfähigkeit bewusst(er) werden

5.3.4 Therapiebaustein „Selbstfürsorge, Selbsthilfe, Selbstverantwortung"

Im Überblick
- **Indikation:** Patienten, die an einem Gruppensetting teilnehmen können
- **Ziel:** beim Patienten ein Bewusstsein schaffen, welche Bedeutung Selbstfürsorge, Selbsthilfe und Selbstverantwortung im Genesungsprozess haben und wie diese aktiv umgesetzt werden können
- **Dauer:** 50 Minuten

EX-IN-Genesungsbegleitung und die Recovery-Gesprächsgruppe

Das Thema Selbstfürsorge wird in unserer Gesellschaft häufig vernachlässigt. Und erst, wenn etwas nicht so läuft, wie es laufen soll, kommen wir mehr mit diesem Thema in Berührung. Somit kommt dem Themenkomplex Selbstfürsorge, Selbsthilfe, Selbstverantwortung eine wichtige Bedeutung zu.

Als Impuls zum Einstieg eignet sich beispielsweise das Zitat:

„Der erste Schritt bringt Dich vielleicht nicht dorthin, wo Du hingehen willst, aber er löst Dich von dem Ort, an dem Du Dich gerade befindest." (Unbekannt)

Folgende Fragen bieten sich für die Gesprächsrunde an:
— Auf die eigenen Bedürfnisse und die eigenen Wünsche zu achten: Wie leicht oder wie schwer fällt das?
— Auf die eigenen Grenzen zu achten: Wie leicht oder wie schwer fällt das?
— Wenn wir auf das Aushalten schauen, auf das Aushalten unserer Schwierigkeiten und leidvollen Herausforderungen: Was können Sie dazu sagen?
— Manchmal fällt es einem auch schwer, um Hilfe zu bitten. Wir halten dann eher noch weiter aus. Kennen Sie das auch? Eher noch weiter auszuhalten?
— Was braucht es dafür, um Hilfe zu bitten und diese annehmen zu können?

Es kann ein Bericht und Austausch über Selbsthilfemöglichkeiten erfolgen. Zum Thema Selbsthilfe ist es eine Möglichkeit, dass die Genesungsbegleitung ihr bekannte Gäste aus dem Bereich der Selbsthilfe einlädt. Beispielsweise könnte sich die lokale Selbsthilfekontaktstelle mit ihren Aufgaben und ihrem Angebot vorstellen.

Zum Abschluss des Themas könnte eine Entspannungsübung oder Metta-Meditation/Liebevolle-Güte-Meditation als Beispiel für Selbstfürsorge angeboten werden.

▶ **Fallbeispiel**

Frau A. fragt sich:
„Wie passt man die eigenen Ansprüche an? Und: Es ist auch wichtig, sich und anderen verzeihen zu können." ◀

Zusammenfassung des Therapiebausteins „Selbstfürsorge, Selbsthilfe, Selbstverantwortung"
— Betrachtung der Begriffe Selbstfürsorge, Selbsthilfe und Selbstverantwortung und deren oft schwierige Umsetzung im eigenen Leben sowie deren Bedeutung in Bezug auf Genesung
— Selbsthilfemöglichkeiten aufzeigen
— Eventuell Durchführung einer Entspannungsübung oder Meditation als praktisches Beispiel der Selbstfürsorge

5.3.5 Therapiebaustein „Kommunikation und Beziehungen"

Im Überblick
— **Indikation:** Patienten, die an einem Gruppensetting teilnehmen können
— **Ziel:** dem Patienten die Bedeutung und Komplexität von Kommunikation bewusst zu machen, besonders der unbewussten Faktoren; die Veränderung von Kommunikation bei einer psychischen Erkrankung zu thematisieren sowie Handlungsmöglichkeiten hierfür zu entwickeln
— **Dauer:** 50 Minuten

Kommunikation und Beziehungen sind für den Menschen als soziales Wesen essenziell. Psychische Erkrankungen führen oft zu Veränderungen und Einschränkungen in der

Kommunikation und in den Beziehungen. Dieses kann auch ein schleichender Prozess sein. Oft läuft Kommunikation unbewusst ab, nach Regeln, die wir im Laufe unseres Lebens erlernt haben. Um unsere Kommunikation zu verändern, sollten wir sie uns bewusst machen. Eine Möglichkeit hierzu bietet die Teilnahme und der Austausch im Rahmen der Recovery-Gesprächsgruppe.

Gerne wird hier zum Einstieg das Zitat von Paul Watzlawick (österreichisch-US-amerikanischer Philosoph, Psychotherapeut und Kommunikationswissenschaftler, 1921–2007) gewählt:

„Man kann nicht nicht kommunizieren."

Die Genesungsbegleitung kann der Gruppe die folgenden Fragen zu diesem Zitat stellen:
- Sehen sie das auch so?
- Wie verstehen Sie dieses Zitat?
- Gibt es Widerspruch zu diesem Zitat?
- …

Auch ein **Stummer Dialog** (5.3.3) mit der Frage „Was bedeutet für mich Kommunikation?" kann am Anfang einer Gesprächsgruppe stehen.

Eine weitere Möglichkeit ist der Einsatz von Moderationskarten/Zetteln, wenn es den Patienten schwerfällt, ihre Gedanken verbal zu äußern oder sie festzuhalten. Auf diese Moderationskarten/Zettel können Antworten zu den folgenden Fragen geschrieben werden:
- Wie möchte ich, dass Menschen mit mir umgehen?
- Welche Werte sind mir da besonders wichtig?

Diese Zettel können danach angepinnt oder angeklebt und gemeinsam besprochen werden. Oft wird dabei deutlich, dass wir als Menschen grundlegende Werte in der Art und Weise unserer Kommunikation teilen und wie wir möchten, dass Menschen mit uns umgehen: mit Ehrlichkeit, Respekt, Freundlichkeit, Wertschätzung, Zuhören können...

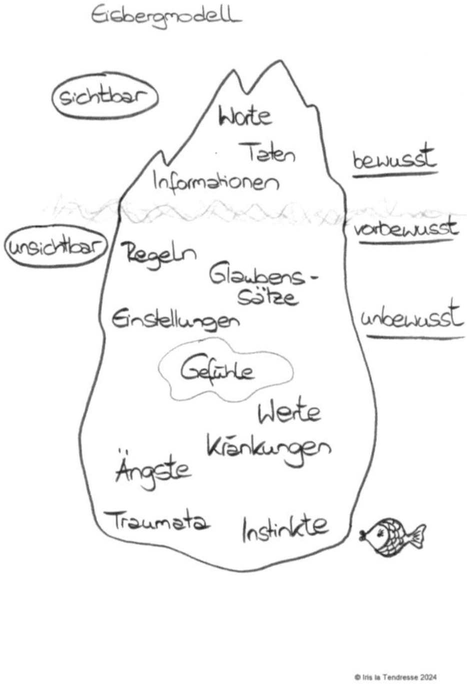

Alternativ kann auf einem Flip-Chart/Whiteboard das Eisbergmodell (◘ Abb. 5.4) Grundlage für eine Diskussion bieten. Die Frage dazu lautet: „Was hat dieses Modell mit Kommunikation zu tun?"

Weitere mögliche Fragen für die Gesprächsrunde sind:
- Wie verändern sich Kommunikation und Beziehungen in der Erkrankung? Was verändert sich da?
- Was wünschen Sie sich für eine gute Kommunikation? Wie kann Kommunikation gelingen?
- Was bedeutet die Abwesenheit von Kommunikation und Beziehungen?
- Verliert sich der Mensch ohne Kommunikation?
- Welche Bedeutung hat Empathie in Kommunikation und Beziehungen?

◘ Abb. 5.4 Eisbergmodell in Anlehnung an Sigmund Freud

► **Fallbeispiel**
Frau A. meint „Die Erfahrungen der anderen helfen mir bei der Selbstreflexion. Das Thema Einsamkeit gehört für mich auch zu Kommunikation und Beziehungen." ◄

Zusammenfassung des Therapiebausteins „Kommunikation und Beziehungen"
- Austausch über die Bedeutung von Kommunikation im Allgemeinen, in Bezug auf Beziehungen und unter den Bedingungen einer psychischen Erkrankung
- Die persönliche Bedeutung von Kommunikation kann anhand eines stummen Dialogs zu der Frage „Was bedeutet für mich Kommunikation?" erfahren werden
- Unbewusstes, das die Kommunikation beeinflusst, wird thematisiert (Eisbergmodell)
- Impulsfragen regen ein Nachdenken über die eigene Wahrnehmung und die eigenen Bedürfnisse in Bezug auf Kommunikation an
- Es kann einen Austausch über Handlungsmöglichkeiten für eine Verbesserung der Kommunikation geben

5.3.6 Therapiebaustein „Hoffnung und Hoffnungsträger"

Im Überblick
- **Indikation:** Patienten, die an einem Gruppensetting teilnehmen können
- **Ziel:** dem Patienten die Überzeugung anbieten, dass trotz psychischer Krisenerfahrung ein hoffnungsvolles, zufriedenes Leben möglich ist; gemeinsam Möglichkeiten finden, die Hoffnung geben
- **Dauer:** 50 Minuten

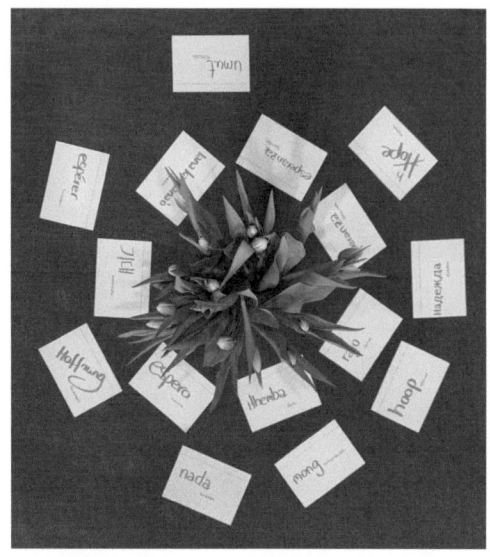

◘ Abb. 5.5 Zitatkarten-Methode zum Thema Hoffnung (Foto von Iris la Tendresse)

Zum Thema Hoffnung gibt es viele Zitate aus den unterschiedlichen Epochen der Menschheit. Schon immer hat es Menschen gegeben, denen es wichtig war, hierzu Gedanken zu verschriftlichen. So kann man auch bei diesem Thema gut mit einem Zitat und anschließender Diskussion hierüber starten:

» „Hoffnung ist nicht die Überzeugung, dass etwas gut ausgeht, sondern die Gewissheit, dass etwas Sinn hat, egal wie es ausgeht." (Václav Havel, ehemaliger Präsident der Tschechoslowakei, 1936–2011)

Eine weitere Möglichkeit ist die **Zitatkarten-Methode** (◘ Abb. 5.5).

▪ **Erklärung der Methode**
Zitatkarten-Methode: Die Genesungsbegleitung bereitet die Zitatkarten wie folgt vor: Auf die Rückseite jeder Karteikarte der Größe DIN-A6 (Postkartenformat) werden je Karte ein Zitat zum Thema Hoffnung geschrieben. Dabei ist es sinnvoll, möglichst verschiedene Zitate aus unterschiedlichen Epochen und in unterschied-

Weitere mögliche Fragen für die Gesprächsrunde:
- Was ist Hoffnung für mich?
- Wer sind meine Hoffnungsträger? Wo finde ich sie? Woran erkenne ich sie?
- Warum ist es wichtig, zu hoffen?
- Was kann helfen, Hoffnung zu finden?
- Hoffnung und Handlung – wie hängen diese beiden Begriffe zusammen?
- …

▶ **Fallbeispiel**
Frau A. resümiert: „Die Beschäftigung mit dem Thema heute zeigt mir, dass Hoffnung wichtig ist." ◀

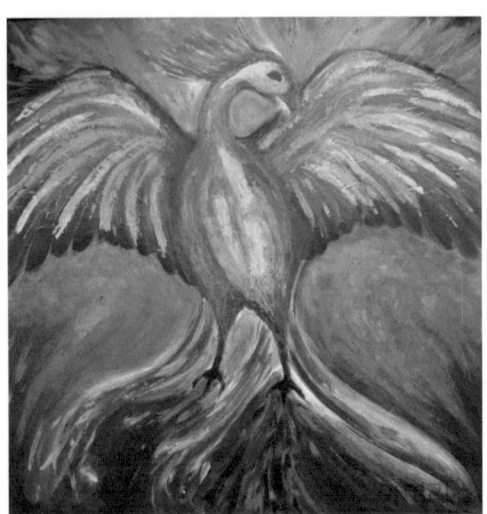

 Abb. 5.6 Der Phönix (von Iris la Tendresse)

lichen Schreibstilen auszusuchen. Die Karten können auf der Vorderseite mit dem Wort „Hoffnung" in unterschiedlichen Sprachen und Schreibweisen versehen werden. Auch ansprechende Fotografien wären denkbar.

Die Anzahl der Karten richtet sich nach der Gruppengröße, die Anzahl der Personen plus zwei. Diese Karten liegen zu Beginn der Stunde um die gestaltete Mitte mit dem Zitat zum Boden gewendet. Jeder, auch die Genesungsbegleitung, zieht eine Karte. Alle Karten werden nacheinander vorgelesen und es wird darüber gesprochen.

Neben Zitaten kann auch eine Bildbetrachtung (Abb. 5.6) der Einstieg für einen Austausch sein. Die Genesungsbegleitung legt ein Bild, mindestens DIN-A4 oder größer, in die Mitte und fragt z. B.: „Was hat dieses Bild für Sie mit Hoffnung zu tun?"

Bilder können im Menschen beim Betrachten unterschiedliche Gefühle auslösen. Werden positiv empfundene Gefühle oder sogar kraftspendende Gefühle ausgelöst, können diese Bilder im Kleinformat/Scheckkartenformat jederzeit mitgeführt und nach Bedarf angesehen werden.

Zusammenfassung des Therapiebausteins „Hoffnung und Hoffnungsträger"
- Austausch über die Begriffe „Hoffnung" und „Hoffnungsträger"
- Hoffnung und Hoffnungslosigkeit in ihrer Bedeutung allgemein und individuell für den Patienten thematisieren
- Gemeinsam Möglichkeiten finden, die Hoffnung geben
- Nutzung von Impulsfragen, Zitatkartenmethode oder Bildbetrachtung
- Überzeugung anbieten, erläutern und erörtern, dass trotz psychischer Krisenerfahrung ein hoffnungsvolles, zufriedenes Leben möglich ist

5.3.7 Therapiebaustein „Was bedeutet für mich Genesung?"

Im Überblick
- **Indikation:** Patienten, die an einem Gruppensetting teilnehmen können
- **Ziel:** dem Patienten die individuellen und prozesshaften Möglichkeiten von Genesung bewusst machen
- **Dauer:** 50 Minuten

EX-IN-Genesungsbegleitung und die Recovery-Gesprächsgruppe

Genesungswege sind sehr individuell und ihre Länge ist ungewiss. Immer sind auch das persönliche Umfeld sowie die Haltungen und Erwartungen der „Gesellschaft" – bewusst oder unbewusst – ein Teil davon. Zu große Erwartungen oder Ansprüche können jedoch der Genesung im Wege stehen, beispielsweise ist die Erwartung, in der Klinik vollkommen wiederhergestellt zu werden, eine häufige Wunschvorstellung. Ein Einstieg kann das folgende Zitat von Robert Betz (deutscher Psychologe, Coach und Autor, geb. 1953) sein: „So, wie der Schmetterling zuvor lange im engen, dunklen Kokon saß, so brauchen auch wir die Zeiten der Dunkelheit, um neu geboren zu werden und unsere Flügel auszubreiten."

Es bieten sich an:

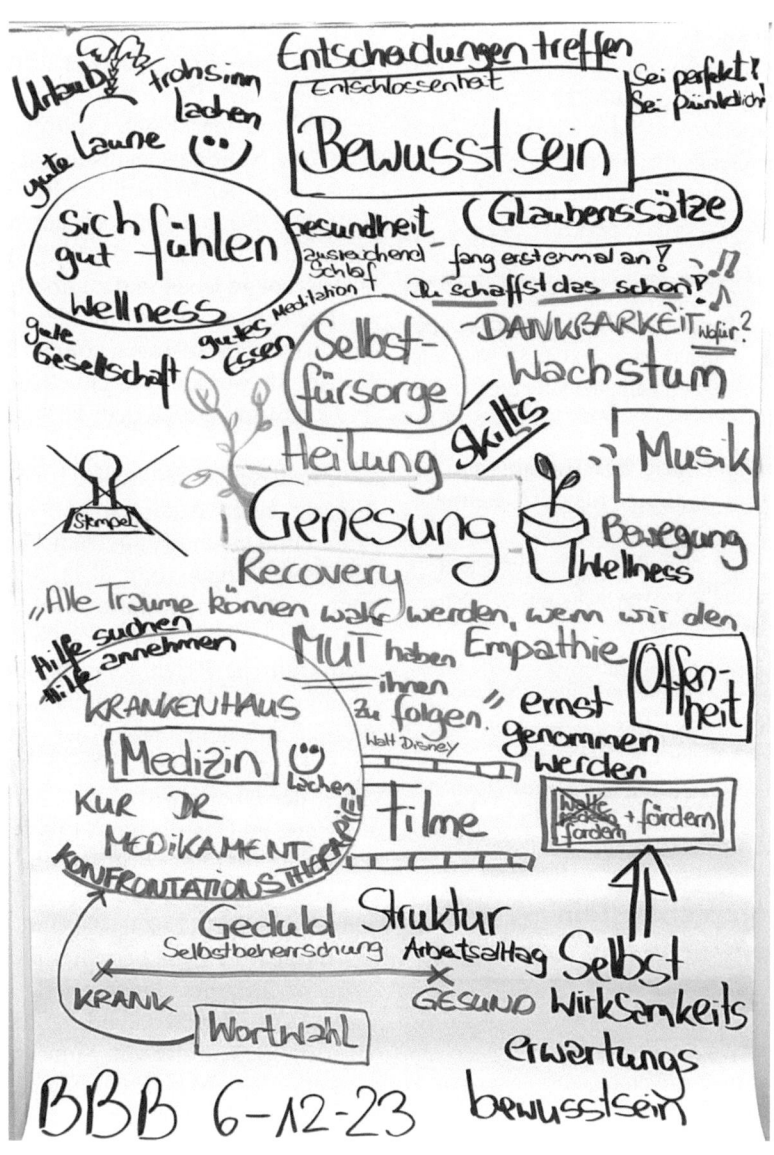

Abb. 5.7 Flip-Chart-Methode zum Thema „Was bedeutet für mich Genesung?"

Flip-Chart-Methode (5.3.2, z. B. ◘ Abb. 5.7) und **Stummer Dialog** (5.3.3) zu der Frage: „Was bedeutet für mich Genesung?"

Weitere mögliche Fragen für die Gesprächsrunde:
- Würden Sie sagen, dass Genesung ein Prozess ist oder ein Ziel?
- Kann sich Genesung aus einer Reihe kleiner Anfänge und kleiner Schritte ergeben?
- Welche Bedingungen oder Umstände wünschen Sie sich, damit Genesung wachsen kann?
- Was haben Entscheidungsmacht und Hoffnung mit Genesung zu tun?
- Woran merke ich, dass ich auf meinem Weg der Genesung bin?
- Ist vollständige Genesung möglich?

▶ **Fallbeispiel**

Frau A. sagt am Ende der Gesprächsgruppe „Mit den anderen zu reflektieren, was jeder unter Genesung versteht, hat mir gutgetan." ◀

Zusammenfassung des Therapiebausteins „Was bedeutet für mich Genesung?"
- Die Genesung als individuellen und prozesshaften Weg lebendig werden lassen
- Die persönliche Bedeutung von Genesung kann anhand eines stummen Dialogs zu der Frage „Was bedeutet für mich Genesung?" erfahren werden
- Austausch über die Bedeutung von und die Erwartung an Genesung

5.3.8 Therapiebaustein „Sinnsuche und Genesung"

Im Überblick
- **Indikation:** Patienten, die an einem Gruppensetting teilnehmen können
- **Ziel:** gemeinsam mit dem Patienten sich der Sinnhaftigkeit im Leben und in der Erkrankung nähern; eine heilsame, evtl. neue Perspektive auf sich und sein Leben entwickeln
- **Dauer:** 50 Minuten

Sich mit dem Sinn einer psychischen Erkrankung auseinanderzusetzen, kann starke Emotionen auslösen: Wut, Trauer, Hoffnungslosigkeit... Viktor Frankl (1905–1997), der Begründer der Logotherapie und Existenzanalyse, der dritten Wiener Richtung der Psychotherapie, ist Überlebender von vier Konzentrationslagern zur Zeit des Nationalsozialismus. Er ist überzeugt, dass der Mensch ein Bedürfnis nach Sinn hat. Nach Frankl sei der Mensch ein sinnzentriertes Wesen, das Sinn brauche, um überhaupt zu leben und zu überleben.

Die Person Viktor Frankl und seine eben beschriebenen Aussagen können der Gruppe vorgestellt werden. Anschließend kann die Frage „Stimmen Sie dem zu?" gestellt werden.

Zu diesem Thema bietet sich auch der Einsatz einer Audiosequenz an. Möglich wäre ein Ausschnitt aus dem Gespräch mit Elisabeth Lukas vom 28.11.2004 von Minute 00:00 bis Minute 01:42. Elisabeth Lukas (österreichische Psychotherapeutin und klinische Psychologin) ist eine der bekanntesten Nachfolgerinnen von Viktor Frankl auf dem Gebiet der Logotherapie und Existenzanalyse. Dieser Vortrag ist unter der Überschrift „Der TALK – Gabriele Heise im Gespräch mit Elisabeth Lukas" kostenlos online abrufbar im Elisabeth-Lukas-Archiv in der Rubrik „Werk", Unterrubrik „Audio" (Lukas 2004).

Elisabeth Lukas berichtet in der Audiosequenz über die sinnzentrierte Psychotherapie Viktor Frankls, die Logotherapie, und über die Bedeutung von Sinn im Leben für den einzelnen Menschen. Nach dem Anhören der Audioaufnahme schließt sich ein Austausch über das Gehörte an. Sich anschließende Fragen können sein:

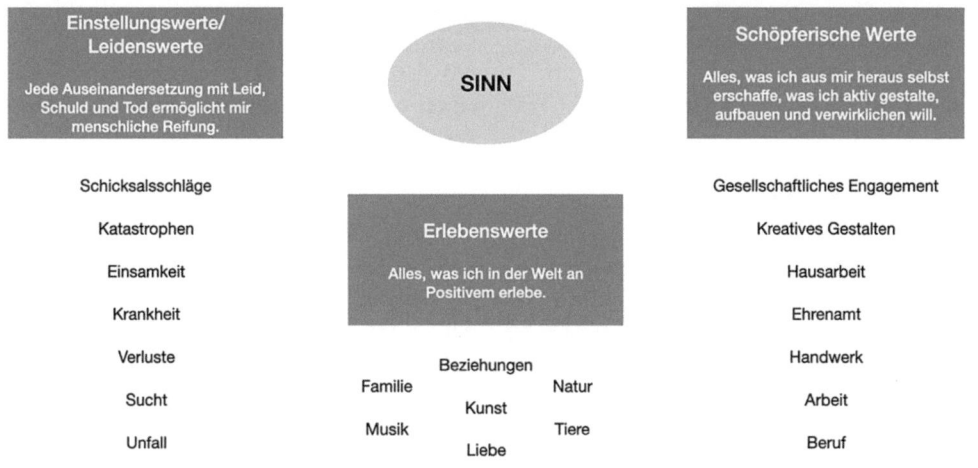

☐ Abb. 5.8 Drei Wertkategorien nach Viktor Frankl

– Teilen Sie die Ansicht, dass der Mensch eine Sehnsucht nach Sinn im Leben hat?
– Würden Sie auch sagen, dass der Mensch, der für sich eine sinnvolle Aufgabe gefunden hat, glücklicher und psychisch stabiler ist als jener Mensch, der für sich noch keine sinnvolle Aufgabe im Leben sieht?

Über die Audiosequenz hinaus können dies weitere mögliche Fragen für die Gesprächsrunde sein:
– Kann eine psychische Krise/psychische Erkrankung einen Sinn haben?
– Können Philosophie, Religion und Spiritualität bei der Sinnsuche hilfreich sein?
– Kann Sinnlosigkeit zu Krankheit führen?
– Was kann, aus Ihrer Sicht, bei der Sinnsuche helfen?
– Einen Sinn für sich im Leben zu finden, kann einen bei sich selbst ankommen lassen. Sehen Sie das ähnlich?

Eine weitere Möglichkeit ist es, sich bei diesem Thema mit Viktor Frankls drei Wertkategorien, in denen Sinn gefunden werden kann, auseinanderzusetzen.

Die Genesungsbegleitung erläutert anhand der ☐ Abb. 5.8 die drei Wertkategorien und leitet im Anschluss mit der Frage: „Was sagen Sie zu diesen drei Wertkategorien?" einen offenen Austausch ein. Die Wortbeiträge könnten dabei auch schriftlich festgehalten werden (**Flip-Chart-Methode** 5.3.2) oder für die Wertkategorien könnten die Teilnehmer Beispiele aus ihrem persönlichen Erleben finden, welche die Genesungsbegleitung verschriftlichen kann.

▶ Fallbeispiel

Frau A. stellt fest: „Für mich ist es gut zu erkennen, dass das Thema sehr individuell ist und ich auch in Ordnung mit meiner Individualität bin." ◀

> **Zusammenfassung des Therapiebausteins „Sinnsuche und Genesung"**
> - Austausch über Bedeutung der Sinnhaftigkeit im Leben und in der Erkrankung
> - Über Impulsfragen oder gemeinsames Hören einer Audiosequenz den Patienten die Möglichkeit geben, über den eigenen Bezug zum Sinn im Leben nachzudenken und sich darüber auszutauschen
> - Darstellung der „Drei Wertkategorien nach Viktor Frankl"
> - Dem Patienten Raum geben, über neue Perspektiven auf sich und sein Leben nachzudenken und diese mit der Gruppe zu teilen

5.3.9 Therapiebaustein „Wie mit Stigma umgehen?"

> **Im Überblick**
> - **Indikation:** Patienten, die an einem Gruppensetting teilnehmen können
> - **Ziel:** Bewusstsein für Stigmatisierung und Selbststigmatisierung schaffen; Patienten gegenüber Stigmatisierung stärken
> - **Dauer:** 50 Minuten

Menschen mit psychischen Erkrankungen erfahren eine vielfältige Art der Stigmatisierung durch ihr soziales Umfeld, durch andere Menschen mit ihren Einstellungen und Haltungen sowie durch sich selbst. Noch immer gibt es Vorurteile und Ausgrenzung gegenüber Menschen mit einem psychischen Erkrankungshintergrund, die der so bezeichneten Gruppe der psychisch Erkrankten zugeordnet werden. Die Menschen werden sehr leicht in Schubladen gesteckt, aus denen sie nur schwer herauskommen können.

Die Betroffenen schämen sich häufig wegen ihrer Erkrankung und verschweigen diese soweit und solange es geht. Dabei könnten die eigene Entstigmatisierung und das Benennen des oft Unaussprechlichen sie einen großen Schritt weiterbringen. Dieses veranschaulicht das schwedische Sprichwort: „Der Troll, den man beim Namen nennt, der platzt."

Angesichts der schnellen Verfügbarkeit von Informationen durch das Internet und die sogenannten sozialen Medien kommt der Frage: „Wem erzähle ich was, wann und wo?" eine besondere Bedeutung zu. Eine Sensibilisierung in dieser Frage dient der eigenen Verortung und dem Schutz der Betroffenen.

„Es ist normal, verschieden zu sein. Es gibt keine Norm für das Menschsein. [...] Worte und Bilder bestimmen unser Denken. Manchmal geben sie Hoffnung. Entscheidend ist, dass sie uns helfen zu lernen. Was wir zu lernen haben, ist so schwer und doch so einfach und klar: Es ist normal, verschieden zu sein" (von Weizsäcker 1993, Bonn).

- **Was bedeutet Stigma?**

Stigma bedeutet wörtlich Wund- oder Brandmal. Stigma ist die Zuschreibung eines Merkmals oder einer Eigenschaft, die zu Ausgrenzung und Diskriminierung führen kann. Die Gruppe kann direkt nach dieser Definition in den verbalen Austausch gehen, sowohl über diese Definition als auch über ihre persönlichen Erfahrungen zu dem Thema.

Weitere impulsgebende Fragen können sein:
- Ist Stigma für Sie ein Thema?
- Wo ist Ihnen Stigmatisierung schon einmal begegnet?
- Hat ein Stigma auch positive Aspekte? Kann es ein Motivator sein?
- Was hat das Stigma für einen Sinn?
- Wann beginnt Stigmatisierung? Im Erwachsenenalter oder schon in der Kindheit?

EX-IN-Genesungsbegleitung und die Recovery-Gesprächsgruppe

- Wie können wir Stigma verhindern?
- Wo ist Ihnen Schubladendenken schon einmal begegnet?
- Was kann passieren, wenn ich offen über meine Erkrankung spreche?
- Wem erzähle ich was, wann und wo?
- Stigmatisierung, Selbststigmatisierung und Stigmaresistenz – Was lässt sich dazu sagen?

Zitate können hier wieder das Denken anregen und den Austausch unterstützen:

» „Das Stigma verstellt uns – bildlich gesprochen – den Blick auf die vielfältigen Facetten einer Person, lenkt uns von den Ressourcen des Individuums hin zu den Defiziten und lässt uns dort verweilen" (Quack und Schmidt 2013, S. 14).

» „Nicht behindert zu sein ist wahrlich kein Verdienst, sondern ein Geschenk, das jedem von uns jederzeit genommen werden kann." (von Weizsäcker 1987)

▶ **Fallbeispiel**
Frau A. meint: „Es fühlt sich gut an, mit anderen darüber zu sprechen, wie man selbst und auch die anderen mit dem Stigma umgehen und leben." ◀

Zusammenfassung des Therapiebausteins „Wie mit Stigma umgehen?"
- Erklärung des Begriffs Stigma
- Bewusstsein für die Selbststigmatisierung schaffen
- Nutzung von Impulsfragen und Zitaten
- Austausch über Erfahrungen mit Stigmatisierung und Selbststigmatisierung sowie damit verbundener Scham
- Sensibilisierung bezüglich der Nutzung sozialer Medien (Wem erzähle ich was, wann und wo?)
- Bewusstmachen von Möglichkeiten, mit Stigmatisierung umzugehen

5.3.10 Therapiebaustein „Was mir guttut, wenn's mir schlecht geht"

Im Überblick
- **Indikation:** Patienten, die an einem Gruppensetting teilnehmen können
- **Ziel:** Bewusstsein beim Patienten schaffen, welches individuelle Verhalten und welche Umstände für das eigene Wohlbefinden sorgen können
- **Dauer:** 50 Minuten

Menschen, die in einer Klinik Hilfe suchen, haben zu ihren Ressourcen oft nur einen eingeschränkten Zugang. Auf den individuellen Genesungswegen ist es sinnvoll, immer wieder anzuhalten und sich die Frage zu stellen: „Was tut mir gut, was stärkt mich?" Anschließend lohnt es sich einen Schritt weiterzugehen und sich zu fragen: „Hilft mir das, auch wenn es mir schlecht geht?"

Wenn ja, hat der Patient für sich etwas Wertvolles erkannt. Er könnte seine gefundenen Schätze auf eine Liste schreiben, die greifbar ist, wenn er sich schlecht fühlt, sich in herausfordernden Situationen befindet, oder z. B. Angst davor hat, wieder in eine Krise zu geraten.

Wenn die Antwort auf die Frage „Hilft mir das, auch wenn es mir schlecht geht?" „Nein" sein sollte, kann der Patient den Austausch in der Gruppe nutzen und sich von anderen Perspektiven inspirieren lassen.

Auch das Zitat: „Leben ist nicht genug", sagte der Schmetterling. „Sonnenschein, Freiheit und eine kleine Blume gehören auch dazu." (Hans Christian Andersen, 1805–1875)

kann in der Gruppe unter dem Aspekt der individuellen Ressourcenfindung ein Einstieg sein.

Sowohl mit der **Flip-Chart-Methode** (5.3.2) als auch mit der Methode des

Stummen Dialogs (5.3.3) zu der Aussage: „Was mir guttut, wenn's mir schlecht geht" kann die Gruppe ihre individuellen Perspektiven visuell darstellen. So kann ein Bewusstsein zu diesem Thema entstehen und sich verändern.

▶ **Fallbeispiel**

Frau A. fasst für sich zusammen: „Durch den stummen Dialog sind viel mehr Antworten zusammengekommen, als mir selbst eingefallen wären. Ich kann daraus Anregungen für die Zukunft mitnehmen." ◀

Zusammenfassung des Therapiebausteins „Was mir guttut, wenn's mir schlecht geht"
- Darstellung des Themas als ein wichtiger Bestandteil des Genesungsweges
- Ein Stummer Dialog zum Thema „Was mir guttut, wenn's mir schlecht geht" kann die individuellen Perspektiven veranschaulichen und um neue Impulse ergänzen
- Austausch über Möglichkeiten, sich etwas Gutes zu tun und sich damit selbst zu stärken

5.4 Besonderheiten und Fallstricke

Genesungsbegleitung begleitet den Menschen auf seinem individuellen Genesungsweg in der Klinik und je nach Konzept auch darüber hinaus (z. B. Hometreatment, nachstationäre Genesungsbegleitung...).

Für eine gute Zusammenarbeit braucht es neben der Behandlungseinsicht auch das Vertrauen des Patienten. In einigen Fällen fällt es Patienten leichter, sich Genesungsbegleitern zu öffnen. Genesungsbegleiter arbeiten eher mit professioneller Nähe, als mit professioneller Distanz. Aus dieser Besonderheit ergeben sich erste Fallstricke, s. ◘ Tab. 5.2 und 5.3.

Genesungsbegleiter und Patienten begegnen sich im klinischen Bereich in ihren jeweiligen Rollen. Sie sind darüber hinaus in erster Linie Menschen, mit ihren unterschiedlichen Erfahrungen sowie all ihren Stärken und Schwächen. So können Themen wie: Abgrenzung, Überforderung, Erwartungshaltung, Ambivalenz, Vulnerabilität, Rollenschärfe... zur Herausforderung werden.

◘ **Tab. 5.2** Herausforderungen aus Patientensicht und Lösungsvorschläge

Herausforderungen Patientensicht	Lösungsansätze
Patient isoliert sich und/oder verweigert die Teilnahme an Angeboten	- Vermehrt Einzelgespräche anbieten - Niedrigschwellige Angebote (z. B. Spaziergänge) ermöglichen - Immer wieder kurze Kontakte außerhalb der regulären Angebote suchen (z. B. Blickkontakt, Grüßen, „Zwischen-Tür-und-Angel-Gespräch")
Patient ist nicht in der Lage, seine Gedanken in Worte zu fassen	- Verschiedene Themen und Perspektiven anbieten, visuelle (Flip-Chart-Methode) und auditive Kanäle nutzen - Miteinander-Sein, gemeinsames Schweigen anbieten
Patient möchte oder kann nicht sprechen oder nicht hören	- Wiederholt nonverbale Beziehungsangebote machen: Miteinander-Sein, gemeinsames Schweigen anbieten - Aktivitäten anbieten - „Stummen Dialog" nutzen - Hilfsmittel zur Kommunikation nutzen (elektronische Übersetzer, Bildtafeln, ...)

◘ **Tab. 5.2** (Fortsetzung)

Herausforderungen Patientensicht	Lösungsansätze
Patient benötigt kultursensible Begleitung	- Eine Person aus seinem kulturellen Raum hinzuziehen - Dolmetscher/elektronische Übersetzer nutzen
Patient sieht seine körperlichen Beschwerden im Vordergrund – Somatisierung	- Stressreduktion - Schaffen einer entspannten Atmosphäre - Situation gemeinsam aushalten - Teilen der eigenen Erfahrungen der Genesungsbegleitung zu diesem Thema - Hinweisen auf den Zusammenhang zwischen Psyche und Somatik
Patient hat keine Behandlungseinsicht	- Beziehung und Vertrauen aufbauen - Behandlungswünsche des Patienten ernst nehmen und die Angemessenheit des Therapieziels im Team erörtern - Gemeinsam mit dem Patienten eine neue Formulierung des Therapieziels, in enger Absprache mit dem multiprofessionellen Team, erwägen - Dem Patienten neue Sichtweisen aufzeigen, um ihn für die Folgen seines Handelns zu sensibilisieren
Patient hat den Wunsch vollständig zu genesen oder Patient hält eine Genesung nicht für möglich	- Der Patientenperspektive Raum geben - Den Patienten unterstützen sich für andere Sichtweisen zu öffnen - Andere Perspektiven anbieten
Patient hält an seiner negativen Grundhaltung bzw. Perspektive fest, ist nicht offen für andere Perspektiven	- Gemeinsames Aushalten, um die Schwere zu lindern - Den Menschen sehen und wahrnehmen - Weiterhin Gesprächsangebote machen
Patient ist auf ein Thema (z. B. Tod, Krankheit, Trauer, optimaler Zeitpunkt für Veränderung) fixiert	- Dem Thema in enger Absprache mit dem Team Raum geben - „Dranbleiben": immer wieder versuchen das Interesse des Patienten für andere Themen und Perspektiven zu wecken - Teilen der eigenen Erfahrungen der Genesungsbegleitung zu diesem Thema - Gemeinsames Aushalten - Weiterhin Veränderungen für möglich halten, denn nichts ist alternativlos
Patient äußert Suizidgedanken	- Ruhe bewahren und die existenzielle Situation wahrnehmen - Austausch im Team suchen (im Akutfall schnellstmöglich) - Raum für das Gespräch und das Zuhören anbieten - Für ihn da sein, ein menschliches Gegenüber sein
Die Genesungsbegleitung ist dem Patienten unsympathisch	- Antipathie offen ansprechen - Gefühle würdigen - Gewicht eher auf die Sachebene legen - Genesungsbegleiterwechsel erwägen
Patient sucht in der Genesungsbegleitung einen Verbündeten bzw. Geheimnisträger	- Transparenz im Team und gegenüber dem Patienten wahren - Klare Stations- und Gruppenregeln

Tab. 5.3 Herausforderungen aus Sicht der Genesungsbegleitung und Lösungsvorschläge

Herausforderung aus Sicht der Genesungsbegleitung	Lösungsansätze
Einschränkungen der Genesungsbegleitung (dauerhaft, phasenweise oder gelegentlich)	- Wünschenswert: offener Umgang mit der Einschränkung der Genesungsbegleitung im Team und vor den Patienten - Vereinbarung zu Arbeitszeit- und Pausenregelungen kann eine unterstützende und stabilisierende Funktion haben
Auslösereize bzw. Trigger	- Auf Psychohygiene achten: zur Entlastung Nutzung von Intervision, Supervision, Austausch mit persönlichen Kontakten, ...
Verlust der Rollenschärfe der Genesungsbegleitung	- Regelmäßige Angebote von Supervision, Intervision (auch berufsgruppenübergreifend) und speziellen Supervisionen für die Genesungsbegleitung nutzen
Genesungsbegleiter geht nicht konform mit dem aktuellen therapeutischen Ansatz	- Eigenen Bedenken eine Stimme verleihen und sie gegenüber den Entscheidern, in der Regel dem Oberarzt, klar und deutlich vertreten - Patienten nicht mit eigenen Bedenken verunsichern - Diskrepanzen werden ausschließlich im Team besprochen, der Patient darf hier nicht in Mitleidenschaft gezogen werden
Der Patient hat zu der Genesungsbegleitung schon vor dem Klinikaufenthalt eine persönliche Beziehung (Familie, Freunde, Bekannte, ...) oder sie beginnt sich im Rahmen des Klinikaufenthaltes zu entwickeln	- Sachverhalt im Team besprechen - Klinik verfügt bestenfalls über einen Verhaltenskodex - Grundsätzlich schließt eine persönliche Beziehung diese Genesungsbegleitung aus, Genesungsbegleiterwechsel
Übervoller Methodenkoffer der Genesungsbegleitung	- Regelmäßige Reflexion der angewandten Methoden - Bei Zweifeln Intervision und Supervision nutzen - Grundsatz „weniger ist mehr" berücksichtigen

5.4.1 Herausforderungen und Lösungsvorschläge

5.4.2 Kombinierbarkeit mit anderen Methoden

Genesungsbegleitung unterstützt alle in der Klinik angebotenen Methoden. Sie findet überwiegend parallel statt und ist nah an den Bedürfnissen und Wünschen der Patienten orientiert. Je nach Klinikkonzept ist es möglich, die Genesungsbegleitung als Ergänzung in bestehende Gruppenangebote mit einzubinden: als Tandempartner, Fürsprecher, Assistenz...

5.4.3 Zusammenarbeit im multiprofessionellen Team

Für eine gute Zusammenarbeit im multiprofessionellen Team ist es wichtig, dass die Genesungsbegleitung als eigene Berufsgruppe anerkannt ist und ihre eigenen Aufgaben hat. Für das Team braucht es ausreichend Ressourcen in Form von Zeit und Raum, um einen regelmäßigen, offenen und wertschätzenden Austausch miteinander zu ermöglichen.

Die Genesungsbegleitung nimmt idealerweise an den Teambesprechungen, Supervisionen, Intervisionen und Visiten ihres Teams teil.

5.5 Zusammenfassung des Kapitels

Trotz psychischer Krisenerfahrung kann ein zufriedenes, hoffnungsvolles und aktives Leben möglich sein. Diese Haltung ist ein Teil des Selbstverständnisses der Genesungsbegleitung. Dabei verstehen wir die Genesungsbegleitung nicht als Ergänzung der Psychiatrie, sondern sehen sie als einen notwendigen Bestandteil, welcher gut mit anderen Methoden kombinierbar ist.

In der überwiegend prozessorientieren Arbeitsweise findet vielfältige Kommunikation statt und verschiedenste Perspektiven bekommen Raum. Dabei stehen neben dem in Behandlung befindlichen Menschen die Salutogenese, Empowerment und Recovery im Vordergrund.

Der Herausforderung, mittels Gesprächs miteinander in Kontakt zu kommen und Beziehung immer wieder anzubieten, widmen sich Genesungsbegleiter immer wieder neu.

Hier Beschriebenes zeigt einen Auszug aus der Fülle und Vielfalt der Möglichkeiten, die Genesungsbegleitung bieten kann. Die Inhalte unterliegen, wie auch unser Leben, dem Wandel, und sollten im Laufe der Zeit immer wieder reflektiert, ergänzt und angepasst werden.

Zeitlos ist die Überzeugung der Genesungsbegleitung, die eine notwendige offene, wertschätzende Haltung dem Menschen gegenüber und die Gewissheit, dass Veränderungen möglich sind, beinhaltet.

Johann Wolfgang von Goethe (1749–1832) bringt dies in dem folgenden Zitat zum Ausdruck:

> „Wenn wir den Menschen ansehen,
> wie er ist, machen wir ihn schlechter,
> aber
> wenn wir den Menschen ansehen,
> wie er sein könnte,
> geben wir ihm die Möglichkeit,
> das zu werden, was er sein kann."

5.6 Materialien

Die im Kapitel erwähnten Materialien werden online zur Verfügung gestellt und können unter SpringerLink heruntergeladen werden.

5.1	Konzept	Konzept für eine Recovery-Gesprächsgruppe
5.2	Arbeitsblatt	Evaluation „trifft zu/ trifft nicht zu"
5.3	Arbeitsblatt	Evaluation „ja/nein"

Literatur

Bucay J (2007) Kapitel „Der angekettete Elefant" im Buch „Komm, ich erzähl dir eine Geschichte". FISCHER Taschenbuch, Frankfurt am Main

Bucay J, Gusti (2010) Bildband „Wie der Elefant die Freiheit fand." S. Fischer Verlag GmbH, Frankfurt am Main

Bundesärztekammer (BÄK), Kassenärztliche Bundesvereinigung (KBV), Arbeitsgemeinschaft der Wissenschaftlichen Medizinischen Fachgesellschaften (AWMF) (2022) Nationale VersorgungsLeitlinie Unipolare Depression – Langfassung, Version 3.2, Berlin. https://register.awmf.org/de/leitlinien/detail/nvl-005

DGPPN – Deutsche Gesellschaft für Psychiatrie und Psychotherapie, Psychosomatik und Nervenheilkunde (Hrsg) (2019) S3-Leitlinie Psychosoziale Therapien bei schweren psychischen Erkrankungen, S3-Praxisleitlinien in Psychiatrie und Psychotherapie, 2. Aufl. Springer, Berlin/Heidelberg. https://doi.org/10.1007/978-3-662-58284-8

EX-IN Deutschland e.V. (2021) Curriculum zur Qualifizierung von Experten durch Erfahrung in der Gesundheitsversorgung (Kurzfassung). https://ex-in.de/wp-content/uploads/2021/03/Curriculum-EX-IN-Kurzfassung-mit-Hinweis.pdf. Zugegriffen am 07.05.2025

Gemeinsamer Bundesausschuss (GBA) (2022) Richtlinie des Gemeinsamen Bundesausschusses über die Ausstattung der stationären Einrichtungen der Psychiatrie und Psychosomatik mit dem für die Behandlung erforderlichen therapeutischen Personal gemäß § 136a Absatz 2 Satz 1 des Fünften Buches Sozialgesetzbuch (SGB V) (Personalausstattung Psychiatrie und Psychosomatik-Richtlinie/PPP-RL) in der Fassung vom 19. September 2019 veröffentlicht im Bundesanzeiger (BAnz AT 31.12.2019 B6) in Kraft getreten am 1. Januar 2020 zuletzt geändert am 15. September 2022, veröffentlicht im Bundesanzeiger (BAnz AT 09.03.2023 B4) in Kraft getreten mit Wirkung vom 1. Januar 2023, Berlin

Lukas E (2004) Vortrag: Der TALK – Gabriele Heise im Gespräch mit Elisabeth Lukas (Audioaufnahme), Elisabeth-Lukas-Archiv in der Rubrik „Werk", Unterrubrik „Audio", Elisabeth-Lukas-Archiv gGmbH, Bamberg, Download der Audiosequenz „Der-Talk-2004.mp3": https://elisabeth-lukas-archiv.de/werk/audio/. Zugegriffen am 07.05.2025

Quack A, Schmidt A (2013) Inklusion/Exklusion: Eine multidisziplinäre Einführung. Studienbrief BA Soziale Arbeit, basa-online-modul O7. Hochschule, Potsdam

von Weizsäcker R (1987) Weihnachtsansprache 1987 von Bundespräsident Richard von Weizsäcker, Bonn. https://www.bundespraesident.de/SharedDocs/Reden/DE/Richard-von-Weizsaecker/Reden/1987/12/19871224_Rede.html. Zugegriffen am 07.05.2025

von Weizsäcker R (1993) Ansprache von Bundespräsident Richard von Weizsäcker bei der Eröffnungsveranstaltung der Tagung der Bundesarbeitsgemeinschaft Hilfe für Behinderte am 01.07.1993, Bonn. https://www.bundespraesident.de/SharedDocs/Reden/DE/Richard-von-Weizsaecker/Reden/1993/07/19930701_Rede.html. Zugegriffen am 07.05.2025

Das Angehörigengespräch

Stefanie Losekam und Carsten Konrad

Inhaltsverzeichnis

6.1 Einleitung – 94
6.1.1 Indikationen und Limitationen – 94
6.1.2 Ziele – 95

6.2 Fallvignetten – 95

6.3 Praktische Durchführung eines Angehörigengesprächs – 96
6.3.1 Therapiebaustein Vorbereitung des Angehörigengesprächs – 97
6.3.2 Durchführung des Angehörigengesprächs – 98
6.3.3 Sonderfall: Angehörigengespräch nach schwerem Suizidversuch oder vollendetem Suizid – 102

6.4 Besonderheiten und Fallstricke – typische Probleme und Lösungsvorschläge – 110

6.5 Zusammenfassung – 112

6.6 Materialien – 112

Literatur – 112

© Der/die Autor(en), exklusiv lizenziert an Springer-Verlag GmbH, DE, ein Teil von Springer Nature 2025
C. Konrad (Hrsg.), *Therapie der unipolaren Depression - Ergotherapie, Soziotherapie und andere psychotherapeutisch mitgeprägte Verfahren*, https://doi.org/10.1007/978-3-662-70320-5_6

6.1 Einleitung

Die aktuelle Version der Nationalen Versorgungsleitlinie S3 zur Behandlung unipolarer Depressionen (Bundesärztekammer 2022) empfiehlt die Einbindung von Angehörigen in den Therapieprozess. Die Empfehlung ist konsensbasiert und versteht sich vor einem ethischen und klinisch bedeutsamen Hintergrund: Angehörige und enge Bezugspersonen von depressiven Patienten spielen eine wesentliche Rolle in deren Versorgung. Häufig übernehmen sie im Alltag wichtige unterstützende Aufgaben. Nichtsdestoweniger kann die Gruppe der Angehörigen auch selbst unter Gefühlen der Überforderung, Ärger, Schuld oder Ungeduld leiden. Entscheidungen, die der Patient innerhalb seines Behandlungsverlaufs treffen muss, z. B. sich in stationäre Behandlung zu begeben, eine medikamentöse Therapie zu beginnen oder Veränderungen seines Alltags vorzunehmen, betreffen auch sein unmittelbares Umfeld. Die Leitlinie empfiehlt daher, den Angehörigen depressiver Patienten den Zugang zu verschiedenen Hilfsangeboten zu ermöglichen und sie, sofern sich der Patient einverstanden erklärt, in die Bereiche der Aufklärung, Information und Behandlung einzubeziehen. Für den Therapieprozess des Patienten ist die Unterstützung seines sozialen Umfelds ein wesentlicher Faktor.

Es gibt verschiedene Möglichkeiten für Angehörige, sich eigenständig über Depressionen und deren Behandlungsoptionen zu informieren, sich mit anderen Betroffenen oder Fachleuten auszutauschen. Beispielsweise leisten regionale Bündnisse gegen Depression mit öffentlichen Kampagnen, kulturellen Aktionen und Informationsveranstaltungen Aufklärungsarbeit mit dem Ziel, die Versorgung depressiver Patienten zu verbessern, siehe z. B. Stiftung Deutsche Depressionshilfe und Suizidprävention (▶ www.deutsche-depressionshilfe.de) oder Robert-Enke-Stiftung (▶ www.robert-enke-stiftung.de). Offene Trialogveranstaltungen für Betroffene, Angehörige und Fachleute werden an einigen Kliniken angeboten; sie leisten Hilfe durch Wissensvermittlung und Erfahrungsberichte und sind i. d. R. jedermann zugänglich. Die Internetauftritte der Stiftung Deutsche Depressionshilfe oder der Depressionsliga bieten Interessierten Medientipps, Infotheken, Glossare und Videos. Speziell für Familienmitglieder und Freunde depressiver Patienten wurde das Onlineprogramm „▶ www.familiencoach-depression.de" entwickelt. Es enthält Übungen und Videos zum Thema Depression und kann kostenlos genutzt werden.

Eine besondere Indikation zum Einbezug Angehöriger stellt der Umgang mit anhaltender Suizidalität oder einem Suizidversuch seitens des Patienten dar. In der Praxis hat sich hier ein frühzeitiges aktives Kontaktieren der Angehörigen durch den Therapeuten bewährt.

Im vorliegenden Kapitel wird der Einbezug Angehöriger im Rahmen eines Gesprächs unter Beteiligung des Patienten, seiner Bezugsperson und seines Arztes oder Psychotherapeuten praktisch dargestellt. Diese Dreierkonstellation wird man vorrangig im Kontext einer ambulanten oder stationären Psychotherapie oder in einer psychiatrischen Facharztpraxis vorfinden.

6.1.1 Indikationen und Limitationen

Der Einbezug nahestehender Bezugspersonen aus dem sozialen Umfeld in eine ambulante oder stationär durchgeführte Psychotherapie ist dann sinnvoll, wenn dadurch eine Verbesserung und/oder Sicherung des Therapieerfolgs erreicht werden kann. Außerdem kann es während der Diagnostikphase nützlich sein, über eine enge Bezugsperson eine Fremdanamnese zu erheben. Grundsätzlich ist der Einbezug einer Bezugsperson im Rahmen einer ambu-

Das Angehörigengespräch

lanten Psychotherapie erstattungsfähig. Die Abrechnungsziffern sind mit einem Suffix entsprechend zu kennzeichnen. Die Anzahl an Sitzungen mit Angehörigen sind allerdings begrenzt (genauere Informationen zur Abrechnung stellen die jeweils zuständigen Kassenärztlichen Vereinigungen zur Verfügung). Manchmal kann sich durch Angehörigengespräche zeigen, dass zusätzlich zur begonnenen Depressionsbehandlung weitere Hilfsangebote wie eine begleitende Paartherapie, Familientherapie, Erziehungsberatung, Selbsthilfegruppe für Angehörige o. ä. in Erwägung gezogen werden sollten. Führt die Überbelastung des Angehörigen bei diesem selbst zu einer depressiven Entwicklung, kann auch eine Psychotherapie für die Bezugsperson indiziert sein. Hier kann der Therapeut auf Möglichkeiten zur Inanspruchnahme verweisen. Die ambulante oder stationäre Psychotherapie jedoch bleibt dem Patienten, der Verbesserung seiner Symptomatik und der Erreichung seiner Therapieziele unter Berücksichtigung seiner individuellen Werte, seines Krankheitsverständnisses und Veränderungsbereitschaft vorbehalten.

Zusammenfassung
– Die Einbindung des sozialen Umfelds in den therapeutischen Prozess stellt eine konsensbasierte Empfehlung der Nationalen Versorgungsleitlinie dar
– Es gibt verschiedene Hilfsangebote, über die sich Angehörige informieren, austauschen oder unterstützen lassen können
– Mit dem Einverständnis des Patienten können Angehörigengespräche im Rahmen der Psychotherapie stattfinden
– Der Einbezug von Angehörigen in die Psychotherapie ist sinnvoll, wenn er den Therapieerfolg unterstützt

6.1.2 Ziele

Typische Ziele für Gespräche mit Patienten und ihren Angehörigen sind:
– Vermittlung eines nachvollziehbaren Krankheitsmodells
– Aufklärung zum Therapieregime
– Entstigmatisierung und Entlastung
– Erhebung einer Fremdanamnese
– Prävention
– Mögliche Empfehlungen zum weiteren Einbezug Angehöriger

6.2 Fallvignetten

▶ **Fallbeispiel: Die überarbeitete Krankenschwester und ihr ratloser Ehemann**

Frau N., eine 53-jährige Krankenschwester, litt unter einer fortschreitenden depressiven Entwicklung. Neben der Inanspruchnahme durch ihre pflegebedürftig gewordene Mutter hatten die stetig mehr gewordenen Überstunden bei der Arbeit und die vielen Nachtschichten, das hatte sie im Rahmen ihrer Psychotherapie bereits gelernt, dazu beigetragen, dass sie sich ständig überfordert und ohne jede Freude fühlte, immer müde und ausgebrannt war. Aus dem Gefühl heraus, von allen Seiten über ihre Grenzen hinweg beansprucht zu werden, zog sie sich in ihrer spärlichen freien Zeit zunehmend zurück in ihr Bett und sprichwörtlich die Decke über den Kopf. Ihr Ehemann registrierte das (aus ihrer Sicht) mit Unverständnis. Es sei doch ganz einfach, behauptete er. Seit er sich im ortsansässigen Fitnessstudio angemeldet habe und viermal die Woche zum Training gehe, fühle er sich vital und zufrieden wie noch nie. Morgen solle sie einfach mit zum Probetraining kommen. Sie solle sich nicht so hängen lassen. Auch ihre Freundin winkte ab. Es habe doch jeder sein Päckchen zu tragen. Sie selbst sei auch oft müde nach der Arbeit. Dann gehe sie einfach mal früher ins Bett, das solle sie doch auch mal versuchen! Zur Enttäuschung aller, Frau N. eingeschlossen, konnte sie die gut gemeinten Ratschläge ihres Umfelds nicht umsetzen. Es fehlten ihr die Zeit, der Antrieb und die innere Erlaubnis, eigene Belange ebenso ernst zu nehmen wie die der anderen. Der Ehemann reagierte ungeduldig: wenn sie keinen Rat annehmen wolle, könne ihr auch keiner helfen. Ob sie sich vorstellen könne, wie er sich dabei fühle, seit Monaten allein zu Festen oder Treffen mit Freunden zu gehen? Es gebe keine gemeinsamen Mahlzeiten, keine Unternehmungen, geschweige denn Zärtlichkeiten mehr. Sie lasse ihn mit der Arbeit an Haus und Garten im Stich. Dabei würde es ihr sicherlich guttun, sich körperlich zu betätigen. Die Atmosphäre im Hause N. gestaltete sich zunehmend angespannter. Dabei habe Frau N. die seit über dreißig Jahren bestehende Beziehung zu ihrem Mann eigentlich immer als haltgebend empfunden. Das Gefühl, unter Druck gesetzt zu werden und „nichts auf die Reihe zu kriegen", verstärkte sich bei Frau N. zusehends. ◀

▶ **Fallbeispiel: Herr B., seine Freundin und Dr. Google**

Herr B., ein 35-jähriger Sachbearbeiter, hatte seit ungefähr einem Jahr ein mittelgradiges depressives Syndrom entwickelt. Neben einer ausgeprägten Antriebsminderung mit Freudverlust und sozialem Rückzug litt er vor allem unter Ein- und Durchschlafstörungen. Von seiner Freundin ermutigt startete er eine ambulante kognitive Verhaltenstherapie. Die Therapiesitzungen mit seinem Psychotherapeuten erlebte er bisher als entlastend, denn er fühlte sich von ihm verstanden und er hatte endlich das Gefühl, selbst etwas gegen die Depression unternehmen zu können. Der rote Faden in der Therapie erschien Herrn B. logisch und so bemühte er sich, seinem Tag wieder eine Struktur zu geben und ressourcenorientierte Aktivitäten aufzunehmen. Umso frustrierender war es für ihn, dass sich der erwünschte Therapieerfolg einfach nicht einstellen wollte. Die Schlafstörungen ließen sich nur schwer beeinflussen, tagsüber fehlte ihm die Energie und die Stimmung litt unter der Enttäuschung, dass sein Engagement einfach nicht ausreichte. Als Herr B. nun eines Tages mit gemischten Gefühlen von seiner Therapiesitzung kam, berichtete er seiner Freundin, dass er ab morgen begleitend zu seiner Psychotherapie mit einem Antidepressivum behandelt werde. „Mein Therapeut hat mich von Beginn an über die Option aufgeklärt, aber es war mir wichtig, es aus eigener Kraft raus aus der Depression zu schaffen. Jetzt muss ich wohl einsehen, dass ich doch Medikamente nehmen muss." Seine Freundin konnte ihn verstehen. Sie hatte doch erst kürzlich auf einer Social Media Plattform gelesen, wie gefährlich Psychopharmaka sein können. Sie googelte erneut und die Schlagworte „Chemische Substanzen", „Gewichtszunahme" und „Abhängigkeitspotenzial" fielen ihr sogleich ins Auge. Besorgt ergriff sie die Hand ihres Freundes. Vielleicht würde es ja reichen, wenn er das Medikament nur ab und zu nahm. Oder in einer ganz kleinen Dosis? Sie nahm sich vor, zu recherchieren, welche pflanzlichen Alternativen es gab.

Die Fallbeispiele von Frau N., Herrn B. und ihren Bezugspersonen sollen Grundlage zur Darstellung der Möglichkeiten eines Angehörigengesprächs sein und werden in den folgenden Abschnitten zur praktischen Anschauung exemplarisch weiterentwickelt. ◀

6.3 Praktische Durchführung eines Angehörigengesprächs

Während einer Psychotherapie empfiehlt es sich, den Einbezug eines Angehörigen in den bestehenden Therapieprozess gemeinsam mit dem Patienten vorzubereiten. In einer gesonderten Sitzung findet dann das Gespräch mit dem Patienten und seinem Angehörigen unter Anleitung des Therapeuten statt.

Das Angehörigengespräch

Praktisches Vorgehen im klinischen Alltag
- Vorbereitung des Angehörigengesprächs
- Durchführung des Angehörigengesprächs
- Sonderfall: Angehörigengespräch nach schwerem Suizidversuch oder Suizid

6.3.1 Therapiebaustein Vorbereitung des Angehörigengesprächs

Im Überblick
- **Indikation**: alle depressiven Patienten, die mit dem Einbezug ihrer Angehörigen einverstanden sind und für deren Therapieverlauf ein Angehörigengespräch hilfreich ist
- **Ziel**: Entwicklung einer groben Gesprächsstruktur unter Berücksichtigung der Anliegen der Beteiligten
- **Dauer**: 10–50 Minuten

Die Einbindung einer Bezugsperson kann entweder vom Therapeuten vorgeschlagen oder vom Patienten gewünscht werden. Ein Gespräch zwischen Patient, Angehörigem und Therapeuten wird in der ambulanten Psychotherapie vom bewilligten Therapiekontingent abgezogen. Deshalb ist es wesentlich, einen solchen Termin zielgerichtet vorzubereiten. Hier können sowohl der Patient als auch der Therapeut ihre Anliegen für das bevorstehende Gespräch formulieren und ggf. schriftlich festhalten. Darüber hinaus ist es ratsam, sich mit dem Patienten nochmals über Aspekte der Schweigepflicht zu verständigen.

Im Fall von Herrn B. stellt die zunehmende Skepsis seiner Freundin gegenüber der antidepressiven Medikation ein Spannungsfeld innerhalb der Partnerschaft dar. Es ist ein häufig vorkommendes Beispiel dafür, dass therapeutische Entscheidungen des Patienten nicht ausschließlich ihn allein, sondern auch sein unmittelbares Umfeld betreffen. Die Unterstützung durch seine Freundin ist für Herrn B.s Depressionsbehandlung wichtig.

▶ **Fallbeispiel: Fortsetzung Herr B.**
- T: Herr B., Sie hatten sich in einer der letzten Sitzungen gewünscht, dass Ihre Freundin einmal mit zur Therapie kommen kann. Heute möchte ich einen Teil unserer Stunde dafür nutzen, das Gespräch vorzubereiten und mit Ihnen einen Gesprächsleitfaden vorzubereiten, an dem wir uns orientieren können.
- Herr B.: Sie hat mir schon zugesagt, dass sie Zeit hat und beim nächsten Mal mitkommen möchte. So wie wir es hier besprochen haben.
- T: Es freut mich, dass Ihre Freundin Sie unterstützt und sich für das Gespräch Zeit nimmt. Nun möchte ich heute mit Ihnen darüber reden, was Ihnen für das Gespräch wichtig ist. Haben Sie sich darüber schon Gedanken gemacht?
- Herr B.: Ja, also wie gesagt: sie steht ja der medikamentösen Therapie sehr skeptisch gegenüber. Es verunsichert mich, wenn sie sich in die besprochenen Dosierungen einmischen möchte. Sie googelt auch immer gleich alles und klärt mich über alle möglichen Nebenwirkungen auf. Manchmal denke ich, es wäre ihr lieber, wenn ich keine Medikamente nehmen würde. Sie macht sich wahrscheinlich einfach Sorgen um mich. Aber mir hilft das nicht und manchmal gibt es dann Spannungen zwischen uns.
- T: Sie hatten ja auch zunächst Bedenken und brauchten Zeit, um sich für eine begleitende Medikation zu entscheiden, wissen Sie noch? Wir können im Gespräch mit ihr herausfinden, welche Fra-

gen oder Befürchtungen Ihre Freundin hat. Vielleicht können wir ihr auf diese Weise einige Ängste nehmen.
- Herr B.: Das wäre gut. Und ich würde mir von ihr wünschen, dass sie auch anerkennt, was ich seitdem in der Therapie erreicht habe. Ich schlafe endlich wieder besser und habe am Tag etwas mehr Energie, um meine Therapieaufgaben anzugehen.
- Tt: Es ist sehr gut, dass Sie das inzwischen selbst anerkennen können! Ich möchte Sie dazu ermutigen, Ihrer Freundin bei unserem Gespräch genauso konkret mitzuteilen, wie sie Sie unterstützen kann, wie Sie das jetzt gerade bei mir gemacht haben. Wir halten jetzt die wichtigsten Punkte für das bevorstehende Gespräch schriftlich fest. ◄

Zusammenfassung des Therapiebausteins „Vorbereitung des Angehörigengesprächs"
- Im Rahmen einer ambulanten Psychotherapie werden Sitzungen unter Einbezug Angehöriger vom Therapiekontingent abgezogen
- Vorherige Planung gewährleistet einen strukturierten Gesprächsleitfaden
- Besonderheiten für den Gesprächsverlauf abklären (z. B. Schweigepflicht)

6.3.2 Durchführung des Angehörigengesprächs

Im Überblick
- **Indikation**: alle depressiven Patienten, die mit dem Einbezug ihrer Angehörigen einverstanden sind und für deren Therapieverlauf ein Angehörigengespräch hilfreich ist
- **Ziel**: Sicherung des Therapieerfolgs durch Informationsvermittlung und Entlastung
- **Dauer**: 50 Minuten; Anschlusstermine je nach Anliegen und therapeutischem Nutzen möglich

Die erste Aufgabe des Therapeuten innerhalb dieses Therapiebausteins ist es, bereits zu Beginn der Therapiesitzung für eine freundliche, konstruktive und wertneutrale Gesprächsatmosphäre in dieser speziellen Dreierkonstellation zu sorgen. Gerade weil es, bedingt durch das vertrauensvolle Bündnis zwischen Patient und Therapeut, ein Ungleichgewicht zwischen den Gesprächspartnern gibt, kann sich der Therapeut am personenzentrierten Ansatz nach Rogers (Finke 2025) mit seinen Schwerpunkten Wertschätzung, Neutralität und Authentizität orientieren, um die außenstehende Bezugsperson einzubinden. Als nächstes wird der im Therapiebaustein 6.3.1 erarbeitete Gesprächsleitfaden für alle transparent gemacht und um Erwartungen des Angehörigen erweitert. Nach individuellem Ermessen können Stichpunkte hierfür auch schriftlich auf einem Flipchart oder Papier festgehalten werden. Am Beispiel von Herrn B. wird eine Formulierungshilfe angeboten.

▶ **Fallbeispiel: Fortsetzung Herr B.**
- T: Schön, dass Sie heute alle beide zu unserer Therapiesitzung gekommen sind. Wir möchten die Zeit heute gern nutzen, um mit Ihnen gemeinsam das Thema der Medikation aufzugreifen. Im Vorfeld haben wir uns dazu bereits ein paar Stichpunkte gemacht, die wir um Ihre Erwartungen ergänzen möchten *(nickt der Freundin zu)*. Herr B., möchten Sie Ihrer Freundin selbst noch einmal sagen, was Sie von unserem gemeinsamen Gespräch erwarten?
- Herr B.: Gerne. *(zu seiner Freundin gewandt)* Du weißt ja, dass wir immer wie-

der über die Medikamente diskutieren, ja eigentlich sogar streiten. Ich dachte, es wäre gut, wenn mein Therapeut da heute nochmal ein paar deiner Fragen beantworten kann. Und ich möchte auch gern darüber sprechen, was ich mir wünsche, wie du mich unterstützen kannst.
- T: Das haben Sie sehr gut gemacht, Herr B. *(An die Freundin gerichtet)* Mich interessiert auch, mit welchen Erwartungen Sie heute hierhergekommen sind. Was ist Ihnen wichtig, worüber wir sprechen sollen?
- Freundin: Ja, also, ich habe natürlich auch ein paar Fragen dazu, warum überhaupt Medikamente nötig sind. Verstehen Sie mich bitte nicht falsch, ich möchte die Therapie meines Freundes nicht boykottieren. Aber man liest ja doch viel im Internet und hört so einiges. Ich mache mir einfach Sorgen.
- T: Das ist verständlich. So wie Ihnen geht es vielen Angehörigen. Ich nehme Ihre Erwartungen in unsere Agenda auf und hoffe, dass wir heute einen großen Teil Ihrer beider Anliegen zusammen klären können. ◄

Nachdem alle Themen gesammelt wurden kann der Therapeut mit der Psychoedukation beginnen. Falls es angebracht erscheint, können zur besseren Darstellung Info- und Arbeitsblätter aus anderen Buchkapiteln dieser Reihe genutzt werden, z. B. im Fall des Herrn B. aus dem Kapitel „Praxis der Monotherapie mit Antidepressiva in der Behandlung der unipolaren Depression" (Regen und Benkert 2017). Vorrangig eignet sich das Kapitel „Psychoedukation" als Vorbereitungslektüre für den möglicherweise noch unerfahrenen Therapeuten (Losekam und Konrad 2017, 2025). Da es sich bei einem Angehörigengespräch nicht um einen Frontalunterricht, sondern die Förderung gegenseitigen Verständnisses, Aufklärung und Unterstützung durch gemeinsamen Austausch handeln soll, ist es wesentlich, sich zunächst auf die wichtigsten Anliegen

der Gesprächspartner zu konzentrieren und ggf. einen Folgetermin zu vereinbaren.

Ein anderes Beispiel von Frau N. zeigt, wie deren Gesprächsleitfaden für einen gemeinsamen Termin mit ihrem inzwischen ratlos gewordenen Ehemann aussehen könnte:

Erwartungen Frau N.	Erwartungen Herr N.
- Aufklärung des Ehemannes über die Symptome einer Depression - Wunsch nach Entlastung bei Alltagsaufgaben - Weniger Schuldzuweisungen durch den Ehemann	- Wie kann er Frau N. helfen, damit sie wieder „die alte" wird? - *(Zwischen den Zeilen)*: eigener Leidensdruck durch Überforderung und Hilflosigkeit

Wir erinnern uns: In der Fallvignette hatte Herr N. versucht, seine Frau zu mehr Aktivität zu animieren. Nachdem Frau N. aber keinen Zugang dazu fand, warf er ihr in seiner Überforderung vor, sie „wolle" sich gar nicht helfen lassen. Hier stellt sich für den Therapeuten die Aufgabe, die Dynamik innerhalb des wachsenden Partnerschaftskonflikts so zu übersetzen, dass sie dem Angehörigengespräch zugänglich gemacht werden kann.

▪ **Formulierungshilfen**

Therapeut: Was bei Ihrer Frau als Vorwurf ankommt, ist Ihr verzweifelter Versuch, ihr helfen zu wollen, aber vor einer Mauer zu stehen, Herr N. Und genau an dem Punkt, an dem Sie zusammen nicht weiterkommen, haben Sie es mit der Besonderheit der Depression zu tun. Sie betrifft Sie beide. Deshalb sitzen wir heute zusammen, um gemeinsam herauszufinden, was wir in so einer Situation für Sie beide verbessern können.

Wir stellen uns vor, dass Herr N. seine Frau vor ein paar Wochen bereits zum Angehörigengespräch begleitet hat. Dort hat er erfahren, dass sich eine Depression von alltäglichen Gefühlen des Deprimiertseins deutlich unterscheidet (bezugnehmend auf die Psychoedukation zum Thema „Was ist Depression?") (Losekam und Konrad 2017, 2025). Frau N. konnte ihm z. B. mithilfe des Stressfasses selbst erklären, dass es nicht ihre freiwillig getroffene Entscheidung war, sich immer mehr zurückzuziehen; sondern dass es sich bei ihrer anhaltenden Abgeschlagenheit, Passivität und Interessenlosigkeit um Merkmale mit Krankheitswert handelt, die sie hier in der Psychotherapie bewältigen möchte. Ihr Mann erschien ihr diesbezüglich zugänglich. Umgekehrt verstand Frau N. mehr und mehr, dass ihre Depression nicht nur sie selbst betraf. Auch ihr Mann litt darunter. Das, was sie oft als ungeduldigen, genervten Ton an ihm wahrnahm, war in Wirklichkeit sein eigener Leidensdruck. Natürlich fühlte sie sich aufgrund ihrer gewissenhaften Persönlichkeitsstruktur sofort dafür verantwortlich und entwickelte Schuldgefühle. Im heute anberaumten Angehörigengespräch soll der oben dargestellte Gesprächsleitfaden fortgesetzt werden. Das Gespräch hat bereits begonnen und wir können direkt einsteigen.

▶ **Fallbeispiel: Fortsetzung Frau N.**
– Herr N.: Seit meine Frau und ich besser verstehen, wie sich der andere fühlt, reden wir wieder mehr miteinander. Das ist schon mal gut. Trotzdem weiß ich oft nicht, was genau ich jetzt tun soll. Es ist schwierig, das richtige Maß zu finden: ich möchte sie nicht mit meinen Vorschlägen überfordern, kann aber auch nicht dabei zusehen, wie sie an manchen Tagen doch wieder im Bett liegen bleibt.
– T: Herr N., mir fällt auf, dass Sie sagen, wie Sie sich fühlen. Das hat sich verändert und Sie machen das toll. Frau N., wie ist das für Sie?
– Frau N.: Ich sehe das genau wie mein Mann: es ist hilfreich für mich. Ich kann ihn jetzt besser verstehen und fühle mich nicht mehr sofort angegriffen. Andererseits habe ich ein schlechtes Gewissen, denn ich möchte nicht, dass es ihm wegen mir schlecht geht.
– T: Wenn ich Ihren Mann richtig verstehe, liegt das nicht an Ihnen, Frau N., sondern an den Tücken der Symptomatik. Sie hatten sich beide als Anliegen für unsere Agenda mit wichtigen Themen gewünscht, Möglichkeiten zu finden, wie Ihr Mann Sie besser unterstützen kann. Lassen Sie uns damit anfangen. ◀

Im Beispiel von Frau N. kann man in Erwägung ziehen, ob man den Ehemann in die Persönlichkeitsstruktur der Patientin, die Bedürfnisse anderer vorwegzunehmen und vor die eigenen zustellen, einführen möchte. Das setzt immer das Einverständnis der Patientin voraus. Wenn Herr N. besser versteht, wie wichtig es für die Therapie ist, dass Frau N. lernt, sich auch achtsam ihren eigenen Bedürfnissen zuzuwenden, und in der Folge z. B. eine selbstfürsorgliche Aktivität (ggf. ohne ihren Ehemann) ausprobiert, hat er es leichter, sie darin zu bestärken. Wir setzen unser Gespräch mit dem Ehepaar N. fort:

▶ **Fallbeispiel: Fortsetzung Frau N.**
– Frau N.: Als ich dir erzählt habe, dass ich mich einer Nordic Walking Gruppe anschließen möchte, hatte ich das Gefühl, dich gekränkt zu haben. Weißt du noch? Du hast gesagt, dass ich dich doch auch ins Fitnessstudio begleiten könnte. Und du warst irgendwie beleidigt.
– Herr N.: Ja, das weiß ich noch. Ich hab das auch erst wirklich nicht verstanden. Ich dachte, für die anderen in der Nordic Walking Gruppe hast du plötzlich Zeit. Dabei hätte ich einfach auch gern mal wieder Zeit mit dir verbracht. Und mir tut das Fitnessstudio ja sehr gut, warum also nicht auch dir? Bewegung hilft doch bei Depression.
– T: Können Sie Ihrem Mann erklären, warum Sie sich für die Nordic Walking Gruppe entschieden haben? Wenn es für

Sie in Ordnung ist, erzählen Sie ihm doch auch, wie Sie darauf gekommen sind.
- Frau N.: Ich habe mich doch in der Therapie mit Achtsamkeit beschäftigt. Du weißt schon, das hat sehr viel mit der Wahrnehmung zu tun. Das soll mir helfen, besser herauszufinden, was mir guttut.
- T ergänzt: ...denn herauszufinden, was die anderen brauchen, das können Sie schon.
- Herr N.: Das stimmt irgendwie. Da muss ich deinem Therapeuten Recht geben.
- Frau N.: Ja, oder? Naja, und in diesem Zusammenhang habe ich gemerkt, dass ich gern draußen in der Natur bin, im Wald. Das beruhigt mich und gibt mir gleichzeitig Kraft.
- Herr N.: Also lag es nicht an mir, dass du nicht ins Fitnessstudio wolltest, sondern du wolltest einfach lieber draußen sein?
- Frau N.: Ja. Ich bin froh, dass du das verstehst.
- T: Nun sprechen wir ja darüber, wie Ihr Mann Sie besser bei Ihren positiven Aktivitäten unterstützen kann. Was wünschen Sie sich von ihm, Frau N.? Welche Ideen haben Sie, Herr N.?
- Frau N.: Ich wünsche mir von dir, dass du mich bestärkst, wenn ich etwas ausprobieren möchte. Auch wenn es etwas anderes ist, als du mir vorgeschlagen hast.
- Herr N.: Ok. Ja, das kann ich machen.
- T: Und wenn Sie nicht zum Nordic Walking gehen, darf Ihr Mann Sie dann auffordern, es doch zu tun?
- Frau N.: Ja, das wäre gut. ◄

Nach und nach werden die relevanten Aspekte des Gesprächsleitfadens gemeinsam thematisiert, wobei der Therapeut die Rolle eines lösungsorientierten Moderators oder auch des Fachmanns beibehält. Auch, wenn nicht alle Punkte abschließend geklärt werden (auch Arbeit mit Angehörigen ist ein Prozess), kann das Gespräch dann folgendermaßen zum Abschluss gebracht werden:

- **Formulierungshilfen für den Abschluss eines Angehörigengesprächs**

„Mit welchem Gefühl gehen Sie heute aus unserer Stunde?"

„Konnten wir heute zusammen Ihre Anliegen ausreichend beantworten? Welche Fragen sind möglicherweise noch offen?"

„Wie möchten Sie miteinander verbleiben? Worauf möchten Sie in Zukunft besser achten?"

„Was war Ihnen heute besonders wichtig? Welche „Take Home Message" nehmen Sie mit?"

Zusammenfassung des Therapiebausteins „Durchführung des Angehörigengesprächs"
- Für eine offene Gesprächsatmosphäre sorgen
- Erwartungen aller Beteiligten klären und Gesprächsablauf für alle transparent machen
- Der Therapeut „übersetzt" zwischen Patient und Bezugsperson, sodass ein gegenseitiges Verständnis möglich wird
- Je nach Fragestellung können Therapiebausteine und Arbeitsmaterialien aus anderen Kapiteln dieses Buches genutzt werden
- Gegebenenfalls weitere Anliegen auf einen Folgetermin verschieben
- Einen Gesprächsabschluss finden, z. B. durch eine „Take Home Message" oder einen Verbleib

6.3.3 Sonderfall: Angehörigengespräch nach schwerem Suizidversuch oder vollendetem Suizid

> **Im Überblick**
> - **Indikation**: nachdem ein schwerer Suizidversuch oder vollendeter Suizid bekannt geworden ist
> - **Ziel**: Unterstützung und Entlastung der Angehörigen, beim Überleben des Suizidversuches ggf. Verständigung über die weitere Therapie, sekundär Vermeidung von Komplikationen und Rechtsstreitigkeiten
> - **Dauer**: 90 Minuten, ein erneuter Gesprächstermin in der Zukunft sollte immer angeboten werden

Das Gespräch mit Angehörigen nach einem schweren Suizidversuch oder nach einem vollendeten Suizid zählt zu den schwierigsten Aufgaben eines Psychiaters oder Psychotherapeuten bzw. einer psychiatrischen Fachpflegekraft. Es erfordert Fingerspitzengefühl und Erfahrung. Die Überbringung der Nachricht über einen schweren Suizidversuch oder Suizid erfolgt leider oft ungeordnet aus einer Notfallsituation heraus, oft durch die Polizei, Rettungskräfte, Personal einer Notaufnahme oder Intensivstation oder Zeugen des Geschehens. Sollte die Situation es hergeben, dass das psychiatrische Personal selbst die Nachricht überbringen kann, so sollte dies als Chance begriffen werden um eine geordnete Gesprächsatmosphäre wie unten beschrieben herzustellen. Im Folgenden wird auf organisatorische, inhaltliche und formale Aspekte des hier gemeinten Angehörigengesprächs eingegangen.

- **Organisatorische Voraussetzungen**

Wird in einem therapeutischen Team gearbeitet, sollte frühzeitig geklärt werden, welche Personen aus dem Team an dem Gespräch teilnehmen. Nach unserer Erfahrung empfiehlt es sich, das Gespräch nicht in großer Runde zu führen. Es hat sich bewährt, das Gespräch mit zwei, max. drei Personen aus dem therapeutischen Team zu führen und die Klinikleitung einzubinden, z. B. Bezugspflegekraft und Oberarzt oder Bezugspflegekraft und Chefarzt. Ein Berufsanfänger sollte nicht als Gesprächsführer in solche schwierigen Gespräche gehen. Es ist die Aufgabe erfahrener Vorgesetzter, den Berufsanfänger behutsam an diese Gesprächssituationen heranzuführen. Für die Zusammenkunft mit den Angehörigen sind gute Organisation und Planung unerlässlich. Das Gespräch sollte in einem ausreichend großen, ruhigen und diskreten Raum in behutsamer Atmosphäre stattfinden. Achten Sie im stationären wie ambulanten Kontext darauf, dass der Raum nicht von anderen Kollegen oder Berufsgruppen mitgenutzt wird. Vermeiden Sie Störungen durch das Telefon oder andere Umstände. Achten Sie bei der Terminvergabe darauf, dass Sie nicht durch zu eng getaktete Anschlusstermine in Zeitnot geraten. Nicht nur die Angehörigen sollen ausreichend Zeit bekommen. Auch der Psychiater bzw. Psychotherapeut sollen im Sinne der Selbstfürsorge auf sich achten dürfen und nach dem Gespräch die Möglichkeit zur Selbstreflexion, Supervision oder kollegiale Unterstützung haben. Klären Sie im Vorfeld, welche Informationen die Angehörigen bereits erhalten und wie sie darauf reagiert haben. Legen Sie fest, wer mit den Angehörigen in Kontakt tritt und den Termin für das Gespräch vereinbart.

Ein Gespräch über schwere Suizidversuche oder Suizide sollte immer persönlich und nicht telefonisch erfolgen. Andere Kanäle wie E-Mail oder SMS verbieten sich vollkommen. Der Aspekt der Eigensicherung sollte immer mitbedacht werden, da im Falle von Suizidversuchen oder Suiziden immer starke Emotionen im Spiel sind. Auch wenn die Gespräche in der Regel friedlich verlaufen, kann es in Ausnahmefällen

Das Angehörigengespräch

zu Gewaltausbrüchen gegenüber therapeutischem Personal kommen. Die Gespräche sollten daher immer zeitlich und örtlich gut geplant und den anderen Mitgliedern des Teams angekündigt werden. Sie sollten an einem Ort erfolgen, zu dem andere Mitarbeiter Zugang haben, ein Alarmsystem sollte vorhanden sein. Deutet sich an, dass Wut, Schuldzuweisungen oder Aggressionen auftreten könnten, haben wir uns angewöhnt, die Gespräche in einem Raum auf der Akutstation zu führen. Dieses Setting erlaubt einerseits, die Angehörigen vor Betreten der Station auf das Mitführen von Waffen zu untersuchen, und ermöglicht andererseits schnelle Hilfestellung durch das geschulte Team. Im ambulanten Kontext ist das natürlich schwieriger zu leisten. Auch hier ist es möglich, einen Kollegen oder Supervisor in das Gespräch zu nehmen, das Praxisteam über die Zusammenkunft mit den Angehörigen zu informieren und weitere Sicherheitsmaßnahmen zu ergreifen. Reflektieren Sie, wie Sie sich bei der Vorstellung mit möglicherweise aggressiven Angehörigen nach einem schweren Suizid(-versuch) in Ihrer Praxis fühlen und nehmen Sie eigene Ängste, sollten diese auftreten, ernst. Ist ein Gespräch unter diesen Voraussetzungen zielführend und sicher?

Die Vereinbarung eines erneuten Termins sollte ermöglicht werden, entweder indem ein konkreter Folgetermin gemacht oder konkret besprochen wird, wie Angehörige dafür Kontakt aufnehmen können. Zusätzlich sollte der Verweis auf weitere Institutionen vorbereitet sein, die den Angehörigen Hilfe bieten können, wie z. B. Seelsorger der Klinik oder Kirchengemeinde, einer Lebensberatungsstelle oder dem Verein „Angehörige um Suizid" (AGUS e. V.), der lokale Selbsthilfegruppen für Angehörige von Suizidopfern organisiert (▶ www.agus-selbsthilfe.de).

Zusammenfassung „Organisatorische Voraussetzungen"
- Gespräch erfolgt stets persönlich, nie telefonisch oder per Email
- Teilnahme von max. drei Personen aus dem stationären Team
- Gesprächsführung obliegt erfahrenem Vorgesetztem
- Diskrete, störungsfreie Gesprächsatmosphäre bei der Raumbelegung berücksichtigen
- Aspekte der Eigensicherung gewährleisten
- Auf weitere Hilfsangebote für Angehörige verweisen können
- Folgetermin ermöglichen

- **Inhaltliche Aspekte**

Auch inhaltlich sind diese Gespräche besonders herausfordernd. Ein Suizid oder Suizidversuch ist für das Umfeld ein dramatisches Ereignis. Nicht immer ist ein Suizid(versuch) vorhersehbar. Er kann aus einer Alltagssituation oder während einer stationären Therapie erfolgen und das Umfeld unvermittelt treffen. Es kann vorkommen, dass ein Patient im Vorfeld als vermisst gemeldet wird, Polizei und Notarzt alarmiert wurden. Nicht selten sind es aber auch die unmittelbaren Angehörigen, die den Patienten in der Suizidsituation auffinden, erste Hilfe leisten oder den Rettungswagen verständigen müssen. Selbst wenn es ein Krankheitsverständnis der Angehörigen für eine zugrunde liegende Depression gibt, bleiben Suizidversuche oder vollendete Suizide aufwühlende Ausnahmesituationen, die mit Gefühlen der Überforderung, Hilflosigkeit oder Wut und vielen offenen Fragen verbunden sind.

Typische Gefühle, die sich nach schweren Suizidversuchen oder Suiziden bei den Angehörigen einstellen können, sind (nach

▶ https://www.agus-selbsthilfe.de/trauer-nach-suizid/besondere-schwere-der-suizidtrauer-was-soll-ich-tun, Abruf am 3.6.24):
  Gefühle von Schuld
  Gefühle des Versagens
  Verlust des Selbstwertgefühls
  Infragestellen des bisherigen Lebens
  Scham
  Verleugnung
  Wut und Ärger
  Hoffnungs- und Perspektivlosigkeit

Weiterhin muss die Hilfsbedürftigkeit der Angehörigen erfragt werden. Werden bei den Angehörigen Suizidgedanken bzw. Gedanken an eine Nachahmungssuizid getriggert? Welche Hilfe benötigen die Angehörigen? Die Einstellung der Angehörigen zu Suizid sollte erfragt werden, also moralische, soziale und religiöse Aspekte. Die Nachricht von einer schweren, selbst herbeigeführten Verletzung oder gar dem Tod ihres Angehörigen ruft oft so starke Emotionen hervor, dass psychische Abwehrmechanismen einsetzen, um die Angehörigen vor der Ungeheuerlichkeit der Fakten zu schützen. Dies ist ein normaler psychologischer Prozess, der als Schutzmechanismus der Angehörigen verstanden werden sollte und das Verständnis der professionellen Therapeuten verdient. Zu diesen Abwehrmechanismen zählen:

Verleugnung Es kann nicht sein, was nicht sein darf. Die Angehörigen zweifeln an, ob von der richtigen Person gesprochen wird, ob vielleicht der Namen vertauscht wurde, oder ob es sich wirklich um einen Suizid handelte oder nicht doch um einen Unfall handeln könnte. Hier sollten die professionellen Therapeuten nicht den Ehrgeiz entwickeln, den Abwehr- oder Schutzmechanismus des Patienten zu „durchbrechen", sondern dankbar dafür sein, dass der Angehörige psychische Kräfte entfaltet, die ihm das Überleben in dieser schweren Situation ermöglichen. Auch die Therapeuten kennen die Fakten oft nicht 100%ig und könnten einem Irrtum aufsitzen. Haben wir selbst die Person gesehen und identifiziert oder handelt es sich nur „bei allem, was wir wissen," um diese Person? Haben wir eindeutige Indizien für einen Suizidversuch/Suizid oder nehmen wir das nur an, weil es plausibel erscheint? Selbst wenn die Absicht zunächst eindeutig erscheint, weil z. B. ein Abschiedsbrief vorgefunden wird, so wissen wir oftmals nicht ob der allerletzte Schritt nicht doch ein Unglück oder Unfall war. Wir wissen, dass viele Menschen mit Suizidabsichten ihre Pläne oft in letzter Sekunde ändern. Was, wenn bei diesem Menschen das Stoppen der suizidalen Handlung durch ein Unglück nicht geklappt hat?

Ablenkung Beschäftigung mit Kleinigkeiten, anderen Themen oder organisatorischen Fragen. Manchmal erscheinen Angehörige die Tragweite des Geschehens nicht zu erkennen und sich stattdessen mit scheinbar banalen, vielleicht sogar unangemessen erscheinenden Dingen zu beschäftigen. Dies mag von außen manchmal herzlos oder unpassend wirken, dient aber oft der Kontrolle unaushaltbarer Gefühle. Der Therapeut sollte dieses Verhalten daher nicht als unangemessen verurteilen, sondern dessen Funktionalität erkennen und würdigen und, wenn möglich, auf die vom Angehörigen eingebrachten Themen eingehen.

Schuldzuweisungen Wie bei keiner anderen Folge einer Erkrankung steht die Frage der Schuld sofort im Raum, sobald die Nachricht eines schweren Suizidversuches oder Suizides überbracht wurde. Die Frage der Schuld bewegt alle Beteiligten offen oder implizit, die Angehörigen, das therapeutischen Team, die Vorgesetzten, andere Fachabteilungen, die Rettungskräfte. Die Tatsache, dass sich jemand selber das Leben nehmen wollte, erscheint so ungeheuerlich und undenkbar, dass nach einer anderen Erklärung gesucht wird, ein Schuldiger gesucht wird. Oftmals drohen Frage der Schuld so mächtig zu werden, dass sie alle anderen Aspekte des Suizidversuches oder Suizides zu dominieren drohen. Dem sollte dringend Einhalt geboten werden, indem sachliche Gespräche mit allen Beteiligten geführt werden. Aus unserer Sicht ist es aufgrund der langen Erfahrung mit dieser Thematik die Aufgabe der Psychiatrie, hier auch auf andere Fachabteilungen, Rettungskräfte, Polizeibeamte etc. zuzugehen und klärende Gespräche anzubieten. Dies rentiert sich langfristig in der Zusammenarbeit. Je nach Persönlichkeitsstruktur wird die Schuldfrage nach innen oder außen gerichtet:

Schuldzuweisungen nach innen Richtet der Angehörige sie nach innen, so gibt er sich selbst die Schuld, Anzeichen für die Suizidhandlung nicht erkannt zu haben, diese nicht verhindert zu haben o. ä. Hier hilft es nicht, abgeklärt darauf zu verweisen, dass der Suizident ja selbst die handelnde Person war, weil dies dem Angehörigen oft unvorstellbar erscheint. Hilfreicher ist es, die gefühlte Schuld zu relativieren, indem man darauf verweist, dass auch im professionellen Team die Anzeichen nicht so erkannt wurden, dass die Tat verhindert werden konnte. Selbst Profis, die viel Erfahrung mit Menschen mit Suizidgedanken haben und für die das Phänomen nicht so neu ist wie für den Angehörigen, konnten die Tat nicht verhindern. Hilfreich ist auch die Unterscheidung dessen, was man vorher wusste und was man hinterher besser weiß. Wenn im Nachhinein klar wird, dass der Gang zum Baumarkt der Realisierung einer Suizidmethode diente, hätte man den Angehörigen nicht dorthin gehen lassen. Aber das hat man erst hinterher realisiert, vorher erschien der Gang zum Baumarkt als eine normale Alltagshandlung, vielleicht sogar als positive Aktivität, die eine Hinwendung zum Leben signalisierte. Es ist wichtig zu betonen, dass alle Hinterbliebenen im gleichen Boot sitzen und sich alle mit Schuldgefühlen herumschlagen, jeder auf seine Weise.

Schuldzuweisungen nach außen Einige Angehörige wehren ihre Gefühle durch Benennen von Schuldigen ab. Richten sich die Vorwürfe gegen einzelne Therapeuten oder das therapeutische Team, so ist dies oft besonders unangenehm, da der betroffene Therapeut oder das betroffene Team ohnehin selbst mit der Aufarbeitung beschäftigt sind und nach Fehlern oder Unzulänglichkeiten bei sich suchen. Nicht selten haben Therapeuten an schweren Selbstvorwürfen zu leiden, die es umso schwerer machen, Vorwürfen von außen entgegenzutreten. Hilfreich ist hier zum einen, die berufserfahrenen Vorgesetzten zu involvieren, die den Schuldaspekt relativieren können. Weiterhin hilft es im Gespräch häufig, die Betroffenheit der Therapeuten deutlich zu machen. Oft sind die Angehörigen erstaunt zu erfahren, welche emotionale Wirkung die Handlung auf die sogenannten Profis hat, welche Folgen und Maßnahmen das Team ergriffen hat, welche Nachbesprechungen und Reflektionen folgten, wie persönlich mitgenommen einige Mitglieder des Teams sind. Mehr als Worte zählt hier die persönliche Anwesenheit eines Teammitgliedes im Gespräch, das engen Kontakt zum Patienten hatte und offen darüber sprechen kann, welche Folgen der Suizidversuch oder Suizid bei ihm ausgelöst hat.

Argumentation mit dem Wissenstand VOR der Tat Nicht hilfreich ist das Leugnen, dass Anzeichen nicht erkannt oder falsch interpretiert wurden. Wenn alles optimal gelaufen wäre, dann hätte mindestens ein Beteiligter eine Intuition gehabt, dann wären Weichen anders gestellt worden, dann hätte es den Suizidversuch oder Suizid nicht gegeben. Wenn man die Zeit zurückdrehen könnte, dann hätte man an der einen oder anderen Stelle möglicherweise anders gehandelt und der Verlauf wäre möglicherweise ein anderer gewesen. Wichtig erscheint hier die Argumentation mit dem Wissenstand VOR der Tat. Was konnte man vorher erahnen oder wissen? Was hat man eventuell falsch gedeutet? Als sehr hilfreich hat sich erwiesen darzulegen, dass man auf dem Stand des Wissens VOR der Tat nach bestem Wissen und Gewissen gehandelt hat und dass manche Tatsache ihre Bedeutung erst in Kenntnis der Tat im Nachhinein erlangt.

> **Zusammenfassung wichtiger inhaltlicher Aspekte**
> — Berücksichtigung typischer Gefühle bei Angehörigen
> — Wachsame Abklärung von Hilfsbedürftigkeit von Angehörigen bis hin zu suizidalen Nachahmungskrisen
> — Psychologische Abwehrmechanismen sind kurzfristig notwendige Überlebensstrategien

■ **Formale Aspekte**

Schwere Suizidversuche oder Suizide erfordern ein besonderes Vorgehen, das oft im Arbeitskontext formal geregelt ist. Die Sorge vor weitreichenden Konsequenzen erzeugt Angst und lässt das eigentliche Thema, das Kümmern um die Angehörigen, oft in den Hintergrund treten. Aus unserer Sicht sollten formaljuristische Argumentationen die Gespräche mit Angehörigen nicht bestimmen. Dazu trägt eine gute Kenntnis über die Abläufe und Rahmenbedingungen bei.

Informationsübermittlung und Meldekette Je nach Arbeitskontext gibt es formalisierte Abläufe der Meldewege für besondere Ereignisse, die allen Mitarbeitern bekannt oder zugänglich sein sollten. In der Regel umfasst dies eine sofortige Meldung an den Dienstvorgesetzten, der weitere Maßnahmen wie Information der Klinikleitung, der Geschäftsführung o. ä. einleitet. Je nach Bundesland ist bei nach Landesgesetz untergebrachten Menschen ggf. eine Information an die Fachaufsicht Psychiatrie im Ministerium erforderlich.

Umgang mit der Presse Je nach Arbeitskontext gibt es ebenfalls formalisierte Abläufe für den Umgang mit der Presse. Diese impliziert in der Regel, dass einzelne Mitarbeiter eines Unternehmens sich nicht gegenüber der Presse äußern dürfen, sondern an die Pressestelle des Unternehmens verweisen. Es sollte verhindert werden, dass Namen einzelner Mitarbeiter an die Presse gelangen.

Vorwurf der Fahrlässigkeit Die Frage der Schuld impliziert häufig den Vorwurf, fahrlässig oder grob fahrlässig gehandelt zu haben. Fahrlässigkeit ist ein juristischer Begriff und beinhaltet damit auch juristische oder versicherungstechnische Folgen. Fahrlässigkeit meint sinngemäß und je nach Rechtsform, dass die handelnde Person die erforderliche Sorgfalt außer Acht gelassen hat oder die Folge der Handlung billigend in Kauf genommen hat (▶ www.juraforum.de/lexikon/fahrlaessigkeit, Abruf am 3.6.24). Im therapeutischen Kontext dürfte dies nur in seltenen Ausnahmefällen zutreffen, muss dann aber juristisch und arbeitsrechtlich geahndet werden. Viel häufiger ist hingegen, dass Dinge trotz Einhaltung der erforderlichen Sorgfalt nicht erkannt oder falsch interpretiert wurden. Dieser Unterschied ist relevant, da auch Therapeuten keine Übermenschen sind und ihnen Fehleinschätzungen unterlaufen dürfen, solange sie sorgfältig und gewissenhaft arbeiten. Dies ist nicht mit Fahrlässigkeit gleichzusetzen.

Schweigepflicht Es ist wenig hilfreich, sich nach dem Tod eines Patienten auf die ärztliche Schweigepflicht zu berufen, wenn schockierte und verzweifelte Angehörige um Antworten ringen. Dass Patienten zu Lebzeiten Auskünfte an ihre Angehörigen verboten haben, ist eine seltene Ausnahme, die auch nach dem Tod respektiert werden muss, was aber Gespräche über das Thema Suizidalität im Allgemeinen nicht verbietet. Viel häufiger ist hingegen, dass schon zu Lebzeiten Gespräche oder Kontakte mit Angehörigen stattfanden oder der Patient zu Lebzeiten er-

Das Angehörigengespräch

kennen ließ, dass diese Gespräche in seinem Sinne wären.

Dokumentation und Totenschein Aufgabe des Vorgesetzten ist es, nach schweren Suizidversuchen oder Suiziden die Dokumentation sorgfältig zu prüfen und dafür zu sorgen, dass alle wichtigen Schritte gut dokumentiert sind. Dabei ist Eile geboten, damit fehlende Dokumentationen zeitnah erkannt werden. Die nachträgliche Dokumentation fehlender Schritte oder nachträgliche Aufklärung von Widersprüchen ist zulässig, aber muss klar erkennbar als nachträglich gekennzeichnet werden, z. B. „Gedächtnisprotokoll vom 5.11.24 zum Ereignis vom 1.11.24".

Nach einem Suizid zählt auch die Prüfung des Totenscheines dazu, auf dem ein „nicht natürlicher Tod" bescheinigt sein muss, was zur Folge hat, dass der Leichnam von Amts wegen beschlagnahmt und obduziert werden kann.

Die Diagnose und der Arztbrief sollten nicht voreilig das Wort Suizid enthalten. Oftmals gibt es mehrere mögliche Interpretationen des Geschehens, so kann z. B. ein Tod, der im ersten Moment wie ein Suizid aussah, auch Folge eines unbeabsichtigten Unfalls sein. Da die Folgen der Diagnose Suizid oft nicht absehbar sind, z. B. den Verlust religiöser und sozialer Anerkennung oder von Leistungen aus Lebensversicherungen bewirken können, sollte eher die zum Tode führende Handlung an sich beschrieben werden, z. B. Tod durch Strangulation, Tod durch Sturz o. ä., und die Interpretation als Suizid aus der Diagnose herausgehalten werden. Der Suizid kann im Text des Abschlussbriefes als eine mögliche oder wahrscheinliche Todesursache diskutiert werden.

Insgesamt ist es für eine angstfreie Atmosphäre erforderlich, dass Mitarbeitende den Unterschied zwischen Fahrlässigkeit versus tragischem Ausgang trotz sorgfältigen Handelns verstehen und so ohne Angst vor juristischen oder arbeitsrechtlichen Komplikationen in das Angehörigengespräch gehen können. Sehr hilfreich dafür sind die Einschätzung des und Rückversicherung beim Vorgesetzten.

Nachfolgend wird eine typische Gesprächssituation nach dem Suizid von Herrn M. am Vortag im Ausgang während eines stationären Aufenthaltes dargestellt. Es kommen seine Ehefrau und sein Sohn zum Angehörigengespräch:

▶ **Fallbeispiel**
- T: Frau M., Herr M., vielen Dank, dass Sie meiner Einladung gefolgt sind. Es ist uns sehr wichtig, dass wir die gestrigen Ereignisse zeitnah miteinander besprechen. Wir haben dafür 90 Minuten Zeit, jetzt ist es 10:00 Uhr, d. h. wir haben also bis 11:30 Uhr Zeit. Darf ich Ihnen Frau B. vorstellen, Sie kennen sich von der Station, sie war in den letzten Tagen die Bezugspflegekraft Ihres Mannes. Mit welchen Fragen und Erwartungen kommen Sie in das heutige Gespräch und wie geht es Ihnen?
- Frau M.: Mir geht es furchtbar, ich habe die ganze Nacht nur geweint (weint und schluchzt, sodass die folgenden Sätze nicht zu verstehen sind). Das kann doch alles nicht wahr sein, das kann doch gar nicht sein, sowas würde er doch niemals tun.
- T: Ja, das verstehe ich. Ich kann es auch noch gar nicht glauben. Es ist fruchtbar. Wir sind alle sehr schockiert und mitgenommen, wir können das alle noch nicht fassen. Wie geht es Ihnen als Sohn, Herr M.?
- Herr M.: Schauen Sie meine Mutter an, was Sie ihr angetan haben. Sie weint die ganze Zeit, sie geht kaputt. Sie haben unsere ganze Familie kaputtgemacht in diesem Saftladen hier.
- Frau M.: Ach Stefan, lass doch (weint erneut).
- Herr M.: Das muss doch mal gesagt werden. Wenn sich hier einer mal vernünftig um Papa gekümmert hätte, dann würde er noch leben.

- T: Ich bemerke, dass Sie sehr wütend sind. Das ist eine normale Reaktion nach einem so schrecklichen Ereignis, das Sie überrascht und so unfassbar ist. Lassen Sie uns vorab einmal klären, wie stark Ihre Wut ist. Können wir hier noch in Sicherheit gemeinsam zusammensitzen oder haben Sie eine so starke Wut im Bauch, dass wir hier in Gefahr sind?
- Herr M.: Wie, in Gefahr?
- T: Ich meine damit, ob Sie in den nächsten Momenten auf uns losgehen wollen?
- Herr M.: Nein, natürlich nicht.
- T: Das ist gut, das wäre auch nicht hilfreich. Wir wollen ja versuchen, das Geschehen zu verstehen und offene Fragen zu klären. Ich verstehe, dass es Ihnen beiden sehr schlecht geht. Welche Frage sind Ihnen gekommen?
- Herr M.: Warum haben Sie meinen Vater denn unbeobachtet rausgelassen? Er war doch wegen seiner Depression in Behandlung und hatte vor vier Wochen schon einen Suizidversuch gemacht. Den hätte man doch gar nicht rauslassen dürfen (weint auch).
- T: Ja, er kam vor vier Wochen wegen eines Suizidversuches. (Der Therapeut nimmt zum Behandlungsverlauf Stellung und erläutert die wesentlichen Meilensteine). Seit etwa fünf Tagen haben wir den Eindruck, dass es ihm deutlich besser ging. Er stand morgens von alleine auf, lächelte wieder, brachte von sich aus zukunftsorientierte Themen ein, sodass wir nicht mit einer Suizidhandlung gerechnet haben. Frau B., wie war das im Stationsalltag, wie haben Sie ihn als Bezugspflege an diesem Tag erlebt?
- Frau B.: Also, ich war seit Anfang dieser Woche seine Bezugstherapeutin, war aber bei seiner Aufnahme auch nachts auf Station und kenne ihn von damals. Es hat sich wirklich viel getan, er hatte sich im Verlauf der Behandlung deutlich gebessert. Gestern Morgen habe ich ihn gefragt, ob er Hilfe beim Duschen benötigt, das hat er verneint, das wollte er selber machen. Wir haben dann darüber gesprochen, wie sein Tag aussehen sollte. Er wollte morgens erst in die Ergotherapie gehen, danach einen Freund anrufen und einen Spaziergang machen. Er ist auch pünktlich zur Ergotherapie von der Station gegangen. Gegen 12 Uhr mittags bekamen wir dann einen Anruf aus der Notaufnahme, dass ein Herr M. vom Rettungsdienst eingeliefert wurde und im Schockraum behandelt wird, dass er in Lebensgefahr schwebt. Ich bin dann rübergegangen und habe ihn als unseren Patienten identifiziert. Ich war so schockiert, ihn so zu sehen (kann nicht weitersprechen).
- T: Und wann sind Sie informiert worden, dass er im Schockraum liegt, Frau M.?

(Es folgt eine sehr genaue Rekonstruktion der Abläufe des Vortages, möglicher Anzeichen für Suizidalität und Anzeichen, die nicht auf Suizidalität schließen ließen.)

- T: Also, nach alldem gingen wir von einer deutlichen Besserung des psychischen Zustandes Ihres Mannes bzw. Vaters aus. Wir dachten, dass er die Depression überwunden hätte. Mit einem Suizidversuch hätten wir in dieser Situation niemals gerechnet.
- Frau B.: Schon gar nicht, nachdem er am Morgen noch so hoffnungsvoll war.
- Herr M.: Da haben Sie wohl falsch gedacht, wie man jetzt sieht. Schade, dass Sie Ihren Job nicht beherrschen, dann würde mein Vater jetzt noch leben.
- T: Ja, wir haben damit nicht gerechnet, da haben Sie recht. Das ist aber etwas anderes als nicht sorgfältig zu handeln. Wir beherrschen unsere Jobs schon, aber, obwohl ich seit 20 Jahren jeden Tag depressive Menschen betreue und behandle, weiß ich nicht alles und sehe nicht alles vorher. Mir tut es sehr leid, dass ich nicht bemerkt habe, was in Ihrem Vater vorging, und ich frage mich auch, was ich vielleicht übersehen habe. So geht es allen Mitarbeitern auf der Station. Mir

wäre lieber, wir hätten den Suizid verhindern können.
- Herr M.: (schluchzt) So eine Scheiße, so eine verfluchte Scheiße.
- T: Herr M., Sie haben das Recht, wütend und verzweifelt zu sein. Das Ereignis ist so unfassbar. Auch wenn Frau B. und ich Ihrem Vater bei Weitem nicht so nahestanden wie sie, sind wir auch vollkommen schockiert und verstehen noch nicht, was Ihren Vater da überkommen hat. Wir haben keine Anzeichen gesehen, und plötzlich entschließt er sich zu so einer Tat.
- Frau M.: Ich verstehe das nicht, warum hat er das getan?
- Frau B.: Ich verstehe das auch nicht. Wir hatten am Morgen noch so ein gutes Gespräch. Irgendetwas muss ihm in den Kopf gekommen sein, irgendetwas muss ihn plötzlich so verzweifelt werden lassen, dass er keinen Ausweg mehr wusste.
- Frau M.: Vielleicht wollte er sich ja gar nicht umbringen, vielleicht ist etwas anderes passiert?
- T: Ja, das ist eine Möglichkeit. Wir wissen nicht genau, was in den Minuten vor seinem Tod passiert ist. Es ist schon möglich, dass er in letzter Konsequenz gar nicht sterben wollte. Halten Sie das für wahrscheinlich?
- Frau M.: Er hätte mich niemals alleine gelassen, das hätte er bestimmt nicht getan (weint erneut).
- T: Das ist möglich, wir wissen es nicht genau. Wir werden es vermutlich auch niemals ganz genau erfahren. Wichtig ist, dass Sie beide jetzt irgendwie klarkommen, dass Sie beide das jetzt verkraften. Was bedeutet es denn für Sie, wenn sich ein Mensch suizidiert? Welche Bedeutung hat das in Ihrer Religion, in Ihrer Familie, Ihrem Umfeld?
- Herr M.: Bei uns im Dorf redet man nicht offen darüber, aber verdeckt tuscheln alle. Es gibt eine Familie, die ausgegrenzt wurde, nachdem die Mutter sich suizidiert hat. Alle sagen, ihr Mann hätte die Schuld.
- T: Da sind wir schon wieder bei der Schuldfrage, die immer nach Suiziden aufkommt. Meistens ist das ganz großer Blödsinn, dass jemand anderes am Suizid schuld sein soll. Sie wissen das ja besser, Ihr Vater bzw. Ehemann hatte eine schwere Depression. Das ist eine Erkrankung des Gefühlslebens. Er hat sich auch ohne Einwirkungen von außen schlecht gefühlt, weil er die Krankheit hatte. Es wird nur schwer, das im Dorf zu vermitteln. Gibt es dort jemanden, mit dem Sie reden können? Der vielleicht Verständnis hat?
- Frau M.: Ja klar, wir haben da so eine kleine Gruppe, mit der wir uns öfter treffen. Die wissen schon von der Erkrankung.
- T: Ich glaube, Sie sollten damit anfangen, zuerst mit denen zu reden. Vielleicht gibt Ihnen das etwas Kraft und Halt. Und Ihre eigene Einstellung zum Suizid? Ist das für Sie etwas, was man tun darf, oder eine Sünde?
- Frau M.: Nein, so etwas darf man nicht tun. Das darf man seinen Angehörigen nicht antun. Eine Sünde, was ist schon eine Sünde. Wenn es einen Gott gibt, dann wird er auch dafür Verständnis haben.
- T: Kommen bei Ihnen Gedanken an den eigenen Tod auf, denken Sie über Suizid nach?
- Frau M.: Für mich ist es schwer, aber nein, das würde ich meinem Sohn nicht antun, dann hätte er ja beide Eltern verloren.
- Herr M.: Nein, solche Gedanken kommen mir nicht. Meine Mutter braucht mich ja.
- T: Nach einem so schrecklichen Ereignis geht einem alles Mögliche durch den Kopf. Wenn Ihnen Gedanken über Ihren eigenen Suizid durch den Kopf gehen, dann melden Sie sich bitte erneut bei mir.

Sie können sich aber auch an andere Ansprechpartner wenden, die nichts mit der Behandlung Ihres Mannes bzw. Vaters zu tun haben, wenn Ihnen das angenehmer ist. Ich habe Ihnen hier drei Adressen aufgeschrieben, die hier vor Ort verfügbar sind (händigt die vorbereitete Liste aus). Und ich muss mir wirklich keine Sorgen um Sie machen? Wie werden Sie die nächsten Tage verbringen?
- Frau M.: Wir gehen nachher erstmal für ein paar Tage zu meinem Bruder, er wird mir bei der Organisation der Bestattung und bei den nötigen Formalien, Finanzdingen etc. helfen. Stefan kommt mit, er versteht sich ganz gut mit seinem Onkel.
- T: Ich biete Ihnen an, dass Sie mich bei Fragen gerne kontaktieren können. Hier ist meine Telefonnummer. Wenn Ihnen eine Frage nicht aus dem Kopf geht, wenn Ihnen im Nachgang noch etwas einfällt, was Sie gerne besprechen möchten, dann melden Sie sich bei mir. Es kann sein, dass ich nicht in der Minute selber Zeit habe, aber dann vereinbaren wir ein Telefonat oder einen erneuten Termin. Das können wir ohnehin tun, wenn Sie etwas zur Ruhe gekommen sind. Wie wäre es mit einem Folgetermin in drei Monaten?
- Herr M.: Och, soweit denken wir im Moment gar nicht.
- T: Verständlich. Aber melden Sie sich gerne, wenn Sie das Bedürfnis haben. Und wenn die ganz schwere Zeit vorbei ist, dann lege ich Ihnen sehr ans Herz, sich an eine Selbsthilfegruppe von Angehörigen nach Suizid zu wenden. Niemand kann Ihre Situation besser verstehen als Menschen, die das gleiche erlebt haben. Der Austausch tut vielen Menschen sehr gut. Schauen Sie, ich habe auf der Liste unten die Kontaktdaten für die örtliche Selbsthilfegruppe notiert, an die sollten Sie sich wenden, wenn Ihnen das wieder möglich ist.
- Frau und Herr M.: Vielen Dank, das werden wir tun. Vielen Dank auch für Ihre Zeit.
- T und Frau B.: Ihnen auch vielen Dank, dass Sie gekommen sind, das war uns sehr wichtig. Wir wünschen Ihnen viel Kraft für die nächste Zeit und unsere Gedanken werden bei Ihnen sein. Unser herzliches Beileid. Sie melden sich wie verabredet, wenn es Ihnen sehr schlecht geht oder wenn Sie noch etwas klären möchten. ◄

Zusammenfassung formaler Aspekte
- Die sorgfältige Kenntnis formaljuristischer Argumentationen ermöglicht es dem Therapeuten(team), besonnen in das Angehörigengespräch zu gehen
- Formale Aspekte sind i. d. R. nicht Bestandteil des Angehörigengesprächs
- Der Abschnitt enthält Informationen zur Meldekette, zum Umgang mit der Presse, zu Fahrlässigkeit, Schweige- und Dokumentationspflicht sowie zur Ausstellung des Totenscheins

6.4 Besonderheiten und Fallstricke – typische Probleme und Lösungsvorschläge

Der Einbezug von Angehörigen in den Behandlungsprozess kann vielfältige Herausforderungen mit sich bringen. In der folgenden Tabelle werden einige typische Fallstricke und Wege zum Umgang mit ihnen angeboten (◘ Tab. 6.1).

Das Angehörigengespräch

◘ Tab. 6.1 Typische Probleme und Lösungsvorschläge für Angehörigengespräche

Problem	Lösung
Der Patient hat seinen Angehörigen zum gemeinsamen Gespräch bei seinem Therapeuten eingeladen. Doch der Angehörige zögert. Er befürchtet, dort in ein Verhör zu geraten. Der Patient drängt in der Therapiestunde auf ein Gespräch mit seinem Angehörigen. Der Therapeut soll der Bezugsperson „mal den Kopf zurechtrücken"	Beim Einbezug Angehöriger geht es immer darum, einen hilfreichen Dialog zwischen dem Patienten und seiner Bezugsperson herzustellen und zu moderieren, welcher der Therapie nützlich ist. Schuldfragen oder Anklagen gehören nicht in das Gespräch. Sofern sich die Gesprächsdynamik zwischen Patient und Angehörigem in diese Richtung entwickelt, ist es die Aufgabe des Therapeuten zu unterbrechen und i.S. der personenzentrierten Gesprächsführung adäquat „zu übersetzen"
Der Patient bringt unangekündigt jemanden zur Therapiesitzung mit: „Meine Schwester wollte auch mal mitkommen"	Berücksichtigen Sie immer: ist der Einbezug einer Bezugsperson an dieser Stelle innerhalb des Behandlungsprozesses hilfreich für die Therapie? Was ist das Anliegen des Patienten, welche Erwartungen hat sein Angehöriger? Sind diese Punkte unklar, führen Sie auch kein Angehörigengespräch durch. Außerdem ist eine klare Kommunikation wichtig. Überlegen Sie, unter welchen Voraussetzungen Sie Gespräche unter Einbindung Angehöriger führen möchten und teilen Sie diese klar mit, z. B. „Es ist nicht möglich, spontan jemanden mitzubringen. Ein Gespräch mit ihrer Schwester bereiten wir im Vorfeld vor und legen dann einen gemeinsamen Termin fest"
Der Patient hat seinem Therapeuten etwas anvertraut, wovon sein Angehöriger nichts wissen soll	Die Einhaltung der Schweigepflicht gilt auch innerhalb eines Gesprächs mit Bezugspersonen. Es empfiehlt sich, sich im Vorfeld mit dem Patienten darüber zu verständigen, über welche Therapieinhalte gesprochen werden darf und über welche nicht
Der Angehörige hält nichts von Psychopharmaka/Elektrokonvulsionstherapie/anderen Verfahren. Er rät dem Patienten dringend davon ab	Greifen Sie die Vorbehalte/Sorgen des Angehörigen auf und explorieren Sie, woher diese kommen. Es können eigene Erfahrungen aber auch Unkenntnis oder Vorurteile sein. Nehmen Sie den Angehörigen ernst und informieren Sie über das jeweilige Therapieregime. Betonen Sie, wie hilfreich die Unterstützung des Umfelds für therapeutisch relevante Entscheidungen des Patienten ist
Sie lernen einen überlasteten Angehörigen kennen, der darunter leidet, dass sich trotz intensiver Bemühungen noch keine ausreichende Besserung eingestellt hat	Validieren Sie den Angehörigen und entbinden Sie ihn und den Patienten von deren Schuldgefühlen. Würdigen Sie die bisherigen Anstrengungen. Klären Sie, ob der Angehörige offen für einen entlastenden Austausch mit anderen Betroffenen wäre bzw. ob eine Indikation für eine Psychotherapie des Angehörigen vorliegt. Informieren Sie darüber, welche Möglichkeiten der Angehörige zu seiner Entlastung in Anspruch nehmen kann
Der Angehörige möchte mit Ihnen allein sprechen, denn er möchte Ihnen etwas mitteilen, was der Patient nicht wissen soll	Ob es sinnvoll ist, ohne den Patienten mit seinem Angehörigen zu sprechen, sollte gründlich geklärt werden. Das Einverständnis des Patienten ist auch hier Voraussetzung. Allerdings gilt die Schweigepflicht nur für Inhalte, die der Therapeut äußert, nicht für Inhalte, die Sie vom Angehörigen erfahren. Bedenken Sie außerdem, ob es der Therapie und dem therapeutischen Bündnis nützt, wenn Sie nicht mehr transparent für den Patienten sind

6.5 Zusammenfassung

Die S3-Leitlinie empfiehlt den Einbezug Angehöriger bei der Behandlung unipolarer Depressionen. Angehörige leisten einen wesentlichen Anteil an der Versorgung depressiver Patienten und erleben oft selbst Belastung und Überforderung. Ihre Unterstützung ist jedoch für den Patienten entscheidend. Inzwischen gibt es unterschiedliche Angebote für Interessierte, sich über Depressionen zu informieren. Im Rahmen einer Psychotherapie wird ein Angehörigengespräch mit dem Einverständnis des Patienten immer dann durchgeführt, wenn es dem Therapieprozess nützlich erscheint. Den Rahmen hierfür bildet der personenzentrierte Ansatz von Carl R. Rogers für eine konstruktive Gesprächsatmosphäre zwischen dem Patienten, seiner Bezugsperson und dem Therapeuten. Der Inhalt des Gesprächs berücksichtigt die individuellen Anliegen und Erwartungen von Patienten und Bezugspersonen. Das Kapitel zeigt praxisnahe Beispiele zur Durchführung eines Angehörigengesprächs.

6.6 Materialien

Es wird Bezug auf folgende Arbeitsblätter aus anderen Kapiteln genommen:

- ▶ Kap. 9 „Praxis der Monotherapie mit Antidepressiva in der Behandlung der unipolaren Depression" (Regen und Benkert 2017)
- ▶ Kap. 2 „Psychoedukation" (Losekam und Konrad 2017, 2025).

Literatur

Bundesärztekammer (BÄK), Kassenärztliche Bundesvereinigung (KBV), Arbeitsgemeinschaft der Wissenschaftlichen Medizinischen Fachgesellschaften (AWMF) (2022) Nationale VersorgungsLeitlinie Unipolare Depression – Leitlinienreport, Version 3.0. [cited: 2022-01-23]. https://doi.org/10.6101/AZQ/000494. www.leitlinien.de/depression

Finke J (2025) Gesprächspsychotherapie der Depression. In: Konrad C (Hrsg) Psychotherapie der unipolaren Depression. Springer Verlag, Heidelberg

Losekam S, Konrad C (2017) Psychoedukation. In: Konrad C (Hrsg) Therapie der Depression. Springer Verlag, Heidelberg

Losekam S, Konrad C (2025) Psychoedukation. In: Konrad C (Hrsg) Psychotherapie der unipolaren Depression. Springer Verlag, Heidelberg

Regen F, Benkert O (2017) Praxis der Monotherapie mit Antidepressiva in der Behandlung der unipolaren Depression. In: Konrad C (Hrsg) Therapie der Depression. Springer Verlag, Heidelberg

Praxis der hundegestützten psychodynamischen Psychotherapie bei Depressionen

Emma Huß und Janina Schreiber

Inhaltsverzeichnis

7.1	**Einleitung** – 115	
7.1.1	Theorien und Modelle – 115	
7.1.2	Indikationen und Limitationen – für wen eignet sich eine hundegestützte Psychotherapie? – 119	
7.2	**Psychodynamik der Depression** – 120	
7.2.1	Indikationen und Limitationen – für wen eignet sich eine psychodynamische Psychotherapie? – 122	
7.2.2	Ziele – 122	
7.3	**Fallvignette** – 122	
7.4	**Praktische Therapiedurchführung** – 124	
7.4.1	Therapiebaustein „Ein angemessenes Setting schaffen" – 125	
7.4.2	Therapiebaustein „Erstkontakt und Begrüßungsritual" – 125	
7.4.3	Therapiebaustein „Beobachterrolle einnehmen" – 127	
7.4.4	Therapiebaustein „Förderung der Mentalisierungsfähigkeit" – 128	
7.4.5	Therapiebaustein „Die Triangulierungsmöglichkeit nutzen" – 131	

© Der/die Autor(en), exklusiv lizenziert an Springer-Verlag GmbH, DE, ein Teil von Springer Nature 2025
C. Konrad (Hrsg.), *Therapie der unipolaren Depression - Ergotherapie, Soziotherapie und andere psychotherapeutisch mitgeprägte Verfahren*, https://doi.org/10.1007/978-3-662-70320-5_7

7.4.6   Therapiebaustein „Szenisches Verstehen, Deutungen und Bearbeitung" – 133
7.4.7   Therapiebaustein „Veränderungen benennen und Probehandeln fördern" – 135

7.5   Besonderheiten und Fallstricke – 136
7.5.1   Typische Probleme und Lösungsvorschläge – 136
7.5.2   Kombinierbarkeit mit anderen Methoden – 137

7.6   Zusammenfassung des Kapitels – 137

7.7   Materialien – 138

Literatur – 138

Übersicht

Historisch gesehen fand die tiergestützte Therapie erstmals durch eine Veröffentlichung des US-amerikanischen Kinderpsychologen Boris Levinson im Jahr 1962 Einzug in die psychiatrisch-psychotherapeutische Fachwelt. Dieser hatte beobachtet, dass ein bis dahin psychotherapeutisch schwer zu behandelnder Junge durch den zunächst zufälligen Kontakt zu Levinsons Hund zunehmend Vertrauen zu ihm als Therapeuten fassen konnte (Levinson 1962). In den letzten Jahren haben tier- bzw. hundegestützte Therapieangebote vermehrt Einzug in psychiatrische Versorgungseinrichtungen gefunden und erfreuen sich dort einer großen Akzeptanz vonseiten der Patienten und Klienten (Beetz et al. 2021; Schreiber und Kuhn 2019). Auch das wissenschaftliche Engagement im Bereich tiergestützter Therapien steigt, wenngleich die einzelnen Studien aufgrund verschiedener Designs häufig nur wenig vergleichbar sind und in ihrer Qualität Verbesserungspotenzial bergen (Huß und Seemüller 2023).

Generell können verschiedene Tierarten in therapeutische Konzepte einbezogen werden. Am häufigsten werden hunde- und pferdegestützte Therapien angeboten. Dieser Beitrag beschränkt sich von nun an auf den Einbezug von Hunden in die psychodynamische Psychotherapie.

Hunde, die in einem therapeutischen Setting eingesetzt werden, werden als „Therapiebegleithunde" bezeichnet. Entsprechend der Definition eines „Therapiebegleithundes" nach Wohlfarth und Mutschler werden diese in der Therapie gezielt in ein therapeutisches Konzept einbezogen und wurden gemeinsam mit dem Halter hierfür ausgebildet (Wohlfarth und Mutschler 2017). Man spricht daher häufig auch von einem „Therapiebegleithunde-Team", bestehend aus Therapeut und Hund. Der gezielte Einsatz kann hierbei u. a. in der Psychotherapie, Ergotherapie, Bewegungstherapie, Pädagogik und vielem mehr erfolgen und sich ganz unterschiedlich gestalten. Entscheidend ist aber, dass der Einsatz des Hundes eine sinnvolle Ergänzung des bereits vorbestehenden Therapieverfahrens und kein eigenständiges Verfahren darstellt. Nicht der Hund an sich soll als „Therapeutikum" dienen, was die landläufige Bezeichnung „Therapiehund" ggf. nahelegen könnte (Schreiber 2023). Es sollte daher auf die korrekte Nutzung der Begrifflichkeiten geachtet werden.

7.1 Einleitung

7.1.1 Theorien und Modelle

Die **allgemeinen Wirkmechanismen** hundegestützter Therapie werden im Folgenden dargestellt:

- **One Health**

Das *One-Health*-Konzept ist eine Weiterentwicklung der Biophilie-Hypothese von Edward O. Wilson und beschreibt eine wechselseitige Beziehung zwischen Tierwohl, menschlichem Wohlbefinden und Schutz der Umwelt. Sie beruht auf einer angeborenen Affinität zur Natur und zu allem Lebendigen (Beetz et al. 2021), wobei der Bezug zur Natur in einer zunehmend urbanisierten Gesellschaft bedauerlicherweise immer mehr verloren geht. Meißner sprach auch vom „Natur-Defizit-Syndrom" (Meißner 2012).

- **Spiegelneurone und Du-Evidenz**

Über Spiegelneurone vermittelt interpretieren Menschen das Verhalten von Tieren (insbesondere bei solchen, die der eigenen Spezies phylogenetisch nahestehen) so, als wenn sie selbst gerade dieselbe Situation durchleben würden und ordnen dem Verhalten Gefühlszuständen zu (Beetz et al. 2021). Spiegelneurone stellen die Grundlage von Empathie dar und führen zu einer „emotionalen Ansteckung". Auf der Grundlage von

Spiegelneuronen entwickelt sich eine „Du-Evidenz". Der Mensch kann das Tier als ein Individuum mit eigener Persönlichkeit, spezifischen Gefühlen und als vollwertigen Sozialpartner wahrnehmen (Beetz et al. 2021). Insbesondere Mensch und Hund scheinen nicht zuletzt aufgrund der stammesgeschichtlich gemeinsamen Entwicklung die grundlegenden Emotionssysteme (biochemisch wie auch anatomisch-strukturell) miteinander zu teilen (Kotrschal 2020).

- **Oxytocin**

Das aus dem Hypophysenhinterlappen stammende und umgangssprachlich als „Kuschelhormon" bezeichnete Hormon Oxytocin kann als Gegenspieler von Cortisol bezeichnet werden. Es wird insbesondere bei der Interaktion von Mutter und Kind ausgeschüttet und schafft die biochemische Grundlage für die Entstehung von Bindung (s. u.). Oxytocin wird auch in der Interaktion mit dem Hund, insbesondere bei Körperkontakt ausgeschüttet und fördert Empathie, Vertrauen, Liebe, Ruhe und Entspannung.

Für die hundegestützte Psychotherapie bedeutsame **psychodynamische Theorien und Modelle** werden im Folgenden dargestellt:

- **Die therapeutische Beziehung und die therapeutische Triade**

Shirk und Karver definieren die Qualität der therapeutischen Allianz zwischen Patient und Psychotherapeut als einen wichtigen Prädiktor für den Erfolg der Psychotherapie über alle Altersklassen und Therapieverfahren hinweg (Jones et al. 2019; Shirk und Karver 2003). Die therapeutische Allianz ähnelt in manchen Punkten zudem einer Bindungsbeziehung (Parish und Eagle 2003). Es gibt Hinweise darauf, dass die therapeutische Beziehung als sichere Basis dient, von der aus Patienten sich trauen, ihr Inneres zu explorieren. Es scheint, dass je sicherer die therapeutische Allianz, desto besser gelingt es Patienten sich auf die Exploration ihrer Innenwelt einzulassen (Mallinckrodt et al. 2005). Patienten mit einer Depression weisen aufgrund der Beziehungserfahrungen mit ihren primären Bezugspersonen in der Kindheit häufig ein unsicheres Bindungsmuster auf (Schauenburg 2017). Die Bindungserfahrungen von Patienten werden als innere Arbeitsmodelle internalisiert und beeinflussen als solche fortan den Aufbau neuer zwischenmenschlicher Beziehungen (Pietromonaco und Barrett 2000) und somit auch den Beziehungsaufbau zum Therapeuten. Der Beziehungsaufbau zu einem Hund hingegen scheint Patienten mit schwierigen Bindungserfahrungen häufig gut zu gelingen. Ungünstige Bindungserfahrungen scheinen somit nicht automatisch auf den Hund übertragen zu werden. Der Hund kann so insbesondere am Anfang der Therapie einen aus Patientensicht vertrauensvollen Interaktionspartner darstellen. Im Verlauf kann dies auch die therapeutische Beziehung zum Behandler günstig beeinflussen (Beetz et al. 2021).

Initial stellt der Hund insbesondere ein Bindeglied zwischen Patient und Therapeut dar. Therapeut und Patient können zunächst auch beispielsweise unverfänglich über den Hund ins Gespräch kommen, was häufig die Hemmschwelle, mit dem Therapeuten in Kontakt zu treten, senkt. Im Verlauf des Gesprächs ergeben sich dann meist jedoch automatisch Bezugspunkte zum Leben und inneren Erleben des Patienten. Normalerweise besteht im psychotherapeutischen Setting eine dyadische Beziehung zwischen Psychotherapeut und Patient. Durch den Einbezug des Hundes entsteht eine therapeutische Triade aus Therapeut-Hund-Patient. Innerhalb dieser können sich die Psychodynamik und unbewusste Beziehungsmuster des Patienten komplexer in Szene setzen, als dies ohne Hund der Fall ist (Ganser 2017). Hierdurch können wichtige Eindrücke gewonnen werden, die in der therapeutischen Dyade vielleicht nicht direkt sichtbar geworden wären. Zudem kann die Triangulierungsfähigkeit des Patienten beobachtet und gefördert werden. Letztlich wird in der therapeutischen Triade ein emotionales Durcharbeiten ermöglicht.

Ein wichtiger Punkt ist auch, dass der Therapeut und der Therapiebegleithund dem Patienten als ein Modell für eine vertrauensvolle Beziehung dienen. Unter anderem deswegen sind eine hinreichend sichere Bindung zwischen Therapeut und Therapiebegleithund sowie sehr gute Kenntnisse des Therapeuten über die Persönlichkeit, Bedürfnisse, Signale etc. des eigenen Hundes besonders wichtig (vgl. Einleitung Tiergestützte Interventionen).

- **Übertragung und Gegenübertragung**

Übertragung- und Gegenübertragungsphänomene spielen auch in der hundegestützten psychodynamischen Psychotherapie eine grundlegende Rolle. Neben der weiterhin bestehenden Übertragung auf den Therapeuten können Patienten unbewusste Wünsche, insbesondere solche nach Zuneigung und Anlehnung, auch auf den Hund übertragen. In der Interaktion mit dem Hund könnten diese Wünsche u. U. sogar ausgelebt werden und heilsame Erfahrungen ermöglichen (z. B. Schmusen mit dem Hund), während hingegen Körperkontakt mit dem Therapeuten angesichts des Abstinenzgebots nicht möglich ist.

- **Bindung**

Die Bindungstheorie nach John Bowlby und Mary Ainsworth ist Schulen- und Fächerübergreifend als eine wichtige Grundlage in Therapie und Pädagogik bekannt. Die frühen Bindungserfahrungen von Patienten werden als innere Arbeitsmodelle internalisiert und beeinflussen als solche fortan den Aufbau neuer zwischenmenschlicher Beziehungen (Pietromonaco und Barrett 2000). Patienten mit schwierigen Bindungserfahrungen scheinen diese jedoch nicht automatisch auf Tiere zu übertragen, sodass ein Hund als vertrauensvoller Interaktionspartner wahrgenommen werden kann. Wie von Boris Levinson beobachtet, kann der Einbezug des Hundes dann wiederum das Vertrauen zum Therapeuten fördern. Auch wenn negative Bindungserfahrungen den Beziehungsaufbau zu einem Hund nicht automatisch nachteilig zu beeinflussen scheinen, so können bestimmte Beziehungsmuster dennoch auch in der Interaktion zwischen Mensch und Hund wirksam werden, sodass es keine Erfolgsgarantie für das Entstehen einer sicheren Bindung zwischen Mensch und Hund gibt (Schreiber 2023).

- **Erforschung von Emotionen**

Hunde kommunizieren analog und reagieren unmittelbar ehrlich auf ihr Gegenüber. In der Interaktion mit Ihnen lassen sich Abstimmungsprozesse beobachten, wie sie auch in der Mutter-Kind-Forschung beobachtet werden können (Ganser 2017). Lässt man sich auf die „hündische" Form der Kommunikation und Interaktion ein, wird man bald merken, dass Körperhaltung, Mimik und Tonlage und die dahinter liegende Stimmigkeit und Authentizität von größerer Bedeutung sind, als dies in der vorrangig verbalen „menschlichen" Kommunikation der Fall ist. So gesehen können wir in der Interaktion mit dem Hund ein Stück weit zum frühen körperlichen Erleben von Interaktion und den daraus resultierenden Emotionen zurückkehren, wie es in der frühen Kindheit der Fall ist. Emotionen können daher unter Einbezug des Hundes auf eine zusätzliche Weise aktiviert und angesprochen werden, die durchaus regressive Elemente enthält. In der Interaktion mit dem Hund können emotionale Themen nicht nur besprochen, sondern auch konkret erlebbar gemacht werden.

Eine Emotion, die insbesondere auch in Hinblick auf das Erkrankungsbild einer Depression von großer Bedeutung ist und sich im Bezug auf den Hund gut thematisieren lässt, ist Wut. Insbesondere Patienten mit einer Depression unterdrücken aggressive Impulse und die eigene Wut, da sie anderenfalls den Verlust des Objekts befürchten. Stattdessen wenden sie dann die Wut auf das Objekt im Sinne des zentralen Abwehrmechanismus gegen sich selbst. Wut und Aggression scheinen in der hochzivilisierten und angepassten Welt nicht mehr erwünscht zu sein. In der hündischen Kommunikation hingegen kommt ihnen eine ganz natürliche Rolle zu. Aggression ist ein natürliches Merkmal der Kommunikation unter Hunden. Knurren, lautes Bellen, Zähnefletschen und Abschnappen dienen dem Setzen von Grenzen und werden nach Klärung des Konflikts von dem anderen Hund akzeptiert, ohne dass dieser in der Folge verängstigt, deprimiert oder ähnliches wäre. Nach dem Konflikt ist ein normales Miteinander unter Einhaltung der soeben kommunizierten Grenzen wieder möglich. Hier drängt sich die Bezugnahme auf wichtige psychotherapeutische Themen bei der Behandlung der Depression geradezu auf.

- **Mentalisieren**

Die *Theory of mind* oder auch die Fähigkeit zur Mentalisierung beschreibt das Vermögen, sich selbst und anderen mentale Zustände wie Wünsche, Überzeugungen, Absichten und Emotionen zuzuschreiben und auf dieser Grundlage Verhalten verstehen und vorherzusagen zu können (Sprung et al. 2022). Durch eine bessere Mentalisierungsfähigkeit kann es Patienten schließlich gelingen, dem eigenen Verhalten und auch dem Verhalten anderer Personen eine Intention und Sinnhaftigkeit zuzuschreiben und dieses so besser einzuordnen (Gesellschaft für Mentalisierungsbasierte und Integrative Therapie mbH 2022). Im Verlauf kann so auch eine Flexibilisierung von zuvor rigiden Beziehungsmustern erreicht werden.

Alexandra Horowitz nimmt an, dass auch Hunde eine rudimentäre *Theory of mind*, also die Fähigkeit zur Mentalisierung besitzen und so noch stärker als echter Sozialpartner wahrgenommen werden. Im therapeutischen Setting fällt es den Patienten u. U. leichter, Gefühle, Gedanken und Wünsche in Bezug auf den Hund anzusprechen, da schwierige Bindungsrepräsentanzen in der Beziehung mit ihm weniger wirksam werden und sie die Beziehung zum Hund somit als weniger „bedrohlich" erleben. Es können dann innerhalb der therapeutischen Triade verschiedene Perspektiven übernommen werden (Ganser 2017).

- **Abwehrmechanismen**

Abwehrmechanismen stellen einen Schutz für die psychische Integrität der Patienten dar und verhindern eine Überflutung mit belastenden Gefühlen etc. Zugleich können Abwehrmechanismen die therapeutische Arbeit aber auch erschweren, da die durch sie z. B. verdrängten Themen so nur eingeschränkt besprechbar sind. Fine nimmt an, dass die Interaktion mit einem Therapiebegleithund es Patienten ein Stück weit eher ermöglicht, die Abwehrmechanismen herunterzufahren (Fine 2018). Durch die Notwendigkeit, dass der Patient mit dem Hund ins Handeln kommt, können Abwehrmechanismen wie beispielsweise Intellektualisierung, Rationalisierung etc. nicht so einfach aufrechterhalten werden. Eine Bezugnahme zu den aktuell auftretenden Emotionen kann dann leichter gelingen.

- **Strukturierung**

Generell bleibt die klassische Strukturierung der psychodynamischen Psychotherapie unter Einbezug des Hundes erhalten. Im Vorfeld sind mit dem Patienten zusätzliche Rahmenbedingungen zu thematisieren, um das Wohlergehen von Patient und Hund sicherzustellen. So sollte z. B. der Patient dazu ermutigt werden Bescheid zu geben, sollte ihm zu irgendeinem Zeitpunkt der Kontakt unangenehm werden. Weiter sollte der Therapeut dem Patienten Regeln für den Umgang mit dem Hund erklären. Sollte es irgendwelche Besonderheiten hinsichtlich des Verhaltens, der Gesundheit, des Alters etc. des Hundes zu berücksichtigen geben, so sollte der Therapeut auch dies dem Patienten erklären. Generell ist es von Vorteil, wenn die Interaktion zwischen Patient und Therapiebegleithund in der psychodynamischen Psychotherapie möglichst frei erfolgt, da hierbei unbewusste Interaktions- und Beziehungsmuster am ehesten auftreten. Die Fokussierung auf das zentrale (Beziehungs)Konfliktthema bleibt erhalten. In diesem Zusammenhang können auch zielgerichtete konkrete Interventionen mit dem Hund sinnvoll sein (z. B. ein initiiertes Spiel zwischen Patient und Hund, eine bewusst herbei geführte Streicheleinheit etc.). Die Interaktion mit dem Hund erfolgt oft nur wenige Minuten während der 50-minütigen Therapieeinheit. Den größeren zeitlichen Raum nimmt das „über den Hund bzw. die Interaktion mit diesem Reden", ein.

7.1.2 Indikationen und Limitationen – für wen eignet sich eine hundegestützte Psychotherapie?

- **Patienten**
- Patienten, die an der Erforschung des eigenen Selbst und ihrer zwischenmenschlichen Beziehungen interessiert sind, sowie Patienten mit strukturellen Defiziten (Steinert und Leichsenring 2017)
- Der Einsatz eines Therapiebegleithundes kann auch bei Patienten mit strukturellen Defiziten besonders gewinnbringend sein, da der Beziehungsaufbau zum Hund oft weniger von den maladaptiven Beziehungsmustern beeinflusst wird und so der Aufbau einer tragfähigen therapeutischen Beziehung begünstigt wird (Hediger et al. 2019). Hierbei würde dann ein entsprechend anderer Fokus gesetzt werden
- Alle Patienten, die den Kontakt zu einem Hund nicht generell ablehnen
- Patienten mit einer Hundephobie können zunächst explizit hinsichtlich der Phobie behandelt werden. Interessierte Skepsis gegenüber Hunden muss nicht unbedingt ein Hinderungsgrund für den Einsatz eines Hundes sein, wenn der Patient dies wünscht, wobei in diesen Fällen auf ein eher ruhiges Temperament des Hundes geachtet werden sollte bzw. strukturelle Regelungen (wie zum Beispiel ein angeleinter Hund) getroffen werden sollten
- Es kann davon ausgegangen werden, dass Patienten mit einer Affinität zu Tieren besonders von tiergestützten Therapieverfahren profitieren
- Daten weisen darauf hin, dass insbesondere Patienten mit unsicheren Bindungsmustern vom Einbezug eines Hundes profitieren (Beetz et al. 2012)
- Allergien und Asthma bronchiale sind keine absoluten Kontraindikationen, müssen aber im Einzelfall geprüft werden

- **Therapeuten**
- Eine gewisse Flexibilität und Gelassenheit der Therapeuten in komplexen und spontan auftretenden Situationen ist von Vorteil, da nun im therapeutischen Setting ein zusätzliches Augenmerk auf die Bedürfnisse und das Verhalten des Hundes gelegt werden muss
- Fachlich fundierte Ausbildung von Mensch und Hund zum Therapiebegleithundeteam, am besten nach international definierten Standards (ESAAT und ISAAT), sowie regelmäßige Weiterbildung
- Sehr gute Kenntnisse über die Persönlichkeit, Bedürfnisse, Signale etc. des eigenen Hundes sowie eine hinreichend sichere Bindung zwischen dem Therapeuten und dem Therapiebegleithund. Nur so können diese als ein Modell sicherer Bindung für Patienten dienen und nur so kann auch das Wohlergehen des Therapiebegleithunds sichergestellt werden

- **Hunde**
- Ob sich ein Hund für den Einsatz als Therapiebegleithund eignet, sollte im Einzelfall durch die Einschätzung von Experten erfolgen, die vor Beginn einer zertifizierten Ausbildung im Rahmen einer Eignungsprüfung erfolgt
- Generell gilt in Anlehnung an die *good enough mother* nach Donald Winnicott, dass der Therapiebegleithund lediglich „hinreichend" gehorsam, verträglich mit anderen Hunden, verschmust, verspielt etc. sein muss. Der Hund wird in der Therapie als eigenständiges Individuum gesehen. Er darf und soll Grenzen setzen, Gefallen und Unmut äußern dürfen, gute wie schlechte Tage haben dürfen etc. Entscheidend ist selbstverständlich, dass der Hund keine Gefährdung für das Patientenwohl darstellt. In diesem Rahmen darf und soll der Hund aber seine individuelle Persönlichkeit leben dürfen – so wie es auch die Patienten in der Therapie dürfen. Jeder Hund bietet entsprechend seinem Charakter hierbei andere Chancen für den Patienten

Zusammenfassung
- Grundlegend können alle Patienten, die Hundekontakt gegenüber offen sind, profitieren
- Patienten sollten ein ausreichendes Interesse haben, sich selbst besser zu verstehen, sowie innere Vorgänge und Beziehungsmuster zu explorieren
- Fokusanpassung bei Patienten mit schweren Strukturdefiziten

7.2 Psychodynamik der Depression

- **Depression als Konflikt zwischen (hohem) Ideal-Selbst und tatsächlichem Selbst**

Der Hund stellt in der Interaktion mit dem Patienten zwar durchaus Ansprüche, jedoch keinen Leistungsanspruch. Er reagiert zudem unmittelbar auf die authentischen Anteile des Patienten und spiegelt ihm diese wider. Oft gelingt es dem Patienten nicht, dem Hund gegenüber die Fassade seines Ideal-Selbst aufrechtzuerhalten. Der Hund urteilt jedoch nicht, denn für ihn ist alles von gleicher Wertigkeit. Der Patient kann somit erste Schritte auf dem Weg zum tatsächlichen Selbst entdecken und erleben, dass dieses für den Hund hinreichend gut ist. An dieser Stelle wird auch deutlich, dass ein „perfekter" Hund das hohe Ideal-Selbst eines Patienten u. U. sogar eher verstärken würde, während ein „hinreichend" guter Hund die Einladung dazu sein kann, sich dem wahren Selbst wertschätzend zuzuwenden.

- **Wendung der Aggression gegen das Selbst als zentraler Abwehrmechanismus**

Wie oben bereits beschrieben gehört der Ausdruck von Wut und Aggression zur normalen hündischen Kommunikation. Durch den Einbezug des Hundes kann die Akzeptanz für Wut als Affekt gefördert werden und schrittweise zu einer Reduktion der Angst beitragen, dass diese unweigerlich zur Zerstörung bzw. zum Verlust des Objekts führt. In der Interaktion mit dem Hund können zunächst unbewusste aggressive Impulse gedeutet und u. U. damit zugänglich gemacht werden. Im Spiel mit dem Hund lassen sich diese sogar in angemessener Weise ausleben, womit die Emotionsregulation gefördert werden kann (z. B. Zerrspiele mit einem Seil).

- **Autonomie vs. Abhängigkeit als zentraler Konflikt**

Wie oben beschrieben kann der Hund bei Patienten, die Aggressionen vermeiden, als Modell dienen einen Teil der Abhängigkeit aufzugeben. Patienten mit einem hohen Autonomiebestreben wiederum neigen dazu, für eine Bestätigung der negativen Grundannahmen über sich selbst zu sorgen, indem sie über die eigene Abwertung auch die Kritik anderer Personen provozieren. Diese Strategie wird im Umgang mit dem Hund aber nicht funktionieren, da dieser nicht wertet und ehrlich und unmittelbar auf sein Gegenüber reagiert.

- **Ängstlich-unsicheres Bindungsmuster und eingeschränkte Mentalisierungsfähigkeit**

Patienten mit einer Depression weisen aufgrund der Beziehungserfahrungen mit ihren primären Bezugspersonen in der Kindheit häufig ein unsicheres Bindungsmuster auf (Schauenburg 2017). Daten weisen darauf hin, dass Patienten mit einem unsicheren Bindungsmuster vom Kontakt zu einem Hund besonders zu profitieren scheinen (Beetz et al. 2012). Wie oben bereits beschrieben, scheinen nachteilige Bindungserfahrungen den Beziehungsaufbau zu einem Hund nur wenig zu beeinflussen. Ein Hund reagiert in der Regel authentisch, wertschätzend und offen, sodass beispielsweise keine enttäuschende Reaktion wie Zurückweisung von ihm als Interaktionspartner erwartet wird (Julius et al. 2014). Der authentische, liebevolle Umgang des Therapeuten mit dem eigenen Hund bietet dabei die Voraussetzung, Vertrauen in der Therapie zu fördern und bietet zudem die Möglichkeit des Modelllernens für die Patienten. Nachteilige Beziehungserfahrungen, die zu unsicheren Bindungsmustern führen können, gehen oft mit Defiziten in der Mentalisierungsfähigkeit einher (Taubner 2016). Mit dem Hund als drittem Objekt im psychotherapeutischen Setting kann das Mentalisieren in besonderer Weise geübt werden.

> **Zusammenfassung**
> - Der Einsatz eines Therapiebegleithundes in der psychodynamischen Psychotherapie kann eine sinnvolle Ergänzung darstellen.
> - Ein Therapiebegleithund kann das Vertrauen in den Therapeuten fördern und zum Aufbau einer tragfähigen therapeutischen Beziehung beitragen.
> - Eine sichere Bindung zum eigenen Hund sowie ein authentischer, liebevoller Umgang des Therapeuten mit dem Hund stellt eine wichtige Grundlage dar.
> - Unbewusste Beziehungsmuster und internalisierte Arbeitsmodelle der Patienten werden in der Interaktion mit dem Hund handelnd in Szene gesetzt.
> - Psychodynamische Grundkonflikte, abgewehrte Affekte, Diskrepanzen zwischen Ideal-Selbst und Real-Selbst sowie zentrale Abwehrmechanismen können durch den Kontakt mit dem Hund erlebbar gemacht und ggf. durchgearbeitet werden.
> - (Neue) positive Beziehungserfahrungen, insbesondere triangulierende Beziehungserfahrungen werden innerhalb der therapeutischen Triade möglich.

7.2.1 Indikationen und Limitationen – für wen eignet sich eine psychodynamische Psychotherapie?

Die generellen Indikationen für den Einsatz einer hundegestützten Psychotherapie wurden bereits in der Einleitung beschrieben.

Die psychodynamische Psychotherapie eignet sich (mit wie auch ohne den Einbezug eines Therapiebegleithundes) insbesondere für diejenigen Patienten, die an der Erforschung des eigenen Selbst und ihrer zwischenmenschlichen Beziehungen interessiert sind, sowie für Patienten mit strukturellen Defiziten (Steinert und Leichsenring 2017). Der Einsatz eines Therapiebegleithundes kann auch bei Patienten mit strukturellen Defiziten besonders gewinnbringend sein, da der Beziehungsaufbau zum Hund oft weniger von den maladaptiven Beziehungsmustern beeinflusst wird und so der Aufbau einer tragfähigen therapeutischen Beziehung begünstigt wird (Hediger et al. 2019). Hierbei würde dann ein entsprechend anderer Fokus gesetzt werden.

> **Zusammenfassung**
> - Grundlegend können alle Patienten, die Hundekontakt gegenüber offen sind, profitieren
> - Patienten sollten ein ausreichendes Interesse haben, sich selbst besser zu verstehen, sowie innere Vorgänge und Beziehungsmuster zu explorieren
> - Fokusanpassung bei Patienten mit schweren Strukturdefiziten

7.2.2 Ziele

Typische Ziele der hundegestützten psychodynamischen Psychotherapie bei Depressionen sind neben einer Symptomreduktion
- Der Aufbau eines vertrauensvollen therapeutischen Arbeitsbündnisses
- Das Erleben positiver Beziehungserfahrungen inklusive triangulierender Beziehungserfahrungen
- Das Erarbeiten und Erleben maladaptiver Beziehungsmuster als Ursache der Depression und das Erleben alternativer Erfahrungen innerhalb und später auch außerhalb der Therapie
- Die Exploration eigener Gedanken, Gefühle, Bedürfnisse und Wünsche
- Das Fördern von Perspektivwechseln und die Entwicklung von Mentalisierungskompetenzen
- Das Fördern von Selbstwirksamkeitserleben im Umgang mit dem Hund

7.3 Fallvignette

Im nun Folgenden gibt der Fall von Herrn K. einen Einblick in die hundegestützte psychodynamische Psychotherapie.

> ▶ **Fallbeispiel**
> **Probatorik**
> Der 26-jährige Patient erscheint pünktlich zur stationären Aufnahme auf die psychotherapeutische Station. Im Aufnahmegespräch zeigt er sich kooperativ und auskunftsbereit, schildert seine Symptomatik deskriptiv und ist dabei wenig spürbar. Er wirkt eloquent. Gefühle werden nicht benannt. Zugleich fällt aber eine deutliche psychomotorische Anspannung auf. Die Hände werden fest ineinander verschränkt und im Schoß begraben. Herr K. beschreibt eine seit mehreren Monaten andauernde gedrückte Stimmung, Antriebslosigkeit, Interessensverlust, ein Gefühl der Energielosigkeit, sozialen Rückzug, sowie Ein- und Durchschlafstörungen. Er fühle sich zunehmend „nutzlos", sodass mittlerweile zeitweise auch lebensmüde Gedanken aufkommen würden. Von akuter Suizidalität kann sich Herr K.

aber glaubhaft distanzieren. Einen konkreten Auslöser für das Auftreten der Symptomatik kann der Patient nicht benennen. Sein Ziel sei es, die Ausbildung zum Rettungssanitäter abzuschließen. Aktuell schiebe er die Prüfung immer weiter vor sich her. Er stoße mit seinem Verhalten zunehmend auf das Unverständnis seiner Eltern, die ihn teilweise finanziell unterstützen würden. Er sei einerseits dankbar für die Unterstützung, andererseits wolle er auch bald finanziell unabhängig werden und „den Eltern nicht weiter auf der Tasche liegen". Die Therapeutin fragt sich dabei, ob Herr K. hinsichtlich der Behandlung eher eigen- oder fremdmotiviert ist. Er berichtet weiter, dass ihm die Arbeit im Rettungsdienst gut gefalle. Er habe eigentlich Medizin studieren wollen, habe aber den notwendigen Notendurchschnitt nicht erreicht. Aktuell könne er ja froh sein nicht studiert zu haben, man könne ja sehen, dass er es gerade nicht einmal schaffe, die Ausbildung zu beenden. Er habe zwar einen Freundeskreis, habe diesen aber in der letzten Zeit vernachlässigt. Er würde die Freundschaften auch eher als „langjährig" und nicht als „eng" bezeichnen. Eine Beziehung habe er aktuell nicht. Er sei zwei Jahre lang mit einer Frau zusammen gewesen, man habe sich aber vor ca. einem Jahr getrennt. Man habe sich „auseinandergelebt", einen konkreten Grund für die Trennung oder Streit habe es nicht gegeben.

Biografischer Hintergrund

Herr K. wuchs gemeinsam mit seinen beiden Geschwistern (zwei Jahre älterer und zwei Jahre jüngerer Bruder) im Haus seiner Eltern in ruhiger Vorstadtlage auf. Er gibt an, eine „gute" Kindheit gehabt zu haben. Seine Eltern hätten den Kindern alles ermöglicht, verschiedene Sportarten, teure Urlaube etc. Der Vater von Herrn K. sei Allgemeinchirurg in eigener Praxis und habe viel gearbeitet. Er sei im Ort bekannt und angesehen gewesen. Herr K. erzählt von gemeinsamen Abendessen mit Freunden der Familie im Haus der Eltern, wo die Mutter des Patienten stets für gutes Essen gesorgt habe. Bei der Therapeutin entsteht ein filmreifes Bild von einer ordentlich gedeckten Tafel und einer Bilderbuchfamilie. Außerhalb dieser Treffen habe er nur wenig gemeinsame Zeit mit seinem Vater gehabt, wobei dieser immer „gut zu ihm gewesen" sei und „schließlich für das Wohl der Familie gesorgt" habe, weshalb er ihm die häufige Abwesenheit nicht übelnehme. Die Mutter des Patienten habe früher eigentlich studieren wollen, habe sich dann aber zum Wohl der drei Kinder dagegen entschieden und sei seither als „Familienmanagerin" zu Hause geblieben. Sie habe die Geschwister zur Schule und zum Sport gebracht und wieder abgeholt und den Haushalt organisiert. An Konflikte zwischen seinen Eltern könne sich Herr K. nicht erinnern. Ob die beiden miteinander glücklich gewesen seien, könne er aber auch nicht sagen. Er habe sich häufig mehr alleinige Zeit mit seiner Mutter gewünscht, die sich aber zwischen den Kindern stets aufteilen musste. Teilweise tat sie ihm auch leid hierfür, sodass er selten etwas von ihr eingefordert habe. Das Verhältnis zu seinen Geschwistern sei in Ordnung gewesen, wobei er seinem großen Bruder häufig nachgeeifert habe. Sein jüngerer Bruder habe schon immer eher „sein eigenes Ding" gemacht. In der Schule habe Herr K. immer gute Noten gehabt, habe aber auch nie zu den besten gehört. Kontakt zu Freunden habe er insbesondere über Sport gehabt, wo er auch an Turnieren teilgenommen habe (Fußball, Tennis). Sein älterer Bruder habe nach dem Abitur mit dem Medizinstudium begonnen. Er habe erst hier bemerkt, dass es offensichtlich der Wunsch des Vaters war, dass seine Kinder in seine Fußstapfen steigen. Er habe sich daraufhin in der Schule noch mehr angestrengt, habe aber letztendlich den notwendigen Notenschnitt für das Medizinstudium nicht geschafft. Um sein Ziel nicht aufgeben müssen, habe er sich zunächst für die Ausbildung zum Rettungssanitäter entschieden.

Psychodynamik

Herr K. ist in einem rigiden Elternhaus groß geworden, wo er im Zusammenleben mit zwei Geschwistern seine eigenen Bedürfnisse häufig zurückstellen musste. Diese Eigenschaft könnte der Patient auch von seiner Mutter verinnerlicht haben, die zugunsten der Kinder auf die eigene berufliche Karriere verzichtet hatte. Der Vater des Patienten scheint ihm lediglich als Leistungsbringer und Vorbild für ein erfolgreiches Leben innerlich präsent zu sein. Durch beide Elternteile hat Herr K. insgesamt wenig emotionale Zuwendung erfahren. Konflikte scheinen in der Biografie des Patienten nicht vorzukommen. Er scheint daher insbesondere hinsichtlich des Affekts Wut nicht ausreichend gespiegelt worden zu sein. Ebenso wenig wie Wut und Aggression scheinen Ambivalenzen im Leben von Herrn K. eine Rolle gespielt zu haben. Alle Familienmitglieder werden als „unbeirrbar" auf ihrem Weg beschrieben, sodass der Patient kein gutes Vorbild für den Umgang mit inneren Ambivalenzen und/oder gar Scheitern hatte. Herr K. hat eine pseudoautonome Entwicklung unter der Regie eines strengen Über-Ichs (bestehend aus dem leistungsorientierten Vater-Introjekt und dem entbehrenden Mutter-Introjekt) angelegt, bei welchem er sein Bedürfnis nach Anlehnung und Angenommensein verleugnet. Mit dem antizipierten Abschluss der Ausbildung scheint der zugrunde liegende Autonomie-Abhängigkeits-Konflikt aktualisiert. Die Wut über die hohen Ansprüche der Eltern und über die Frustration seines Bedürfnisses nach emotionaler Nähe durch diese, wehrt der Patient ab und richtet die Wut stattdessen gegen das eigene Selbst, woraus die depressive Symptomatik resultiert. ◄

7.4 Praktische Therapiedurchführung

Die im Folgenden dargestellten Therapiebausteine beinhalten die Ergänzung einer psychodynamischen Psychotherapie durch den Einbezug eines Hundes. Die grundlegende Struktur und Durchführung bleiben dabei erhalten. Ärzte und Psychologen müssen die entsprechenden Grundkenntnisse durch die Weiterbildung in psychodynamischen Therapieverfahren, z. B. in tiefenpsychologisch fundierter Psychotherapie, bereits erlernt haben.

Die Therapiebausteine Beobachterrolle einnehmen, Mentalisierung, Triangulierung, Deutung und Veränderungen benennen, verbinden sich im Behandlungsverlauf miteinander und können je nach Fokus und individuellem Bedürfnis des Patienten flexibel eingesetzt werden.

- **Behandlungsprinzipien**
- Im Fokus steht das zentrale (Beziehungs)Konfliktthema sowie die entsprechenden maladaptiven interpersonellen Beziehungsmuster
- Der Einsatz des Hundes erfolgt vor dem Hintergrund der individuellen Psychodynamik des Patienten, die die Grundlage für den Einbezug des Hundes darstellt. Hier müssen beispielsweise auch kulturelle Hintergründe berücksichtigt werden.
- Regressive Prozesse sollen im Sinne der Fokussierung begrenzt werden, können unter Einbezug des Hundes jedoch durchaus in Gang kommen. Insbesondere die analoge Form der Kommunikation, sowie der körperliche Kontakt zum Hund oder auch das Spiel mit diesem können frühe Kindheitserinnerungen und damit verbundene Gefühle, die zunächst vor allem im körperlichen Erleben abgespeichert wurden, reaktivieren.
- Der Einsatz des eigenen Hundes erfordert eine intersubjektive Haltung des Therapeuten. Dies ist gar nicht anders möglich, denn auch der Therapeut setzt durch seine Interaktion mit dem Hund seine individuelle Art der Beziehungsgestaltung in Szene.

> **Spezifische Therapiebausteine der hundegestützten psychodynamischen Psychotherapie**
> - 7.3.1 Ein angemessenes Setting schaffen
> - 7.3.2 Erstkontakt und Begrüßungsritual
> - 7.3.3 Beobachterrolle einnehmen
> - 7.3.4 Förderung der Mentalisierungsfähigkeit
> - 7.3.5 Die Triangulierungsmöglichkeit nutzen
> - 7.3.6 Szenisches Verstehen, Deutungen und Bearbeitung
> - 7.3.7 Veränderungen benennen und Probehandeln fördern

7.4.1 Therapiebaustein „Ein angemessenes Setting schaffen"

> **Überblick**
> - **Indikation**: Voraussetzung für die Arbeit mit Hund
> - **Ziel**: auf den Charakter des Hundes ausgelegtes Setting, welches zu dessen Wohlbefinden beiträgt
> - **Dauer**: vor dem Beginn der Therapie

Psychotherapie mit Hund benötigt genügend Platz. Der Hund soll sich frei im Raum bewegen können und einen ihm vertrauten Rückzugsort haben, der eine gewisse Distanz zu den Sitzgelegenheiten des Patienten und des Therapeuten hat. Frisches Wasser sollte bereitstehen. Tiergestützte Therapie kann für den Hund mitunter anstrengend sein. Individuelle, für den Hund passende Spielzeuge (Ball, Zerrseil, Kuscheltiere etc.), sollten verfügbar sein und durchaus für den Hund zugänglich gemacht werden. Das Setting soll für den Hund die Voraussetzung schaffen, dass sich dieser „zeigen" kann, wenn ihm danach ist. Wie im Fallbeispiel nachfolgend beschrieben, bringt Therapiebegleithund Sammy z. B. ein Spielzeug zur Regulation, wenn die Atmosphäre im Raum angespannt ist. Je nach Größe des Hundes kann es hilfreich sein den Patienten auf einem Sofa sitzen zu lassen, sodass ein kleiner Hund auf dieses springen kann, um mit dem Patienten im Kontakt sein zu können. Alternativ können auch bequeme Sitzecken bodennah geschaffen werden. Je nach Charakter des Hundes sollte der Einsatz von Leckerchen geplant werden. Die Menge an Leckerchen sollte dabei begrenzt sein, um eine Überfütterung des Hundes zu vermeiden.

> **Zusammenfassung des Therapiebausteins „Ein angemessenes Setting schaffen"**
> - genügend Platz für Freiraum aller Beteiligter und Rückzugsmöglichkeit des Hundes
> - individuell auf den Charakter des Hundes abgestimmt
> - Vorplanung des Umgangs mit Spielzeug und Leckerchen

7.4.2 Therapiebaustein „Erstkontakt und Begrüßungsritual"

> **Überblick**
> - **Indikation**: bei allen Patienten
> - **Ziel**: einen ersten (positiven) Kontakt zwischen Patient und Hund fördern
> - **Dauer**: fünf bis zehn Minuten

Der Erstkontakt zum Hund kann bereits wichtige Informationen über die Art der Beziehungsgestaltung des Patienten beinhalten.

Dem Patienten wird hier der Therapiebegleithund vorgestellt und das Angebot zur hundegestützten Psychotherapie unterbreitet. Der Patient wird über die Hintergründe der hundegestützten Therapie und ihre Sinnhaftigkeit aufgeklärt und hat die Möglichkeit Fragen zu stellen. Er wird dazu ermuntert in der Therapie auch sämtliche Gedanken, Gefühle, Wünsche etc. offen zu thematisieren, die sich auf den Hund beziehen. Er wird über die Regeln im Umgang mit dem Therapiebegleithund aufgeklärt. Hierbei ist es insbesondere wichtig zu betonen, dass der Hund frei entscheidet, ob und wann er sich nähert, sich streicheln lässt etc., ebenso wie der Patient jederzeit kommunizieren darf was er gerade möchte oder auch nicht. Zieht sich der Hund in seine Ruhezone zurück, gilt die Vereinbarung, dass der Patienten ihn ruhen lässt und nicht anfasst oder ruft, wenn er beispielsweise schläft. Der Umgang mit Leckerchen sollte dem Patienten vorab erklärt werden. Hier arbeiten die Therapeuten unterschiedlich und berücksichtigen den Charakter des Hundes, sowie die Situation des Patienten. Generell kann das Füttern des Hundes mit Leckerchen durch den Patienten sehr aufschlussreich sein, wie man auch im folgenden Behandlungsbeispiel noch sehen wird.

Ein Begrüßungsritual kann eingeführt werden welches immer zu Beginn der Stunde durchgeführt werden soll. Dies kann sowohl dem Patienten als auch dem Hund Sicherheit für die erste Kontaktaufnahme geben. Zudem lassen sich Anhand des Begrüßungsrituals feine Interaktionsunterschiede im Verlauf der Behandlung erkennen und können später bearbeitbar werden.

▶ **Fallbeispiel: Erstkontakt und Begrüßung**

Die erste Kontaktaufnahme zwischen Herr K. und dem Therapiebegleithund Sammy gestaltete sich wie folgt:

Herr K. wurde wie oben beschrieben zur hundegestützten Psychotherapie aufgeklärt. Als Begrüßungsritual erhält der Patient zwei Leckerchen, die er dem Hund füttern soll.
— Herrn K. zum Hund: Von dir hab ich ja schon viel gehört. Du sollst ja ganz schön viele Tricks können.

Sammy setzt sich vor den Patienten und schaut ihn mit gehobenen Ohren aufmerksam an.
— Herr K.: Nein, die gebe ich dir jetzt nicht einfach so. Mach Platz!

Sammy legt sich hin, schaut den Patienten erwartungsvoll an.
— Herr K.: Und Jetzt …Mach Rolle!

Sammy springt auf und dreht sich einmal um die eigene Achse. Steht dann erneut erwartungsvoll vor dem Patienten.
— Herr K.: Nein, Platz! Kannst du das nicht? Platz! Rolle!

Sammy legt sich beim zweiten „Platz!" wieder hin und macht eine Rolle.
— Herr K.: Ja genau so! Und jetzt Sitz!

Der Patient setzt zu einem erneuten Trick an, der jedoch von der Therapeutin unterbrochen wird.
— T: Ich glaube jetzt hat sich Sammy aber das Begrüßungsleckerli schon zweimal verdient
— Herr K.: Zu Sammy (etwas resigniert): Ja, hast du ja gut gemacht, hier sind gleich beide.

Die erste Kontaktaufnahme des Patienten mit Sammy geschieht auf Distanz und wird von ihm mit Kommandos gestaltet. Es findet keine Berührung statt, auch mit Lob wird bei einer hohen Erwartungshaltung gespart. Bereits in dieser Szene lassen sich verschiede Aspekte der Beziehungsgestaltung des Patienten mit dem Hund erkennen. Diese können im Weiteren in Verknüpfung mit den folgenden Therapiebausteinen als therapeutische Intervention genutzt werden. ◀

> **Zusammenfassung des Therapiebausteins „Erstkontakt und Begrüßungsritual"**
> - Der Patient wird über die Regeln im Umgang mit dem Therapiebegleithund aufgeklärt
> - Ein Begrüßungsritual kann Sicherheit für Hund und Patient bedeuten
> - Der Hund wird bereits bewusst mit in die Therapie einbezogen
> - Anhand des Begrüßungsrituals können Veränderungen in der Interaktion deutlich werden

7.4.3 Therapiebaustein „Beobachterrolle einnehmen"

> **Überblick**
> - **Indikation**: innere Haltung des Therapeuten bei allen Patienten
> - **Ziel**: Details im Verhalten von Patient und Hund wahrnehmen, eigenes inneres Erleben reflektieren
> - **Dauer**: über den gesamten Therapieverlauf

Insbesondere zu Beginn, jedoch über die gesamte Therapie hinweg, ist es sinnvoll, dass der Therapeut eine Beobachterrolle einnimmt, in welcher er mit „gleichschwebender Aufmerksamkeit" (nach Freud) versucht, die Interaktion zwischen Hund und Patient zu beobachten. Der Fokus liegt hierbei zunächst auf dem Verhalten von Patient und Hund sowie auf dem eigenen inneren Erleben.

Hunde nehmen sehr sensibel die Atmosphäre im Raum wahr und erfassen Stimmungslagen und Affekte blitzschnell. Der Hund reagiert ganz individuell auf jeden Patienten. Eine genaue Beobachtung ermöglicht das Erkennen von unterschiedlichen Verhaltensweisen des eigenen Hundes gegenüber verschiedenen Patienten. Folgende Leitfragen können hilfreich sein:
- Wie geht der Hund auf den Patienten zu? Freudig schwanzwedelnd? Zögerlich? Geduckt? Gar nicht?
- Wie wirken die Körperhaltung, Stimme, Mimik des Patienten? (oft können Therapeuten kleinste Details, die innerhalb von Millisekunden ablaufen, gar nicht wahrnehmen, hierfür wären Videoaufnahmen notwendig)
- Nimmt der Hund rückversichernden Blickkontakt zum Therapeuten auf?
- Wohin richtet sich der Blick(kontakt) des Patienten?
- Wie fühlt sich der Therapeut? Beispielsweise besorgt, gelassen etc.?

Durch das Einnehmen einer Beobachterposition während der Interaktionen zwischen Patient und Hund ist der Therapeut nicht nur und dauerhaft selbst mit den unbewussten Botschaften des Patienten konfrontiert. Er kann so einen nützlichen Abstand zum Geschehen gewinnen, um zusätzliche Erkenntnisse zu gewinnen. Im Rahmen der Beobachterposition sollte wenn möglich kein steuerndes Eingreifen des Therapeuten erfolgen, außer natürlich um den Hund und/oder den Patienten vor Überforderung etc. zu schützen. So können durch das Nichtmenschlich-Sein des Hundes in der Interaktion mit dem Patienten unbewusste (dys)funktionale Beziehungsmuster aktiviert und in Szene gesetzt werden. In Zusammenschau mit der individuellen Psychodynamik können so die (unbewusste) Beziehungsgestaltung, als auch mögliche unbewusste Konflikte des Patienten vertieft verstanden werden.

▶ **Fallbeispiel: Beobachterrolle**
Im Kontakt mit der Therapeutin äußert sich Herr K. leidend und seiner Situation „hilflos ausgeliefert". Er sei aktuell überfordert und wünsche sich gemeinsam zunächst die Dinge zu sortieren. Im Affekt präsentiert er sich deutlich depressiv mit gedrückter Stimmung, Energielosigkeit und Antriebsminderung. In der Gegenübertragung bleibt er in seinem Leiden wenig spürbar.

Das Begrüßungsprozedere zwischen dem Patienten und Sammy wiederholt sich in den ersten Sitzungen zunächst immer gleich. Berührungen zwischen Patient und Hund sind selten. Herr K. wahrt weiterhin Distanz und auch Sammy geht nur mit Herr K. in Kontakt, wenn dieser ihn mit Kommandos auffordert etwas zu tun. Dabei zeigt Herr K. ein vermeintlich selbstsicheres Auftreten. Sammy setzt jedoch nicht jedes Kommando zielgerichtet um, sondern probiert manchmal einen weniger anstrengenden Trick aus. Die Reaktion des Patienten ist oft ein hartes „Nein" oder „Falsch" oder er wertet Sammy ab „du bist doch nicht so schlau wie alle sagen", woraufhin sich dieser ein klein wenig zurückzieht. Herr K. präsentiert sich in diesen Szenen pseudoautonom mit der Tendenz zur narzisstischen Abwertung. Über die Erhebung der biografischen Anamnese kann die Bedeutung dieser Eingangsszene zunehmend eingeordnet werden: Der Patient ist in einem rigiden Elternhaus aufgewachsen, wo ein hoher Leistungsanspruch selbstverständlich war. Bei geringer emotionaler Spiegelung konnte als einziges Leistung Sicherheit vermitteln und die Beziehung zu den Eltern sichern. Auch die Freundschaften des Patienten spielten sich insbesondere in der Schule und in Sportvereinen ab, sodass auch hier das Thema „Leistung" stets mehr oder weniger mitschwang. Entsprechend diesen Erfahrungen schien Herr K. auch die Beziehung zu Sammy aufbauen zu wollen – nämlich über das Erbringen von Leistung. ◀

Zusammenfassung des Therapiebausteins „Beobachterrolle einnehmen"
− Das bewusste Einnehmen einer Beobachterrolle hilft, Details in der Beziehungsgestaltung zu erkennen und zu benennen.
− Neben der Interaktion zwischen Hund und Patient soll der Therapeut auch das eigene innere Erleben beobachten und reflektieren.
− Die Beobachterrolle ist eine grundlegende Haltung über den gesamten Therapieverlauf hinweg.
− Beobachtete Verhaltensweisen können häufig in einen psychodynamischen Zusammenhang gebracht werden.

7.4.4 Therapiebaustein „Förderung der Mentalisierungsfähigkeit"

Überblick
− **Indikation**: alle Patienten, insbesondere mit Defiziten der Mentalisierungsfähigkeit
− **Ziel**: Perspektivenübernahme anregen, Mentalisieren üben und festigen
− **Dauer**: über die gesamte Therapie hinweg anwendbar

Um befriedigende Beziehungen führen zu können, ist es notwendig, sich in sein Gegenüber hineinversetzen zu können. Dies kann in besonderer Weise mit dem Hund geübt werden. Voraussetzung hierfür ist, dass der Hund als Individuum mit eigenen Absichten, Bedürfnissen, Wünschen und Gefühlen wahrgenommen wird und diese auch ausdrücken darf. Der Patient wird entweder von allein oder unter Anleitung des Therapeuten damit beginnen, dem Hund mentale Zustände zuzuschreiben. Dabei ist es zunächst nicht wichtig, ob der Patient mit seinen Vermutungen richtig liegt. Einerseits kann der Patient lernen, den Hund tatsächlich in seiner Kommunikation zu verstehen, andererseits kann und soll insbesondere auch der Fantasieraum des Patienten genutzt werden, um Einblicke in mögliche unbewusste Regungen zu bekommen. Der Inhalt dessen, was mentalisiert wird, kann in einem nächsten Schritt durch Deutungen für die weitere Bearbeitung zugänglich gemacht werden. Das Ausmaß der Mentalisierungsfähigkeit des Patienten kann zudem wichtige diagnostische Informationen liefern und vorsichtige Rückschlüsse auf das Strukturniveau des Patienten zulassen.

Folgende Fragen können hierbei hilfreich sein:
- Was denken Sie, wie es Sammy (dem Hund) gerade geht?
- Warum hat er wohl dieses oder jenes Verhalten gezeigt? Beispiel: Warum glauben Sie hat er denn gerade den Ball gebracht?
- Wie glauben Sie erlebt Sammy die Situation?
- Wie erlebt Sammy unser aktuelles Thema?
- Wenn Sammy sprechen könnte, was würde er wohl dazu sagen?
- Hat Sammy nach Ihrer Ansicht eine bestimmte Rolle oder Absichten?
- Haben Sie eine Vermutung was Sammy gleich tun wird wenn Sie dies oder jenes machen? Z. B. ein Leckerchen in die Hand nehmen?

Neben der Möglichkeit den Patienten direkt zu fragen, kann der Therapeut selbst mentalisieren und seine Überlegungen kommunizieren, um die Fantasie des Patienten anzuregen (◘ Abb. 7.1).

▶ **Fallbeispiel: Mentalisierung fördern**

Herr K. berichtet, dass er seine Mutter getroffen habe, der er immer noch nicht sagen konnte, dass er die Abschlussprüfungen zum Rettungssanitäter auf unbestimmte Zeit verschoben habe. Er fühle sich unter Druck gesetzt, weil sie schon so weitgehende Pläne für ihn habe. In diesem Moment steht Sammy auf, geht zu Herrn K. und lehnt sich seitlich bei ihm an. Herr K. reagiert nicht sofort und scheint einen Moment lang in Gedanken versunken zu sein. Dann lässt er wortlos die Hand zu Sammy sinken und streichelt kurz über seinen Rücken.
- T: Haben Sie gerade bemerkt, dass Sammy zu Ihnen gekommen ist?
- Herr K.: Ja, dem ist bestimmt langweilig.
- T: Wie kommen Sie darauf?
- Herr K.: Naja, wirkt so auf mich.
- T: Könnte noch etwas anderes in ihm vorgehen außer Langeweile?
- Herr K.: Hm. Er will Aufmerksamkeit. Vielleicht ein Leckerchen?
- T: Ich habe mich gerade gefragt, ob seine Kontaktaufnahme zu Ihnen etwas mit dem zu tun haben könnte, worüber Sie gerade gesprochen haben?
- Herr K.: Sie meinen, dass ich mich unter Druck gesetzt fühle?
- T: Ja genau. Könnte es sein, dass Sammy Sie deswegen trösten möchte?
- Herr K.: Der denkt bestimmt, ich sollte nicht so ein Weichei sein.
- T: Das wäre nicht sehr nett von ihm!

Herr K. lacht und streichelt Sammy wieder, der dann seinen Kopf auf sein Knie legt. ◀

Hier wird das Mentalisieren zur Anregung des Patienten genutzt, in sich selbst hinein zu hören und das eigene Erleben bzw. die eigenen Erwartungen anschließend unmittelbar in Beziehung zum Gegenüber zu setzen.

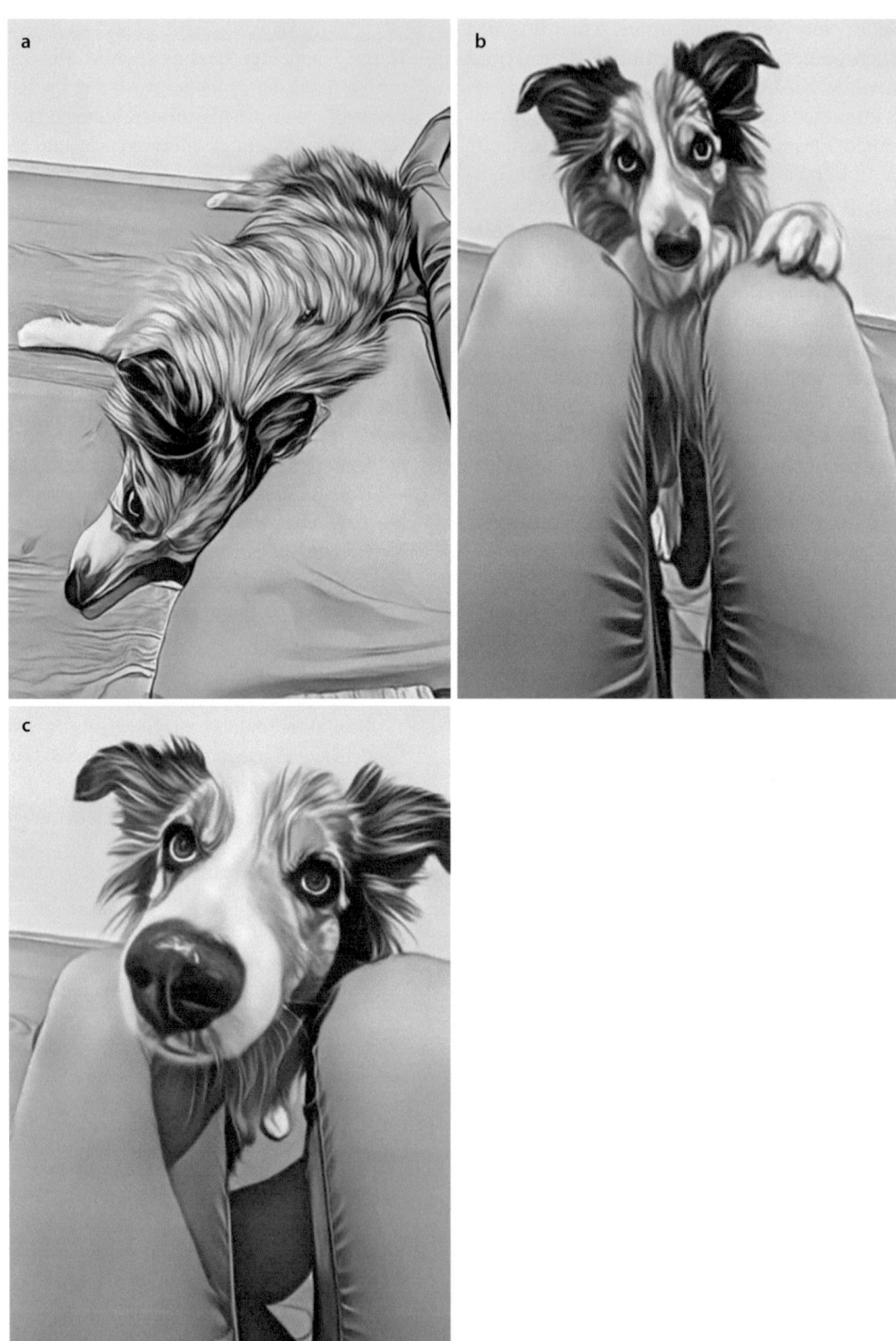

● Abb. 7.1 (a–c) Mentalisieren im Kontakt mit dem Hund: Was möchte er? Wie fühlt er sich? Wie geht es mir damit?

> **Zusammenfassung des Therapiebausteins „Förderung der Mentalisierungsfähigkeit":**
> - Mentalisierungskompetenzen fördern Beziehungskompetenzen
> - Der Hund hat eigene Absichten, Bedürfnisse, Gefühle etc. die ihm zugeschrieben werden können
> - Patienten können auf Reaktionen des Hundes aufmerksam gemacht werden und dazu angeregt werden, diese auf eigene aktuelle Gefühlszustände zu beziehen
> - (Dysfunktionale) Annahmen bzgl. mentaler Zustände der Interaktionspartner können hinterfragt werden und ggf. alternative (funktionale) Annahmen erarbeitet werden

7.4.5 Therapiebaustein „Die Triangulierungsmöglichkeit nutzen"

> **Überblick**
> - **Indikation:** alle Patienten, insbesondere mit Defiziten in der Triangulierungsfähigkeit
> - **Ziel:** Triangulierungskompetenzen entwickeln und festigen
> - **Dauer:** über die gesamte Therapie hinweg, häufige Wiederholungen sind nötig um Veränderungen zu erreichen

Triangulierungsfähigkeiten bzw. Triangulierungsstörungen sind wesentliche Elemente wenn es um Beziehungskompetenzen geht. In der Triangulierung wird die Beziehung zwischen zweien durch die Bezugnahme auf ein drittes Objekt reguliert. Bei depressiven Patienten besteht häufig die innere Abhängigkeit zu einem Sicherheit spendenden Objekt im Sinne einer regressiven, dyadischen Beziehungskonstellation. Die Loslösung von dem einen Objekt bei ausreichend gegebener Fähigkeit zur Triangulierung ist ein wichtiger Entwicklungsschritt im Rahmen der Selbst- und Beziehungsregulation. Zunächst wird innerhalb der therapeutischen Triade aus einer Beobachterposition heraus mentalisierend die Beziehung der anderen beiden Interaktionspartner zueinander betrachtet. Beispielsweise kann die Beziehung zwischen dem Therapeuten und dem Patienten aus der Sicht des Hundes betrachtet werden. Ebenso können aber auch aus der jeweils dritten Perspektive die Beziehung zwischen Therapeut und Hund oder Patient und Hund betrachtet werden. In der hundegestützten Psychotherapie können Triangulierungsprozesse unmittelbar und körperlich erlebt werden. Die gemeinsame Beschäftigung mit dem Hund kann eine besondere Nähe zwischen Therapeut und Patient schaffen, beispielsweise beim gemeinsamen Spiel oder entspannten Streicheln des Hundes. Andererseits können aber auch aggressive Impulse zum Ausdruck kommen, beispielsweise wenn sich innerhalb der therapeutischen Triade einer der Beteiligten ausgeschlossen fühlt (◘ Abb. 7.2).

> **▶ Fallbeispiel: Triangulierung ansprechen**
> Sammy lag in einer Stunde seitlich neben Herrn K. Plötzlich stand er auf, streckte sich, gähnte und ging zur Therapeutin, wo er sich wiederum seitlich vor sie legte. Die Therapeutin nahm die Positionsänderung des Hundes zum Anlass in sich hinein zu spüren. Hierbei nahm sie eine innere Anspannung wahr, welche sie letztlich darauf zurückführte, dass der Patient gerade einen starken Widerstand im therapeutischen Prozess zeigte.
> - T: Haben Sie eine Idee, warum Sammy gerade von Ihnen weg gegangen ist?
> - Herr K.: Wahrscheinlich hat ihn hier gerade etwas gestört.
> - T: Das könnte sein. Wie geht es Ihnen gerade?

– Herr K.: Hm. Sie beide gehören halt zusammen. Er ist lieber bei Ihnen.
– T: Könnte es auch sein, dass Sammys Verhalten etwas mit der Beziehung zwischen uns beiden zu tun hat? Ich habe gerade das Gefühl, dass es Spannungen zwischen uns gibt.

Diese Szene verdeutlicht, dass es sich stets lohnt, dem Verhalten des Hundes bewusst Beachtung zu schenken und diesen frei agieren zu lassen. So kann nun die Beziehung zwischen Therapeutin und Patient direkt betrachtet werden und auch eifersüchtige Impulse des Patienten innerhalb der Triade aufgegriffen werden. ◄

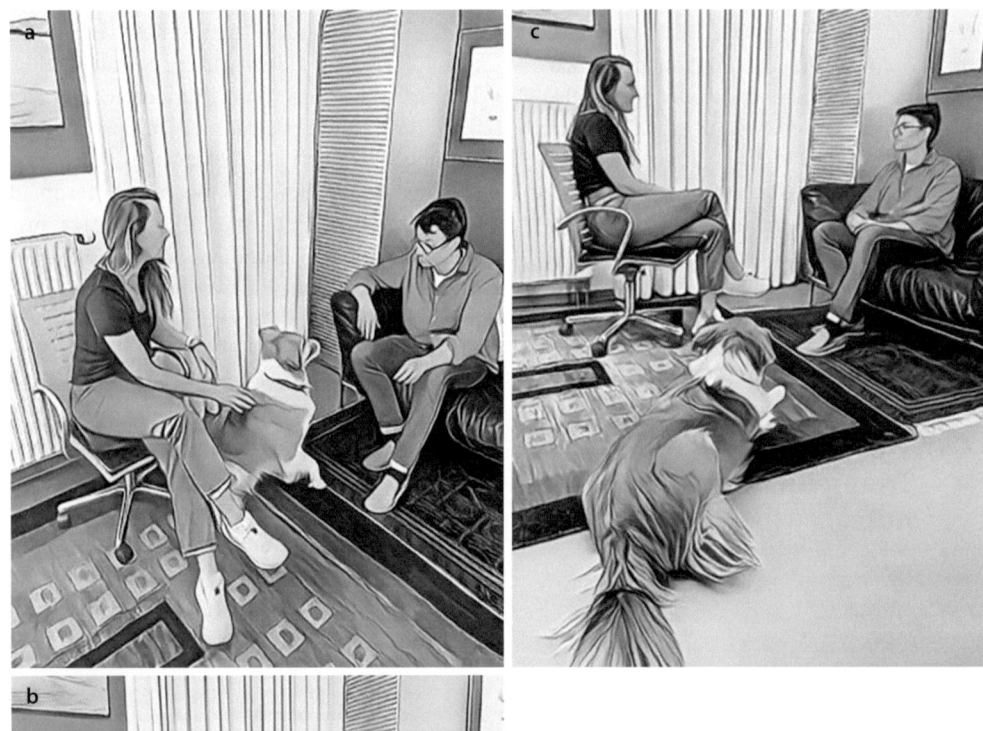

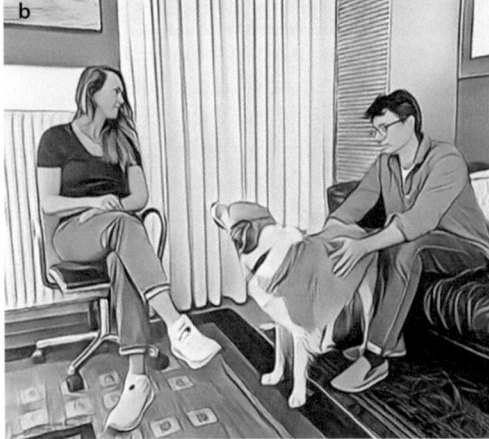

Abb. 7.2 (a–c) Szenische Darstellung von Triangulierung: Achten Sie auf Blickkontakt und Körperhaltung! Was fällt Ihnen auf?

> **Zusammenfassung des Therapiebausteins „Die Triangulierungsmöglichkeit nutzen"**
> - Durch körperlich und emotional erlebbare Triangulierungsprozesse mit dem Hund können Triangulierungskompetenzen gefördert werden.
> - Verbesserte Triangulierungskompetenzen führen häufig auch zu einer differenzierteren Beziehungsgestaltung. Die gemeinsame Beschäftigung mit dem Hund kann Nähe zwischen Therapeut und Patient schaffen.
> - Aggressive Impulse können innerhalb der therapeutischen Triade manchmal deutlicher zutage treten als in dyadischen Beziehungen.

7.4.6 Therapiebaustein „Szenisches Verstehen, Deutungen und Bearbeitung"

> **Überblick**
> - **Indikation**: alle Patienten, Deutungen bei strukturschwachen Patienten sollten vorsichtig erfolgen
> - **Ziel**: Verstehen des eigenen Selbst, typischer Beziehungsmuster und psychodynamischer Zusammenhänge
> - **Dauer**: auf der Grundlage einer tragfähigen therapeutischen Beziehung über die gesamte Therapie hinweg

Der Therapiebegleithund wird durch die oben genannten Therapiebausteine bewusst in den therapeutischen Prozess und die spezifischen therapeutischen Interventionen einbezogen. Wenn der Patient mit dem Hund in eine körperlich-handelnde Interaktion tritt, kommt er unweigerlich auch ins unmittelbare Erleben (Ganser 2017). Dies gelingt auch bei Patienten, die beispielsweise eine stark rationalisierende/intellektualisierende Abwehr zeigen. In das gemeinsame Reflektieren der Interaktionen mit dem Hund oder dessen Verhalten können im Verlauf Deutungen des Therapeuten einfließen. Die Deutungen folgen keinem vorgegebenem Konzept, sondern sind abhängig vom individuellen Erleben bzw. Verstehen einer bestimmten Szene vor dem lebensgeschichtlichen Hintergrund des Patienten, dem intersubjektiven Erleben des Therapeuten, der aktuellen Lebenssituation des Patienten etc. Ein Hund kann zur Projektionsfläche des eigenen inneren Erlebens werden. Da er sich nicht verbal äußern kann, können nur Vermutungen über sein Innenleben und seine Absichten angestellt werden, die meist auch etwas mit den eigenen Gefühlen oder inneren Arbeitsmodellen zu tun haben. Wird dem Hund zum Beispiel ein aggressives Wesen zugeschrieben, obwohl er sich beispielsweise nicht mit knurren oder bellen entsprechend verhält, könnte dies auf eigene (unbewusste) aggressive Regungen des Patienten hinweisen. Auf der Grundlage einer stabilen tragfähigen Beziehung können entsprechende Deutungen erfolgen. Oft werden Deutungen in Bezug auf den Hund von den Patienten als weniger kränkend oder gar bedrohlich wahrgenommen, was bei Patienten mit schweren Selbstwertdefiziten hilfreich sein kann.

Deutungen sollen das Verstehen der inneren Vorgänge und Verhaltensweisen fördern, indem unbewusste innerpsychische Zusammenhänge hergestellt und benannt werden. In Bezug auf die Interaktionen mit dem Hund können diese beispielsweise folgende Aspekte betreffen:

- Deutung von immer gleich ablaufenden Interaktionen bzw. beobachtbaren Veränderungen von bisherigen Interaktionsmustern über die Dauer der Therapie
- Deutung von (abgewehrten) Affekten: Der Therapeut kann gegenüber den Patienten dem Hund bestimmte Affekte

wie Ärger, Angst, Traurigkeit etc. zuschreiben. Der Patient kann dann seine eigenen Affekte mit denen des Hundes abgleichen
- Von den Patienten möglicherweise bestehende adressierte (unbewusste) Wünsche (nach z. B. Anlehnung und Zuneigung), die in der Therapie stellvertretend an den Hund adressiert werden
- Deutung über das Verhalten des Hundes bezogen auf die aktuelle Situation – steht z. B. der Hund auf und verlässt die Situation, so könnte es sein, dass sich die Atmosphäre im Raum verändert hat

▶ **Fallbeispiel: Szenisches Verstehen und Deuten**

Es gelang Herrn K. zunehmend, Vertrauen zu der Therapeutin zu fassen. Er konnte bald das Leistungsmotiv als Garanten für die Aufrechterhaltung von Beziehungen für sich identifizieren und annehmen. Das eigene Bedürfnis nach Anlehnung und Angenommen sein, konnte Herr K. zunächst jedoch noch nicht formulieren und schien Affekte wie Wut und Trauer weiterhin abzuwehren.

Als sich zu Beginn einer Sitzung erneut die oben beschriebene Begrüßungsszene ereignete (Leckerchen erst gegen Leistung von Sammy), bot die Therapeutin Herrn K. eine Deutung an:
- T: Ich habe mich gerade gefragt, ob es für Sie vielleicht wichtig sein könnte, dass Sammy erst etwas leistet, bevor er das Leckerchen bekommt. Ähnlich wie Sie für Ihre Eltern immer Leistung erbringen müssen, um mit ihnen im Kontakt bleiben zu können.
- Herr K. wirkte daraufhin sichtlich irritiert, schien ein Stück in sich zusammenzusinken und kurz mit den Tränen zu kämpfen.
- Herr K.: Ich möchte Sammy nichts Böses tun.
- T: Das glaube ich auch gar nicht. Ich habe mich nur gefragt, ob Sie Ihre Beziehung mit ihm nicht gerade ähnlich gestalten wie die Beziehung zu Ihren Eltern – nur dass dieses Mal nicht Sie der Leistungserbringer sind.
- Herr K. wirkt nachdenklich und belastet. Die Therapeutin bekommt das Gefühl, dass er zu weit in regressive Regungen abzurutschen droht. Sie begrenzt die Situation.
- T: Ich glaube, Sie haben da noch ein Leckerchen und ich kenne jemanden, der das genau weiß.

Die Therapeutin nickt in Richtung von Sammy und ermutigt diesen erneut bei Herrn K. nach einem Leckerchen zu suchen.

Herr K. schrickt nun bei der Kontaktaufnahme des Hundes kurz zusammen, gibt ihm das Leckerchen und verharrt mit seiner Hand kurz auf dem Fell des Hundes, der ihm daraufhin die Pfote reicht. Herr K. muss lächeln und sendet erstmals ein verbales Lob („gut gemacht") an Sammy.

Zu Beginn der nächsten Sitzung lässt sich Herr K. erneut von Sammy die Pfote geben und gibt ihm daraufhin aber auch direkt ein Leckerchen. Das zweite Leckerchen legt Herr K. zur Seite und beginnt das Gespräch mit der Therapeutin. Sammy bleibt während dieser Zeit entspannt an den Füßen von Herrn K. liegen. Nach einiger Zeit fragt die Therapeutin, ob ihm etwas aufgefallen sei. Dieser wirkt ratlos. Sie deutet auf Sammy, der sich weiterhin in der Nähe von Herrn K. befindet und ihn nun wieder erwartungsfroh anschaut. Herr K. greift nach dem zweiten Leckerchen und gibt es Sammy. Dieser schleckt anschließend noch einmal über die Hand des Patienten und legt sich dann ein Stück weit entfernt wieder ab.
- T: Ich hatte den Eindruck, dass Sammy heute viel länger in ihrer Nähe geblieben ist. Sie wirken heute auf mich etwas weniger angespannt. Vielleicht hat er das gemerkt.
- Herr K.: Ich wollte ihn mit den Aufgaben wirklich nicht überfordern. Aber es war für mich so selbstverständlich, weil er ja

auch so viel kann. Ich dachte das macht man so.
- T: Ich habe auch nicht den Eindruck, dass Sammy Ihnen das übel genommen hat. Ich würde nur vermuten, dass er es noch mehr genießt, wenn er einfach so dabei sein darf. So wie heute.
- Der Patient wirkt nachdenklich.
- Herr K. zu Sammy: Du hast es gut Sammy, Dein Frauchen passt gut auf Dich auf.
- T: Sie würden sich wünschen, dass jemand auch auf Sie mehr Acht gibt?

Über diese Deutung kommen Herr K. und die Therapeutin in den Austausch über die hohen Leistungsansprüche der Eltern und können das eigentlich bestehende Bedürfnis des Patienten nach Anlehnung und Angenommen sein erarbeiten. Diese Phase der Therapie gestaltet sich für Herrn K. sehr schwierig. Es scheint ihm schwer zu fallen diese Bedürfnisse zuzulassen und anzuerkennen. Immer wieder verfällt er zwischenzeitlich doch in eine Pseudoautonomie, lebt dann das Leistungsschema auch im Kontakt mit dem Hund wieder vermehrt aus und versucht, der Therapeutin das Gefühl zu vermitteln schon zurechtzukommen. ◄

Zusammenfassung des Therapiebausteins „Szenisches Verstehen, Deutungen und Bearbeitung"
- Der Hund kann eine Projektionsfläche des eigenen inneren Erlebens sein (Bedürfnisse, Wünsche, Affekte).
- Deutungen sollen das Verstehen der innerpsychischen Prozesse und Arbeitsmodelle fördern, indem unbewusste Konflikte, Wünsche etc. ins Bewusstsein gebracht werden.
- Deutungen in Bezug auf den Hund werden oft als weniger kränkend erlebt.

7.4.7 Therapiebaustein „Veränderungen benennen und Probehandeln fördern"

Überblick
- **Indikation**: alle Patienten
- **Ziel**: Veränderungen im Verhalten des Patienten und den Interaktionen fördern und als Fortschritt benennen
- **Dauer**: Veränderungen über die gesamte Therapie hinweg benennen, Probehandeln als Interaktion mit dem Hund: wenige Minuten

Im Verlauf der Behandlung werden sich automatisch Veränderungen in den Interaktionen zwischen Patient und Hund, sowie hinsichtlich triangulierender Interaktionen zwischen Hund, Patient und Therapeut ergeben. Diese können auch auf innerpsychische Veränderungen hinweisen und sollten mit dem Patienten gemeinsam reflektiert oder gedeutet werden. Mit dem Hund ist es jedoch auch möglich, ganz bewusst neue Verhaltensweisen auszuprobieren und nachzuspüren, wie dies auch das innere Erleben beeinflussen kann. Hier kann der Therapeut aktiv Hilfestellung geben. Auch Fortschritte des Patienten hinsichtlich eines stimmigen Umgangs mit dem Hund im Vergleich zum Beginn der Therapie sollten benannt werden. Dies führt unter anderem zur Förderung des Selbstwirksamkeitserlebens bei den Patienten.

▶ **Fallbeispiel: Veränderungen benennen**
Im Verlauf gelingt es Herrn K. zunehmend, sich innerhalb der Therapie fallen zu lassen und verletzlich zu zeigen. Unter den Deutungen und Mentalisierungsangeboten der Therapeutin kommt es vermehrt zu Szenen in denen Herr K. Sammy streichelt. Die Streicheleinheiten wirken zunächst noch eher

mechanisch und teils beinahe zu fest in der Intensität. Im weiteren Verlauf scheinen beide das Miteinandersein jedoch mehr und mehr genießen zu können. Die Therapeutin validiert den Patienten in diesen Momenten und schafft eine Atmosphäre, die kein Erbringen von Leistung notwendig macht. Sammy scheint sich im Verlauf der Therapie deutlich freier Herrn K. gegenüber zu verhalten, was die Therapeutin dem Patienten spiegelt. Dieser bemerkt daraufhin auch bei sich selbst, wesentlich entspannter zu sein und weniger Angst zu haben etwas falsch zu machen.

Sammy fordert Herrn K. schließlich sogar zum gemeinsamen Spiel mit einem Stofftier auf. Auch hier fällt es dem Patienten initial schwer sich auf das Spiel einzulassen. Die Therapeutin ermutigt ihn aber, indem auch sie auf das Spiel mit Sammy eingeht und ihre kindliche Seite hierbei zum Vorschein kommen lässt. Im Verlauf entwickelt sich ein Spiel zwischen Herrn K. und Sammy, das beide Parteien zu genießen scheinen und wo es sogar möglich ist, dass jeder von Beiden einmal gewinnt bzw. verliert. ◄

Zusammenfassung des Therapiebausteins „Veränderungen benennen und Probehandeln fördern"
- Veränderungen in den Interaktionen zwischen Patient, Hund und Therapeut können auch auf innerpsychische Veränderungen hinweisen
- Ausprobieren neuer (funktionaler) Verhaltensweisen mit dem Hund
- Der Therapeut kann mit aktiven Interventionen Hilfestellungen geben und alternative Verhaltensweisen fördern
- Eine Validierung von Veränderungen und Fortschritten stärkt das Selbstwirksamkeitserleben des Patienten
- Das gemeinsame Spiel kann wichtige Ressourcen des Patienten aktivieren (wieder Spaß haben können, jung sein dürfen)

- Der Patient erlebt sich zunehmend in der Verantwortung gegenüber dem Hund (positive Veränderungen der Patienten wirken sich auch positiv auf den Hund aus)

7.5 Besonderheiten und Fallstricke

7.5.1 Typische Probleme und Lösungsvorschläge

Nicht immer gestaltet sich der Kontakt zwischen Hund, Patient und Therapeut ausschließlich positiv. So kann es passieren, dass der Hund sich einem Patienten gar nicht nähern möchte oder sich gegenüber dem Patienten so verhält, dass sich dieser nicht wohl fühlt. Dabei ist der Therapeut mit seine Gefühlen gegenüber dem Geschehen durch seine individuelle Beziehung zum Hund in besonderer Weise beteiligt. Wichtig ist stets die Frage, inwieweit die Situation trotzdem eine therapeutische Chance für den Patienten bieten kann, wenn diese gemeinsam reflektiert wird. Man könnte beispielsweise gemeinsam überlegen, ob es Gründe dafür geben kann, warum sich der Hund nicht nähern möchte und ob etwas an der Interaktion anders gestaltet werden kann, um doch in Kontakt zu kommen.

Es können Situationen entstehen, die beim Therapeuten negative Gefühle wie Ärger oder Sorge bezogen auf den Umgang des Patienten mit dem eigenen Hund auslösen (im Sinne einer negativen Gegenübertragung, wie z. B. im Fallbeispiel, wo der Patient viel vom Hund verlangt). Aber auch in Bezug auf das Verhalten des eigenen Hundes können Gefühle wie Ärger, Scham etc. aufkommen, beispielsweise wenn der Hund Signale nicht umsetzt, herumalbert etc. Dies kann beispielsweise dann der Fall sein, wenn der Therapeut selbst entsprechend einem hohen inneren Leistungsanspruch arbeitet. Daher ist es für den Therapeuten wichtig, die eigenen Gefühle zu reflektieren, sowohl in Bezug auf den Hund als auch im Sinne von Gegenübertragungsgefühlen im Bezug auf den Patienten.

In erster Linie gilt es, den Patienten und den Hund vor Überforderung zu schützen und für alle Beteiligten eine wertschätzende Atmosphäre zu schaffen, in welcher die Interaktionspartner entsprechend frei in Kontakt treten können. Auch wenn die Interaktion zwischen Hund und Patient grundlegend frei erfolgen sollte, um das volle Potenzial der Begegnung zu nutzen, so gibt es einige Situationen, in welchen der Therapeut regulierend eingreifen sollte bzw. muss. Der Therapeut muss sich auch in der hundegestützten Psychotherapie als fürsorgende Bezugsperson gegenüber dem Hund zeigen und diesbezüglich stets klar positionieren – nicht zuletzt, um so auch als ein Beispiel für den Patienten dienen zu können. Er kann sich in den meisten Situationen nicht gänzlich neutral verhalten. In der Interaktion mit dem eigenen Hund zeigt sich der Therapeut automatisch auch mit persönlichen Facetten, die in der psychotherapeutischen Arbeit ohne Hund im Vergleich weniger sichtbar werden würden.

Im Fallbeispiel geriet die Therapeutin unmittelbar zu Beginn der Therapie in eine schwierige Situation, die für die hundegestützte Psychotherapie typisch sein kann. Sie empfand in der Gegenübertragung Wut auf den Patienten, der mit dem von ihr geliebten Hund Sammy unfair umging. Sie stand vor der Herausforderung, ihren offensichtlich überforderten Hund zu schützen und den Patienten zu begrenzen, ohne diesen jedoch gleich zu Beginn der Therapie zu stark zu konfrontieren und ihn in seinem unsicheren Selbst im schlimmsten Fall zu einem Therapieabbruch zu bringen. An diesem Punkt wird auch noch einmal deutlich, warum eine sichere Bindung zwischen Therapeut und Therapiebegleithund so wichtig ist. Sammy, der in der therapeutischen Situation überfordert zu sein schien, konnte sich darauf verlassen, dass sein Frauchen ihn in Schutz nimmt und konnte in ihrer Nähe Ruhe finden. Es sei auf den Kreis der Sicherheit nach Powell et al. verwiesen, welcher auch auf die Mensch-Hund-Beziehung übertragen werden konnte (Gácsi et al., 2013; Powell et al., 2015; Schreiber, 2023). Eine sichere Mensch-Hund-Bindung ist die Grundlage für das Wohlergehen des Hundes und für einen gelungenen therapeutischen Prozess.

7.5.2 Kombinierbarkeit mit anderen Methoden

Unter Berücksichtigung des individuellen Störungsbildes des Patienten ist eine Kombination der hundegestützten psychodynamischen Psychotherapie mit anderen Methoden in vielfältiger Weise möglich (s. Einleitung).

7.6 Zusammenfassung des Kapitels

In diesem Kapitel wurde der Einbezug eines Therapiebegleithundes in die psychodynamische Psychotherapie vorgestellt. Zunächst wurden theoretische Hintergründe und Modelle dargestellt, die in spezifischer Weise die Einsatzmöglichkeit eines Therapiebegleithundes auf der Grundlage eines psychodynamischen Verständnisses der Depression verdeutlichen sollen. Insbesondere die therapeutische Beziehung wird nicht zuletzt durch das Entstehen einer therapeutischen Triade vielfältig bereichert, sodass unbewusste innerpsychische Vorgänge Interaktionsmuster komplexer in Szene gesetzt werden. Übertragungs- und Gegenübertragungsprozesse, sowie Mentalisierungsprozesse können in diesem Setting in besonderer Weise sichtbar, gedeutet und durchgearbeitet werden. Dies wurde anhand von sieben Therapiebausteinen und dem Fallbeispiel von Herrn. K. in konkreter Weise veranschaulicht. Das Kapitel schließt mit den Besonderheiten und möglichen Problemen, die mit dem Einbezug eines Therapiebegleithundes in die Psychotherapie entstehen können. Einer fachlich fundierten Weiterbildung inklusive entsprechender Selbsterfahrung kommt hierbei eine besondere Bedeutung zu.

7.7 Materialien

Buchempfehlung: Gerd Ganser – Hundegestützte Psychotherapie – Einbindung eines Hundes in die Psychotherapeutische Praxis, Schattauer Verlag
- ▶ https://www.hundegestuetzte-psychotherapie.de/institut/
- ▶ https://www.esaat.org/
- ▶ https://iahaio.org/

Literatur

Beetz A, Julius H, Turner D, Kotrschal K (2012) Effects of social support by a dog on stress modulation in male children with insecure attachment. Front Psychol 3:352

Beetz A, Riedel M, Wohlfarth R (2021) Tiergestützte Interventionen – Handbuch für die Aus- und Weiterbildung, 2. Aufl. Ernst Reinhardt, GmbH & Co KG Verlag, München

Fine A (2018) The role of therapy and service animals in the lives of persons with disabilities. Rev Sci Tech 37(1):141–149

Gácsi M, Maros K, Sernkvist S, Faragó T, Miklósi A (2013) Human analogue safe haven effect of the owner: behavioural and heart rate response to stressful social stimuli in dogs. PLoS One 8(3):e58475

Ganser G (2017) Hundegestützte Psychotherapie – Einbindung eines Hundes in die psychotherapeutische Praxis. Schattauer GmbH, Stuttgart

Gesellschaft für Mentalisierungsbasierte und Integrative Therapie mbH (2022) Mentalisierungsbasierte Therapie – Hintergrund. [online]. https://www.ge-mit.de/mentalisierungsbasierte-therapie-übersicht. Zugegriffen am 24.03.2024

Hediger K, Beetz A, Wohlfarth R (2019) Praxis der tiergestützten Verhaltenstherapie. Natur in Psychotherapie und Künstlerischer Therapie. Psychosozial-Verlag, Gießen

Huß E, Seemüller F (2023) Evidenz: Einsatz eines Therapiebegleithundes. Pflegez 76:48–52

Jones MG, Rice SM, Cotton SM (2019) Incorporating animal-assisted therapy in mental health treatments for adolescents: a systematic review of canine assisted psychotherapy. PLoS ONE 14(1):e0210761

Julius H, Beetz A, Kotrschal K, Turner DC, Unväs-Moberg K (2014) Bindung zu Tieren: psychologische und neurobiologische Grundlagen tiergestützter Interventionen. Hogrefe Verlag, Göttingen

Kotrschal K (2020) Wolf, Hund, Mensch – Die Geschichte einer jahrtausendealten Beziehung, 4. Aufl. Piper Verlag GmbH, München

Levinson B (1962) The dog as a „co-therapist". Ment Hyg 46(01):59–65

Mallinckrodt B, Porter M, Kivlighan D (2005) Client attachment to therapist, depth of in-session exploration and object relations in brief psychotherapy. Psychother Theory Res Pract Train 42:85–100

Meißner A (2012) „Naturdefizitstörung" – Eine neue Diagnose? Auswirkungen eines mangelnden Naturbezuges für Kinder – aber auch für Erwachsene. Sozialpsychiatrische Informationen. 4:49–51

Parish M, Eagle M (2003) Attachment to the therapist. Psychoanal Psychol 20:271–286

Pietromonaco P, Barrett L (2000) The internal working models concept: what do we really know about the self in relation to others? Rev Gen Psychol 4(2):155–175

Powell B, Cooper G, Hoffmann K, Marvin B (2015) Der Kreis der Sicherheit – die klinische Nutzung der Bindungstheorie. G.P. Probst Verlag GmbH, Lichtenau

Schauenburg H (2017) Bindung und Struktur – Psychodynamische Psychotherapie der Depression. PDP-Psychodynamische Psychotherapie 16(4):208–218

Schreiber J (2023) Die Bedeutung von Bindung bei Mensch und Hund – Implikationen für die hundegestützte Psychotherapie. Prax Kinderpsychol Kinderpsychiat 72(2023):685–701

Schreiber J, Kuhn J (2019) Animal-assisted therapy. Fortschr Neurol Psychiatr 87(05):282–283

Shirk SR, Karver M (2003) Prediction of treatment outcome from relationship variables in child and adolescent therapy: a meta-analytic review. J Consul Clin Psychol 71(3):452–464

Sprung M, Burghardt J, Mazza M, Riffer F (2022) Editorial: Misunderstanding others: theory of mind in psychological disorders. Front Psychol 7:13

Steinert C, Leichsenring F (2017) Praxis der psychodynamischen Psychotherapie. In: Konrad C (Hrsg) Therapie der Depression. Springer, Berlin/Heidelberg. https://doi.org/10.1007/978-3-662-50347-8_4

Taubner S (2016) Bindung und Mentalisierung. PiD-Psychotherapie im Dialog 17(03):54–59

Wohlfarth R, Mutschler B (2017) Praxis der hundegestützten Therapie – Grundlagen und Anwendung, 2. Aufl. Ernst Reinhardt, GmbH & Co KG Verlag, München

Psychiatrische Fachpflege

Britta Schneider-Tschinke

Inhaltsverzeichnis

8.1 Einleitung – 143
8.1.1 Psychiatrische Fachpflege und Beziehungsgestaltung – 143
8.1.2 Indikationen und Limitationen – 145
8.1.3 Ziele – 146

8.2 Fallvignette – 147

8.3 Praktische Durchführung – Bausteine der fachpflegerischen Behandlung anhand des Fallbeispiels – 147
8.3.1 Therapiebaustein „Gestaltung des Stationsmilieus – Beziehungsgestaltung, Tagesstrukturierung und Aktivierung" – 147
8.3.2 Therapiebaustein „Pflegeinterventionen – Pflegediagnose Schlaf" – 151
8.3.3 Therapiebaustein „Pflegeinterventionen – Risiko-Pflegediagnose Suizidalität" – 152
8.3.4 Therapiebaustein „Pflegegeleitete Gruppenaktivität – Entspannungsgruppe" – 155
8.3.5 Therapiebaustein „Pflegegeleitete Gruppenaktivität – Schlaftraining" – 155
8.3.6 Therapiebaustein „Pflegegeleitete Gruppenaktivität – Genusstraining" – 156
8.3.7 Therapiebaustein „Pflegegeleitete Gruppenaktivität – ressourcenorientierte Gruppe" – 157

Ergänzende Information Die elektronische Version dieses Kapitels enthält Zusatzmaterial, auf das über folgenden Link zugegriffen werden kann [https://doi.org/10.1007/978-3-662-70320-5_8].

© Der/die Autor(en), exklusiv lizenziert an Springer-Verlag GmbH, DE, ein Teil von Springer Nature 2025
C. Konrad (Hrsg.), *Therapie der unipolaren Depression - Ergotherapie, Soziotherapie und andere psychotherapeutisch mitgeprägte Verfahren*, https://doi.org/10.1007/978-3-662-70320-5_8

8.4 Besonderheiten und Fallstricke – 158
8.4.1 Typische Probleme und Lösungsvorschläge – 159
8.4.2 Kombinierbarkeit mit anderen Methoden – 159

8.5 Zusammenfassung des Kapitels – 159

8.6 Materialien – 159

Literatur – 160

Psychiatrische Fachpflege

Übersicht

In diesem Kapitel wird die spezielle pflegerische Betreuung von depressiven Menschen beschrieben. Das Kapitel beinhaltet a) die persönliche Haltung und Grundeinstellung der Pflegenden in der Interaktion mit dem Patienten und in der Alltagsstrukturierung und Antriebsförderung im Rahmen des Stationsmilieus, b) grundsätzliche Maßnahmen bzw. Interventionen im Einzelkontakt anhand der ausgewählten Pflegediagnosen Schlaf und Suizidalität und c) Durchführung und Inhalte von pflegegeleiteten Gruppenaktivitäten zu ausgewählten Themenkomplexen.

8.1 Einleitung

Pflegende sind insbesondere im stationären Setting wichtige Bezugspersonen für den Patienten, da sie die direkt verfügbaren und konstanten Ansprechpartner darstellen. Vor allem dann, wenn akute Suizidalität eine Rolle spielt, ist die 24-stündige Betreuung durch die Pflegenden eine wichtige Ressource zur Vertrauensbildung, Stabilisierung und nachhaltigen Therapie. Im multiprofessionellen Team ermöglichen die besonderen Fachkompetenzen der Mitarbeiter verschiedener Berufsgruppen unterschiedliche Blickwinkel in der Behandlungsplanung und Therapie, die letztendlich vom Patienten als hilfreich, schlüssig und untereinander abgestimmt wahrgenommen werden. In diesem Kapitel werden beispielhaft zwei Pflegediagnosen vorgestellt: die Pflegediagnosen Schlafstörung und Suizidalität. Erstere beispielhaft im Rahmen von Einzelinterventionen und als Gruppenangebot, um die Bandbreite der möglichen Interventionen darzustellen. Als weitere Beispiele pflegegeleiteter Gruppenaktivitäten werden die Entspannungsgruppe, das Genusstraining und die ressourcenorientierte Gruppe beschrieben.

8.1.1 Psychiatrische Fachpflege und Beziehungsgestaltung

Unter psychiatrischer Fachpflege versteht man professionelles und geplantes Handeln zur Überwindung von Fähigkeitsstörungen unter Berücksichtigung von akutpsychiatrischen Symptomen, das lösungsorientiert und praktisch Hilfestellung bei der Bewältigung von Alltagssituationen gibt.

Eine besondere Rolle spielen dabei **Pflegebeziehung** und **Interaktion** im stationären Kontext: „Zentral bei der Beziehung zwischen Pflegenden und PatientInnen in der psychiatrischen Pflege sind die Elemente **Vertrauen, Verlässlichkeit** und **Verständnis**" (Sauter et al. 2011, S. 52). Dies bedeutet insbesondere, dass Pflegende ein grundsätzliches Interesse am anderen Menschen mit all seinen Facetten, Problemen und Ressourcen, positiven und negativen, angenehmen und unangenehmen Seiten haben und durch ihre Interaktion **Kontaktbereitschaft, Offenheit** und **Interesse** zeigen, um diese professionelle Beziehung auf vertrauensvolle Fundamente zu stellen. Eigene Maßstäbe müssen dabei naturgemäß zurückstecken, der Patient muss in seiner Lebenswelt und mit seinen Möglichkeiten gesehen werden.

Den Rahmen für professionelles, systematisches Arbeiten in der Pflege bilden der Pflegeprozess und die Arbeit mit Pflegediagnosen. ◘ Tab. 8.1 veranschaulicht die einzelnen Komponenten des Pflegeprozesses.

Individuell werden für jeden Patienten anhand des Pflegeassessments die passenden Pflegediagnosen formuliert. ◘ Tab. 8.2 zeigt eine Auswahl von Pflegediagnosen.

Im Rahmen des interprofessionellen Behandlungsprozesses ist der Pflegeprozess von entscheidender Bedeutung, da alle Mitglieder des Behandlungsteams ihre Informationen zusammenfügen, um ein möglichst exaktes und klares Bild von dem Menschen zu erhalten und eine tragbare Therapie zu gestalten. Dabei leistet professionelle psych-

◘ **Tab. 8.1** Der Pflegeprozess. (Adapt. nach Sauter et al. 2011, S. 348)

Pflegeassessment	Einschätzung und Informationssammlung, Beziehung aufbauen, Vertrauen schaffen, beobachten, befragen, körperlich untersuchen; Ressourcen und Copingstrategien bestimmen, Wissens- und Informationsstand des Patienten erfassen, Entlassungs- und weiteren Unterstützungsbedarf ermitteln
Pflegediagnosen	Feststellen und Benennen von Problemen, Einflussfaktoren, Symptomen/Merkmalen und Ressourcen
Pflegeplanung/Pflegeziele	Priorisierung zur Zielsetzung, Festlegen angestrebter Ergebnisse/Outcomes, Auswahl der Interventionen und Planung ihrer Durchführung, Entlassungsplanung
Pflegeintervention en	Durchführung und kontinuierliche Beurteilung der Maßnahmen, Nutzung von Ressourcen, Schulung und Beratung, Entlassungsplanung, Dokumentation
Evaluation	Überprüfung der Zielerreichung, der Wirksamkeit der Interventionen, der Ergebnisse/Outcomes

iatrische Pflege einen wichtigen Anteil. Zwei Beispiele von Pflegediagnosen sind in ▶ Abschn. 8.3.2 und 8.3.3 aufgeführt.

Ein weiterer Baustein psychiatrischer Fachpflege ist die Durchführung von pflegegeleiteten Gruppenstunden. Depressive Menschen unterliegen häufig dem Trugschluss, dass Aktivitäten erst wieder geschafft oder überhaupt probiert werden können, wenn es ihnen besser geht, mehr Kraft da ist und die Stimmung gebessert ist. Dadurch wird jedoch verhindert, dass positive Erlebnisse genau dieses hervorrufen. Die Motivation zu positiven Aktivitäten ist ein wichtiger Baustein in der Interaktion. Insbesondere im Rahmen von Gruppenaktivitäten steigt der Druck zur Teilnahme, somit aber auch die Gefahr des Rückzugs und der Ablehnung. In vielen Gruppen zeigt sich jedoch die wertvolle Unterstützung, die der Austausch und das Zusammensein mit anderen Gleichgesinnten hervorrufen. Dabei geht es um Entlastung durch das Aussprechen von Gefühlen und das Wahrnehmen, dass es den anderen ebenso schwerfällt und sie es dennoch mitmachen oder – im besten Fall – das Kennenlernen von Menschen, die nach überwundener Depression bereits von diesen Fortschritten berichten können. Pflegegeleitete Gruppen haben den Schwerpunkt auf alltagspraktischen Themen, die Zusammensetzung und Form der Gruppe muss vorab festgelegt werden. Auf einer Spezialstation für Depressionsbehandlung sind diese Gruppenvorschläge in der Regel gut umsetzbar, auf gemischten Stationen müssen die Zielklientel und die nötigen Personalressourcen betrachtet werden. Zu klären ist, ob die Gruppe offen ist, sodass zu jeder Stunde neue Patienten dazu kommen können, oder ob es eine bestimmte Abfolge gibt, die in der gleichen Zusammensetzung stattfindet und dann erst neu gestartet wird. Dies hängt mit dem grundsätzlichen Konzept der Station zusammen und mit der Verweildauer der Patienten. Einen Überblick über pflegegeleitete Gruppenaktivitäten gibt ◘ Tab. 8.3.

Psychiatrische Fachpflege

◘ Tab. 8.2 Mögliche Pflegediagnosen. (Adapt. nach Stefan et al. 2012)

Pflegediagnosenkategorie	Titel
Aktivität und Ruhe	Energie/Kraft beeinträchtigt
	Erschöpfung
	Haushaltsführung beeinträchtigt
	Beschäftigung/Arbeit beeinträchtigt
	Schlafen beeinträchtigt
	Selbstpflege (Essen/Trinken, Waschen/Sauberhalten, Kleiden/Pflegen, Ausscheiden) beeinträchtigt
Alleinsein und soziale Interaktion	Soziale Interaktion beeinträchtigt
	Einsamkeit, Risiko
	Suizid, Risiko
Integrität der Person	Coping des Betroffenen beeinträchtigt
	Coping des Betroffenen, Entwicklung von Ressourcen
	Selbstwertgefühl gering
	Hoffnung, Entwicklung der Ressourcen
	Denkprozess verändert
	Angst

8.1.2 Indikationen und Limitationen

Psychiatrische Fachpflege kann im stationären, aber auch im teilstationären und ambulanten Setting durchgeführt werden. Aus dem stationären und teilstationären Setting ist die Anwesenheit von Pflegenden nicht wegzudenken, sie stellt eine Grundvoraussetzung für diese Behandlungsmodelle dar. Im ambulanten Setting ist die fachpsychiatrische Pflege im Rahmen des SGB V § 37 verankert. Somit kann ambulante psychiatrische Pflege bei bestimmten Krankheitsbildern zur Vermeidung und Verkürzung von Krankenhausaufenthalten und zur Sicherstellung der Behandlung durch niedergelassene Psychiater verordnet werden.

Limitiert werden können pflegerische Maßnahmen durch unabgestimmtes Handeln verschiedener Behandler und Betreuer. Diese Limitation sollte durch einen stationsweiten Konsens über die Zuständigkeiten (welche Berufsgruppe führt wann, bei wem und welche Interventionen durch), durch ein gemeinsames Krankheitsmodell aller Berufsgruppen und durch eine gemeinsame Wissensbasis über die indizierten Therapien nicht zum Tragen kommen. Empfehlenswert sind daher ein Bezugspflegesystem mit klaren Zuständigkeiten, eine Festlegung auf ein einheitliches (psychotherapeutisches) Modell, ein in Form von fallzentrierten Teambesprechungen institutionalisierter interdisziplinärer Austausch und regelmäßige gemeinsame Fortbildungen. Zudem muss es klare „Spielregeln" zwischen Pflegenden und Therapeuten geben, bei welchen Aussagen oder Verhaltensweisen der behandelnde Therapeut zwingend informiert wird.

◘ **Tab. 8.3** Pflegegeleitete Gruppenaktivität: Rahmenbedingungen für pflegegeleiteten Gruppen anhand von ausgewählten Beispielen

Rahmenbedingungen	Termin einmal wöchentlich, offene Gruppe, grundsätzlich können alle Patienten der (Schwerpunkt)Station teilnehmen, die Anmeldung dafür erfolgt durch die Bezugspflegekraft
	Höchstteilnehmerzahl 12(–14)
	Inhalte werden in regelmäßigem Durchlauf wiederholt, die Teilnahme ist nach Absprache auch mehrfach möglich
Anzahl und Qualifikation der Mitarbeiter	Zwei Pflegefachkräfte, möglichst mit Fachweiterbildung oder Fortbildung zum Thema Gruppengestaltung
Vorbereitung	Die einzelnen Module sind in einem Ordner hinterlegt, benötigte Arbeitsblätter und Stifte oder weitere Materialien werden vorher bereitgelegt
	Der Raum wird entsprechend vorbereitet mit ausreichender Anzahl an Stühlen, Flipchart, Stiften, CD-Player
Durchführung	**Ablauf formal festlegen** – Begrüßung, Vorstellung der eigenen Person und des heutigen Themas – Gruppenregeln (werden vorher festgelegt und hängen für alle sichtbar an der Wand oder auf dem Flipchart) – Bearbeitung des Themas (siehe Inhalte) – Abschluss der Stunde mit einer Zusammenfassung des heutigen Themas und einer Reflexionsrunde, in der jeder einzelne Teilnehmer gefragt wird: „Was nehmen Sie aus dieser Stunde für sich persönlich mit?"
Inhalte	**Beispielmodule** – Entspannungsgruppe – Schlaftraining – Genussgruppe – Ressourcenorientierte Gruppe
Nachbereitung	Dokumentation der Gruppenstunde in den jeweiligen Patientenakten und/oder im Therapieprogramm

8.1.3 Ziele

Das Ziel der psychiatrischen Fachpflege ist die Überwindung von Fähigkeitsstörungen unter Berücksichtigung von akutpsychiatrischen Symptomen. Pflegefachkräfte haben dabei den Fokus auf lösungsorientierte und praktische Hilfestellungen bei der Bewältigung von Alltagssituationen. Im stationären Kontext werden im übertragenen Sinn im Rahmen des Wochenplans und der Therapieangebote Alltagssituationen simuliert und auf die Lebenswelt des Patienten übertragen.

Psychiatrische Fachpflege

8.2 Fallvignette

▶ **Fallbeispiel**

Die 49-jährige Frau B. kommt nach einer Einweisung durch den Hausarzt zur stationären Aufnahme. Sie leidet seit einigen Wochen zunehmend an „Erschöpfungszuständen" und hat sich vermehrt zurückgezogen, konnte zuletzt kaum noch die täglich anfallenden Arbeiten erledigen. Ihre Hauptbeschwerden sind Schlafstörungen mit stundenlangem Wachliegen und Grübeln über die aktuelle Situation, morgendliches Frühwachen, Schwierigkeiten, den Tag zu überstehen, der „wie ein großer Berg" vor ihr liegt. Bei der Arbeit in der Einkaufsabteilung einer größeren Firma hat sie Probleme mit Kolleginnen, die viele Abläufe anders gestalten als sie. Sie hat nun das Gefühl, dass vermehrt über sie geredet werde und dass sich Kollegen von ihr abwenden. Manchmal müsse sie morgens zweimal auf dem Weg zur Arbeit mit dem Auto anhalten, weil sie keine Kraft mehr habe und auch weinen müsse. Ihr Chef habe sie auch schon kritisiert, damit könne sie ganz schlecht umgehen. Bis vor einigen Wochen sei sie aktiv im Chor und in einer Gymnastikgruppe gewesen, habe jetzt nicht mehr teilgenommen. Insbesondere in den Morgenstunden kämen häufiger Gedanken, sich das Leben zu nehmen, einfach nicht mehr da zu sein, um das alles nicht mehr aushalten zu müssen. Nun hat Frau B. Medikamente gesammelt, die sie vom Hausarzt zum Schlafen verschrieben bekommen hat; ernsthaft schlucken wolle sie diese jedoch nicht. ◀

8.3 Praktische Durchführung – Bausteine der fachpflegerischen Behandlung anhand des Fallbeispiels

Die folgende Tabelle gibt eine Übersicht über die ausgewählten pflegetherapeutischen Bausteine, die natürlich keinen Anspruch auf Vollständigkeit haben, sondern einen kleinen Ausschnitt der möglichen Pflegeinterventionen darstellen.

Beispiele von Therapiebausteinen der fachpflegerischen Behandlung

8.3.1	Gestaltung des Stationsmilieus – Beziehungsgestaltung, Tagesstrukturierung und Aktivierung
8.3.2	Pflegeinterventionen – Pflegediagnose Schlaf
8.3.3	Pflegeinterventionen – Risiko-Pflegediagnose Suizidalität
8.3.4	Pflegegeleitete Gruppenaktivität – Entspannungsgruppe
8.3.5	Pflegegeleitete Gruppenaktivität – Schlaftraining
8.3.6	Pflegegeleitete Gruppenaktivität – Genusstraining
8.3.7	Pflegegeleitete Gruppenaktivität – ressourcenorientierte Gruppe

8.3.1 Therapiebaustein „Gestaltung des Stationsmilieus – Beziehungsgestaltung, Tagesstrukturierung und Aktivierung"

Im Überblick
- **Indikation:** Aufnahme auf einer psychiatrischen Station
- **Ziel:** Vertrauen in die Behandlung herstellen, erste Absprachen treffen, Angst vermindern, Therapieangebote planen
- **Dauer:** 1–3 Tage

Die Aufnahme auf einer psychiatrischen Station ist für den Patienten eine einschneidende Erfahrung. Nicht nur, da insbesondere bei der Erstaufnahme mit eigenen Vorurteilen und häufig auch mit der Akzeptanz der Diagnose gehadert wird, sondern auch weil die Rechtfertigung vor Familie und Gesellschaft häufig als belastend erlebt wird. Somit ist die Gestaltung des Stationsmilieus eine wichtige Aufgabe, die den Genesungsprozess entscheidend beeinflussen kann. Depressive Menschen mit ängstlicher Persönlichkeitsstruktur oder Rückzugstendenzen fühlen sich durch die Vielzahl von Menschen, Räumen und Angeboten zunächst irritiert. Die Erfüllung von elementaren Grundbedürfnissen wie Essen, Trinken, Rückzugsmöglichkeit und eine vertrauensvolle Atmosphäre stellen daher eine wichtige Grundvoraussetzung dar, damit Therapien überhaupt gelingen können.

Die Atmosphäre und Ausstattung einer Station sollte grundsätzlich einen freundlichen Charakter haben. Vor allem das Pflegeteam ist in besonderem Maße für die Gestaltung der Station verantwortlich, da es als größte Berufsgruppe und häufig auch mit langjähriger Berufserfahrung die Atmosphäre und die Abläufe maßgeblich gestaltet. Die Leitung der Station ist daher in einer Schlüsselposition, um räumliche Gegebenheiten und die Grundhaltung der Mitarbeitenden im Team positiv zu beeinflussen. Klar gestaltete, helle Räumlichkeiten ermöglichen es depressiven Menschen, einen besseren Bezug zu ihrer Umwelt zu entwickeln. Notwendig sind Räume, die zum Aufenthalt und zum gemeinsamen Tun einladen, die Lebensfreude ausstrahlen und zur Kontaktaufnahme mit anderen anregen. Gemeinsame Mahlzeiten und Aktivitäten sind wichtige Bausteine in der stationären Depressionsbehandlung, um dem Rückzug entgegenzuwirken und Angebote zu haben, die für den depressiven Menschen schaffbar erscheinen und ihn nicht gleich überfordern. In der tiefsten Phase der Depression mit entsprechendem Morgentief ist die Teilnahme am gemeinsamen Frühstück bereits eine enorme Herausforderung, die häufig auch für die Pflegekräfte viel Motivationsarbeit bedeutet. Entsprechend auch der Tageszeit angepasste Gruppenangebote ergänzen den Grundbaukasten Tagesstrukturierung und Aktivierung. Als wesentliche Prinzipien milieutherapeutischer Arbeit werden die folgenden angesehen.

> **Prinzipien milieutherapeutischer Arbeit (Heim und Goldschneider 1985)**
> - **Partizipation** umfasst das systematische Fördern und Ermöglichen von Mitentscheidung, Mitverantwortung und Autonomie sowohl bei den Patienten und Teammitgliedern als auch bei den Organisationseinheiten
> - **Offene Kommunikation** beinhaltet einen dichten Informationsaustausch, Informationsklarheit und das Ermöglichen des individuellen Ausdrucks
> - **Soziales Lernen** meint systematische Reflexion von Strukturen, Prozessen und Rollenverhalten von Patienten und Teammitgliedern, das Schaffen von Situationen, in denen Lernen am Modell und Aktivierung von gesunden Ich-Funktionen durch das Beteiligen der Patienten an Milieuprozessen möglich sind
> - **Leben in der Gemeinschaft** umfasst das Lösen individueller wie kollektiver Aufgaben in verschiedenartigen Gruppen (patientenzentrierte therapeutische Gruppen, gemeinschaftszentrierte Gruppen, funktionszentrierte Gruppen, koordinative und personalzentrierte Gruppen)

Die praktische Umsetzung dieser Grundsätze erfolgt im Stationskontext idealerweise durch:

- Transparenz der Angebote und Abläufe durch übersichtliche Wochenpläne, die gut sichtbar z. B. auf dem Flur aushängen, mit den Zeiten der Mahlzeiten, Visiten, regelmäßigen Aktivitäten;
- klar zugeordnete verantwortliche Pflegekräfte im Rahmen eines Bezugspflegesystems, sodass jeder Patient konkrete Ansprechpartner hat;
- Gruppenaktivitäten – neben den speziellen Therapiegruppen durch Ärzte, Psychologen und Pflegefachkräfte gibt es häufig weitere Angebote wie gemeinsames Kochen oder Backen oder Angebote zur Aktivierung;
- Stationsversammlungen – einmal wöchentlich stattfindende Versammlung aller Patienten mit Behandlern und Pflegekräften, in denen aktuelle Informationen z. B. über Änderungen im Therapieprogramm oder besondere Angebote weitergegeben werden; sie dienen der Kommunikationsförderung und der Mitbestimmung, und hier können die Patienten Wünsche, Lob und Kritik anbringen;
- Organisation des Gemeinschaftslebens – bestimmte Gemeinschaftsaufgaben können anhand einer Liste von den Patienten selbst untereinander verteilt werden (Blumengießen, Tischdienst, Küchendienst etc.).

▶ **Fallbeispiel: Stationäre Aufnahme**

Frau B. wird nach der ersten Begrüßung zunächst durch die Bezugspflegerin auf die Station und in ihr Zimmer begleitet, es werden ihr ein WC-Gang, Getränke und eine Mahlzeit angeboten; in der Regel folgt dann das gemeinsame Aufnahmegespräch mit der behandelnden Ärztin und der Bezugspflegerin.

Nach kurzer gemeinsamer Abstimmung der Behandlungsplanung wird Frau B. durch die Bezugspflegerin über die geplanten Therapieeinheiten informiert. Die Pflegeanamnese wird ggf. noch ergänzt, und mit der Patientin wird die erste Behandlungswoche in Ruhe besprochen. Neben den gekennzeichneten Therapien aus dem Wochenplan werden auch die Einzelgesprächstermine der Behandler und der Bezugspflege sowie die weiteren stationsspezifischen Angebote angesprochen. Frau B. wird über die weiteren an der Therapie beteiligten Berufsgruppen informiert, z. B. Ergo- und Physiotherapie. ◀

In diesem Rahmen kann Frau B. weitere Fragen, Sorgen und Ängste ansprechen. Insbesondere ein Gefühl der Überforderung muss hier erfühlt und angesprochen werden, damit nicht die nächste große Hürde von unerfüllbaren Aufgaben den Druck und ggf. auch eine mögliche Suizidalität erhöht.

Den Wochenplan für Frau B. zeigt beispielhaft ◘ Tab. 8.4.

Schwerpunkt bei der gemeinsam mit der Bezugspflegekraft erstellten Wochenplanung ist zunächst die passende Anforderungsintensität, d. h. wie viele und welche Angebote kann ein depressiver Mensch – in diesem Fall Frau B. – bewältigen. In der ersten Woche erfolgen das Aufnahmegespräch, die üblichen Visiten und Stationsangebote, d. h. Teilnahme an Ergotherapie- und Sportangeboten sowie Entspannungsgruppe, Genussgruppe und Aktivierung im Rahmen der weiteren Stationsaktivitäten, die freiwillig sind (Freizeitaktivitäten, Kochen, Stadtgang etc.).

Im Rahmen der Bezugspflege-Einzelgespräche, aber auch immer wieder in täglichen Kurzkontakten, wird die Wochenplanung besprochen und geschaut, wie Frau B. diese erlebt (Überforderung, bestimmte Tageszeiten schwierig, bestimmte Angebote völlig unpassend etc.) und entsprechend angepasst. In diesem Kontext können die individuellen Resilienzfaktoren bewusst gemacht werden, also persönliche Ressourcen und Stärken.

In der Teambesprechung werden dann im multiprofessionellen Behandlungsteam

☐ Tab. 8.4 Beispiel für einen Wochenplan

	Montag		Dienstag		Mittwoch	Donnerstag		Freitag	
7:30	Frühstück		Frühstück		Frühstück	Frühstück		Frühstück	
8:05	Morgenrunde		Morgenrunde		Morgenrunde	Morgenrunde		Morgenrunde	
8:30	Frühsport/Walking		Frühsport/Walking		Frühsport/Yoga	Frühsport/Walking		Frühsport/Yoga	
9:00–11:00	Visite mit OA	Ergo-therapie	IPT	Ergo-therapie	Psychoedukation Depression	IPT	Ergo-therapie	Vi-site	Ergo-therapie
11:00	CBASP-Gruppe		Sport: Spinning	HLT	Stationsversammlg. mit Planung für das Kochen am Freitag	Sport: Spinning	HLT	Wochenendvorbesprechung	
12:00	Mittagessen		Mittagessen		Mittagessen	Mittagessen		Mittagessen	
13:30	Genussgruppe		Kunsttherapie		Sozialdienst-Sprechstunde/Werkgruppe	Pflegegeleitete Themengruppe		Genussgruppe	
15:00	Sport: Kopf, Bauch, Beine, Po	Oder: Einzel	Ergo in Bewegung	Oder: Einzel	Sport: Schwimmen	Sport: Ballspiele	Oder: Einzel	Gemeinsamer Stadtgang	
18:00	Abendessen		Abendessen		Abendessen	Abendessen		Abendessen	
19:00	Entspannung (PMR)		Video-Abend/gemeinsames Fernsehen		Freizeitgruppe	Entspannung (PMR)		Kochaktivität	

IPT interpersonelle Psychotherapie; *HLT* Hirnleistungstraining; *CBASP* Cognitive Behavioral Analysis System of Psychotherapy; *PMR* progressive Muskelrelaxation die Einschätzungen ausgetauscht und der weitere Behandlungsverlauf zu den großen Therapiebausteinen Psychotherapie, Pharmakotherapie, somatische Therapien und psychosoziale Therapien anhand des Behandlungspfades weiter geplant.

Zusammenfassung Therapiebaustein „Gestaltung des Stationsmilieus"
- Die Atmosphäre auf einer psychiatrischen Station wird durch die Mitarbeiter des Pflegedienstes maßgeblich mitgeprägt
- Das Ziel sollte es sein, ein verständnisvolles Stationsklima zu schaffen, in dem depressive Menschen Rückzugsmöglichkeiten und zu ihrem Erkrankungsstadium passende Aktivitäten vorfinden. Der Wochenplan muss immer individuell angepasst werden
- Ein Bezugspflegesystem ermöglicht es den Patienten, einen verlässlichen Ansprechpartner für Fragen und Sorgen zu haben
- Das Gruppenkonzept der Station sollte neben dem therapeutischen Anspruch auch z. B. durch eine Stationsversammlung für Mitbestimmung und Teilhabe sorgen

8.3.2 Therapiebaustein „Pflegeinterventionen – Pflegediagnose Schlaf"

Im Überblick
- **Indikation:** Ein- und Durchschlafstörungen
- **Ziel:** angemessene Schlafdauer erreichen, Gefühl eines erholsamen Schlafes
- **Dauer:** bis zu mehreren Wochen

Im Rahmen der Pflegeanamnese werden aus den oben genannten die wichtigsten Pflegediagnosen herausgefiltert, die – oftmals unabhängig von der medizinischen Diagnose – von den Patienten als besonders belastend empfunden werden.

▶ **Fallbeispiel: Anamnestische Angaben**
Frau B. berichtete im Aufnahmegespräch insbesondere über den seit Wochen schlechter werdenden Schlaf, der ihr sehr zu schaffen mache, weil sie sich dadurch zunehmend „schlapp", antriebslos und „wie gerädert" fühle. Sie schlafe schlecht ein, weil sie über viele Dinge nachgrüble und erwache früh wieder, liege auch manchmal nachts wach und grüble, dann komme ihr alles wie ein großer Berg vor, der nicht zu schaffen sei. ◀

Hier werden im Rahmen des Pflegeprozesses (wie in ▶ Abschn. 8.1.1 beschrieben) zunächst Informationen zusammengetragen und anschließend die individuellen Maßnahmen festgelegt (Arbeitsblatt 8.1 „Schlafprotokoll (Kurzversion) der DGSM" und Arbeitsblatt 8.2 „Schlafprotokoll (Standardversion) der DGSM").

Einen Überblick über die Diagnostik und Pflegeinterventionen am Beispiel Schlafstörung gibt ◘ Tab. 8.5.

Zusammenfassung des Therapiebausteins „Pflegeinterventionen – Pflegediagnose Schlaf"
- Patienten fühlen sich durch schlechten Schlaf unausgeruht, nicht leistungsfähig und erleben dies subjektiv als schwerwiegende Belastung
- Individuelle Faktoren der Schlafhygiene müssen herausgefunden und gemeinsam verändert werden
- Anhand von Protokollen können eine realistischere Darstellung der individuellen Schlafzeiten und eine positive Veränderung objektiv dargestellt werden

Tab. 8.5 Diagnostik und Pflegeinterventionen am Beispiel Schlafstörung

Pflegeassessment	Informationen über Art der Schlafstörung, Ausmaß und Folgen, subjektives Erleben und Belastung, mögliche Ursachen und begünstigende Faktoren sowie allgemeine Schlafgewohnheiten und -rituale
Pflegediagnosen	Schlafstörung, näher zu spezifizieren: Fallbeispiel Frau B.: „Schlafstörung, speziell Einschlafstörung, bedingt durch anhaltendes Grübeln, angezeigt durch langes abendliches Wachliegen (über eine Stunde) sowie morgendliches Früherwachen"
Pflegeplanung / Pflegeziele	Frau B. kann über die Schlafstörung, ursächliche und begünstigende Faktoren sprechen
	Frau B. schätzt Auswirkungen der Schlafstörung realistisch ein
	Frau B. erlangt eine subjektiv verbesserte Schlafdauer und -tiefe
	Frau B. fühlt sich nach dem Aufwachen ausgeruht und erholt
Pflegeinterventionen	Im Einzelkontakt Informationsvermittlung über Schlafdauer, Schlafhygiene und Schlafmythen
	Erhöhung der Tagesaktivitäten besprechen und reflektieren (Bewegung, mehr Tageslicht, kein Tagesschlaf)
	Vorbereitung einer angenehmen Schlafumgebung (Ruhe, Licht, Temperatur, Decke etc.)
	Wohlbefinden herstellen (Abendgestaltung, Tee, warme Milch, Entspannungsübungen, Entspannungsbad, Einschlafrituale)
	Unterstützung bei der täglichen Dokumentation der Schlafdauer und des subjektiven Erlebens im Schlafprotokoll
Evaluation	Verlängerte Schlafdauer oder gefühlt bessere Schlafqualität im Schlafprotokoll erkennbar

8.3.3 Therapiebaustein „Pflegeinterventionen – Risiko-Pflegediagnose Suizidalität"

Im Überblick
- **Indikation:** Patienten mit Suizidgedanken oder nach einem Suizidversuch
- **Ziel:** Einlassen auf die Behandlung, Absprachefähigkeit und Vertrauen herstellen, Sinn und Perspektive im Leben sehen
- **Dauer:** Tage bis mehrere Wochen

Suizidalität ist ein zentrales Thema bei der Pflege und Betreuung von depressiven Menschen. Zu den grundlegendsten Interventionen in der Pflege gehört somit der Aufbau eines Vertrauensverhältnisses, in dem das Sprechen über Gedanken und Pläne, sich das Leben zu nehmen oder „einfach nicht mehr da sein, um das nicht weiter ertragen zu müssen" und häufiger auch „um allen anderen nicht mehr zur Last zu fallen" möglich ist.

Suizidalität wird bereits beim Erstgespräch sowohl vom Behandler als auch von der aufnehmenden Pflegekraft angesprochen. Im Idealfall findet dieses Gespräch gemeinsam statt, sodass die Einschätzung von Suizidalität sowie die daraus resultierenden Interventionen (Intensivbetreuung, Aufnahme/Behandlung auf einer Akutstation oder auf der offen geführten Schwerpunktstation, Zimmergröße und Mitpatienten, Häufigkeit der Kontaktaufnahme, Verlässlichkeit der Absprachen) bereits vom Arzt/Psychologen sowie von der Pflegefachkraft mit dem Patienten besprochen werden. Dieser Erstkontakt ist bereits ein wichtiger Baustein in der professionellen Beziehungsgestaltung, da er auf die Entwicklung einer Vertrauensbasis zwischen der Pflegeperson und dem Patient abzielt, die im weiteren Verlauf eine valide Einschätzung der Suizidalität überhaupt erst möglich macht. Spricht der Patient nicht über seine innersten, intimsten, häufig ja auch schambesetzten Gedanken und Gefühle, so verbleibt die Betreuung immer auf einer unkonkreten, abwartenden, beobachtenden Basis und nicht auf einer vertrauensvollen, professionellen Arbeitsbeziehung.

▶ **Fallbeispiel: Ansprechen von Suizidalität**
Bereits im Aufnahmegespräch äußerte Frau B., dass sie am liebsten gar nicht mehr da wäre. Sie habe keine Kraft mehr, ihren Zustand zu ertragen und alles so weitermachen zu müssen. Auf Nachfrage gibt sie zu, dass sie bereits Tabletten gesammelt habe.

Im weiteren Verlauf berichtet sie unter Tränen, dass sie eigentlich gar nicht wirklich Suizid begehen möchte, sie sei froh, dass sie den Schritt in die Behandlung hier getan habe und wolle auch wieder „ein normales Leben haben". Die gesammelten Tabletten gibt sie ab, und sie gibt das Versprechen, dass sie sich hier in der Klinik nichts antun werde und sie sich melden könne, wenn diese Gedanken drängender werden. ◀

Auch hier geht es im Rahmen des Pflegeprozesses darum, die individuellen Faktoren und Risiken bei Frau B. herauszufinden, um entsprechende Interventionen festzulegen (◘ Tab. 8.6).

Eine Intensivbetreuung im Sinne von konstanter Begleitung bedeutet eine massive Freiheitseinschränkung für den Menschen und sollte nur auf ein Mindestmaß beschränkt bleiben, wie in der Praxisempfehlung Intensivbetreuung der Deutschen Fachgesellschaft für Psychiatrische Pflege (DFPP) beschrieben (Hemkendreis et al. 2013) ist: „Da die Anwendung einen massiven Eingriff in die persönliche Freiheit des Patienten darstellen kann, sollte sie restriktiv und nach klaren Vorgaben durchgeführt werden. Wenn eine Intensivbetreuung notwendig ist, dann mit dem Ziel, eine therapeutische Beziehung aufzubauen. Darüber hinaus sollte der Patient in den Behandlungsprozess mit einbezogen werden und der Fokus auf der Hoffnungsförderung liegen."

Für die Pflegefachkraft bedeutet dies, in der Akutphase intensive Gespräche und verlässliche Absprachen mit dem Patienten zu treffen und die Einschätzung darüber regelmäßig mit dem zuständigen Therapeuten abzustimmen. Der Zeitrahmen sollte tagsüber bei vier Stunden liegen, spätnachmittags werden gemeinsam Vorkehrungen und Anordnungen für die Nacht getroffen, sodass ggf. keine Intensivbetreuung über Nacht stattfinden muss, da dies für den Mitarbeiter und den Patienten sehr belastend ist.

▶ **Fallbeispiel: Umgang mit Suizidalität im stationären Setting**
Nach einiger Zeit hat sich Frau B. in den Stationsablauf eingefunden und ein gutes Maß an Anforderungen und Aktivitäten gefunden. Insbesondere das Ergotherapieangebot gefällt ihr und bringt positive Momente in den Tag. Zu ihrer Bezugspflegekraft hat sie eine vertrauensvolle Gesprächsbasis gefunden und traut sich nun auch, intimere Dinge über ihre Lebenssituation zu berichten. Sie fühlt sich ausreichend stabilisiert, um an den pflegegeleiteten Gruppenstunden teilzunehmen. ◀

Tab. 8.6 Suizidrisiko und Pflegeinterventionen

Pflegeassessment	Die Einschätzung des Suizidrisikos muss auch nach einer Erstbeurteilung regelmäßig wieder erfolgen!
	Nachfragen nach Suizidgedanken, Gefühlen von Hoffnungslosigkeit, Einsamkeit und nach der generellen Selbsteinschätzung der jetzigen Lebenssituation
Pflegediagnose	Suizid, Risiko
Pflegeplanung/ Pflegeziele	Frau B. erlebt den Kontakt und die vertrauensvolle Ansprache als sinnvoll und perspektivgebend
	Frau B. lässt sich auf die stationäre Behandlung ein und kann sich zum Thema Suizidgedanken äußern
	Frau B. erkennt die in der aktuellen Situation wahrgenommenen Schwierigkeiten und Einschränkungen als Teil der Erkrankung an
	Frau B. ist an der Planung des Behandlungsverlaufs beteiligt und erlebt Sinn im Denken und Handeln und kann lebensorientierte Ziele formulieren
Pflegeinterventionen	In der akuten Phase Intensivbetreuung (klar benannte Bezugsperson, feste Kontaktintervalle im Zimmer oder gemeinsame Tätigkeiten im Rahmen einer konstanten Begleitung), in regelmäßigen Abständen überprüfen und neu festlegen
	Sorge für Sicherheitsvorkehrungen (sichere Umgebung schaffen, feste Kontakte und Ansprechpartner festlegen, größeres Zimmer mit Mitpatienten)
	Direktes Ansprechen und Nachfragen, offene und vertrauensvolle Kommunikation
	Zeit nehmen und Ermutigen zum Ordnen der Gedanken und Gefühle in der aktuellen Situation
	Wahrnehmen veränderter Verhaltensweisen
	Einschätzen der Copingmöglichkeiten des Patienten im Gespräch und im Rahmen der Stationsaktivitäten, positive Verstärkung
	Erklären von Sicherheitsbedenken, Ausgänge und Abwesenheiten vorbesprechen, Begleitung ermöglichen, Zeiten absprechen und auf Einhaltung achten
	Einbinden der Bezugspersonen
	Körperliche Betätigung, möglichst bei Tageslicht, ermöglichen (Ergometer, Spaziergänge, Sporthalle)
	Wirkung der antidepressiven Medikation beobachten – Änderung in Stimmung, Denken und Antrieb im Gespräch oder im Verhalten
Evaluation	Kontaktaufnahme und Beziehung erscheint verlässlich
	Frau B. berichtet ehrlich über aktuelles Befinden, insbesondere in Bezug auf Suizidgedanken
	Frau B. benennt Copingmöglichkeiten, nimmt Anteil an Aktivitäten, zeigt Perspektiven

> **Zusammenfassung des Therapiebausteins „Pflegediagnose Suizidalität"**
> - Suizidalität muss offen mit dem Patienten besprochen werden
> - Es muss ein Vertrauensverhältnis hergestellt werden, damit der Patient sich öffnen und über sein innerstes Erleben berichten kann und gemeinsam verlässliche Absprachen getroffen werden können
> - In der Akutphase kann das eine Eins-zu-eins-Betreuung bedeuten, diese muss in eng festgelegten Zeitabständen überprüft werden, da sie für den Mitarbeiter und den Patienten extrem belastend ist
> - Der Patient muss Sinn in seinem Leben und in seinem Handeln (wieder) erleben

8.3.4 Therapiebaustein „Pflegegeleitete Gruppenaktivität – Entspannungsgruppe"

Im Überblick
- **Indikation:** alle depressiven Patienten, die unter Anspannung leiden oder viel grübeln; ausgenommen sind wahnhafte Störungsbilder
- **Ziel:** Erlernen der Methode „progressive Muskelentspannung nach Jacobsen" unter Anleitung zur späteren selbstständigen Durchführung
- **Dauer:** Gruppendauer: 60 Minuten, Gruppendurchlauf von acht bis zehn Gruppenstunden

Zu Beginn der Gruppenstunde werden Informationen zum Thema progressive Muskelentspannung gegeben, die dann praktisch durchgeführt wird (Arbeitsblatt 8.3 „Anleitung progressive Muskelentspannung für Kursleiter [Kurzform])". Progressive Muskelentspannung kann im Liegen stattfinden, dann werden Isomatte, Kissen und Decke benötigt, oder im Sitzen im Stuhlkreis, das empfinden viele Patienten als sicherer und diese Form kann besser im Alltag umgesetzt werden. Bei Bedarf kann die Übung mit einigen Erweiterungen oder Möglichkeiten ergänzt werden (z. B. Fantasiereise, Arbeitsblatt 8.4 „Anleitung für die Fantasiereise ans Meer").

> **Zusammenfassung des Therapiebausteins „Pflegegeleitete Gruppenaktivität – Entspannungsgruppe"**
> - Das System der progressiven Muskelentspannung kann relativ leicht erlernt und in den Alltag eingebracht werden
> - Es kann zum Abbau von Anspannung und bei Grübeln eingesetzt werden
> - Es kann in der Grundversion oder mit diversen weiteren Ergänzungen wie z. B. „Fantasiereisen" stattfinden

8.3.5 Therapiebaustein „Pflegegeleitete Gruppenaktivität – Schlaftraining"

Im Überblick
- **Indikation:** alle depressiven Patienten, die unter Schlafstörungen leiden
- **Ziel:** Informationen über physiologischen und gestörten Schlaf, Schlafmythen, Möglichkeiten der Begegnung von Schlafstörungen
- **Dauer:** Gruppenstunde 60 Minuten, Führen des Schlafprotokolls Tage bis Wochen

In dieser Stunde wird über konkrete Schlaf-Fakten gesprochen, dabei helfen Arbeitsblatt 8.5 „Regeln zur Stimuluskontrolle" und Arbeitsblatt 8.6 „Regeln zur Schlafhygiene". Häufig sind die Vorstellungen über ausreichenden, gesunden Schlaf unrealistisch. Persönliche Schlafrituale und hilfreiche Tipps werden gemeinsam herausgefunden und den anderen Gruppenteilnehmern mitgeteilt; sie werden an der Flipchart gesammelt und mit den anderen geteilt. Der Umgang mit einem der Schlafprotokolle (Arbeitsblatt 8.1 und Arbeitsblatt 8.2) wird praktisch anhand des letzten Abends und der letzten Nacht geübt, und es werden Ideen für die schlaflose Zeit gesammelt. Gegebenenfalls wird auch eine Wachtherapie durchgeführt.

Zusammenfassung des Therapiebausteins „Pflegegeleitete Gruppenaktivität – Schlaftraining"
- Schlafstörungen werden individuell als sehr belastend erlebt
- Informationen über normalen, ausreichenden Schlaf sind häufig nicht ausreichend vorhanden, es gibt viele Schlafmythen
- Einschlafhilfen und -möglichkeiten werden benannt und individuell ausprobiert
- Der Umgang mit dem Schlafprotokoll wird in der Gruppe geübt, damit dieses in Einzelterminen individuell besprochen werden kann

8.3.6 Therapiebaustein „Pflegegeleitete Gruppenaktivität – Genusstraining"

Im Überblick
- **Indikation:** alle depressiven Patienten, die Genuss sowie positive Gefühle und Aktivitäten (wieder) erlernen müssen
- **Ziel:** bessere Wahrnehmung von positiven Gefühlen
- **Dauer:** Gruppenstunde 60 Minuten, mehrere Durchläufe zu den verschiedenen Sinnen sind sinnvoll

Menschen mit Depressionen gönnen und erlauben sich in der Regel nichts. Im Genusstraining werden die fünf Sinne gezielt angesprochen und mit ganz praktischen Übungen der Fokus darauf gelenkt. Die Wahrnehmung positiver Erlebnisse wird am Anfang jeder Stunde anhand der Genussregeln dargestellt, und jeder Teilnehmer berichtet, was er konkret damit verbindet.

Die sieben Genussregeln (Lutz und Koppenhöfer 1983)
- Genuss braucht Zeit
- Genuss muss erlaubt sein
- Genuss geht nicht nebenbei
- Genuss ist Geschmackssache
- Weniger ist mehr
- Ohne Erfahrung kein Genuss
- Genuss ist alltäglich

Gemeinsam werden Beispiele gesammelt zu den verschiedenen Sinneseindrücken – Riechen, Hören, Schmecken, Sehen, Fühlen – und praktische Übungen dazu durchgeführt, z. B. draußen in der Natur bewusst Vögel hören, Blumen riechen oder ansehen, etwas Süßes ganz langsam und bewusst essen, feinen Sand fühlen und die Aufmerksamkeit weg von Grübelgedanken ganz auf den schönen Moment fokussieren und „gut zu sich selbst sein". Die Übungen werden in aller Ruhe durchgeführt.

Beispiele für die Durchführung einzelner „Sinnesreisen" finden sich in ◘ Tab. 8.7.

Psychiatrische Fachpflege

Tab. 8.7 Möglichkeiten der Genussgruppengestaltung

Sinn	Ideen für die Stimulation
Riechen	Spaziergang – welche Gerüche werden wahrgenommen? Blumen, Bäckerei, Verkehr, Parfum von Vorausgehenden...
	Gewürze und Kräuter: z. B. Zimt, Thymian, Muskatnuss, Lavendel, Waldmeister, Rosmarin, Minze
	Kindheit: gemeinsam an Flipchart oder in der Runde sammeln, welche bleibenden Eindrücke Gerüche gemacht haben, z. B. Kaffee, Waschmittel, Omas Duft von 4711, Zigarren, Apfelkuchen, Trabi-Abgase...
Schmecken	Wie nehme ich Essen wahr?
	Schokoladenstück betrachten, beschreiben, Reaktion des Körpers, genussvoll schmelzen lassen, geht auch z. B. mit Karamellbonbons, Zitrone, Chili, Brausepulver, Rosine, Erdbeere, Orangenscheibe
Fühlen	Stoffe wie Samt, Plüsch, Baumwolle, Seide
	Feiner Sand vom Meer (ersatzweise Vogelsand), runde oder flache Steine
	Verschiedene Materialien und Formen erfühlen (Backförmchen, Spielfiguren)
	Warmes Wasser (Hand- oder Fußbad)
	Sich selbst eincremen, Handpeeling herstellen und benutzen (Öl und Zucker)
Hören	Spaziergang – Naturgeräusche wahrnehmen (Vögel, Wind, Insekten) CD mit Naturgeräuschen, Melodien aus alter Zeit, bestimmte Musikinstrumente, Lieblingslieder aus guten Zeiten sammeln und anhören Was passiert, wenn es ganz still ist?
Sehen	Gemälde, Blumen und Pflanzen, Bäume, Landschaften (z. B. Kalenderblätter), Licht und Schatten, Sonne und Mond, Menschen, andere Länder etc.

Zusammenfassung des Therapiebausteins „Pflegegeleitete Gruppenaktivität – Genusstraining"

– In jeder Gruppenstunde wird einer der Sinne angesprochen und in den Fokus genommen
– Mit kleinen praktischen Übungen wird ein Weg zu den eigenen Sinnen und den eigenen Gefühlen hergestellt
– Positive Wahrnehmungen lösen positive Gefühle aus, Wahrnehmung des direkten Augenblicks, im Hier und Jetzt sein

8.3.7 Therapiebaustein „Pflegegeleitete Gruppenaktivität – ressourcenorientierte Gruppe"

Im Überblick
– **Indikation:** alle depressiven Patienten, die wieder einen Zugang zu positiv erlebten Möglichkeiten und Fähigkeiten erlangen sollen
– **Ziel:** positives Erleben und positive Gefühle bewusst wahrnehmen können

> – **Dauer:** Gruppenstunde 60 Minuten, Teilnahme an mehreren Gruppenstunden sinnvoll

Es werden gemeinsam in der Gruppe Hobbies, Aktivitäten, Erlebnisse, Möglichkeiten gesammelt, die früher, vor der Depression einmal Freude bereitet haben und einen Teil des Lebens darstellen. Dazu wird vorab eine Liste an der Flipchart erstellt: „Was gibt es Positives in meinem Leben? Was gibt mir Kraft und macht mir Freude?" Beispiele sind: Reisen, Ausflüge, Hobbies, Familie, Haustiere, Lieblingsessen, Lieblingsserie etc.

In der Gruppe wird gesammelt und darüber berichtet, und bei entsprechender Vorbereitungsmöglichkeit, z. B. vorab durch die Bezugspflegekraft mit einem Patienten, kann ein Anschauungsobjekt vorgestellt werden. Themen, die in diesem Rahmen gut vorgestellt werden können, sind

- Reisen oder Ausflüge, die unternommen wurden, z. B. Fotos oder kurze Dokumentarfilme;
- Hobbies wie Sportarten, Chorsingen oder Handarbeiten oder handwerkliche Tätigkeiten, dabei kann ein Handarbeitsstück oder ein Musikinstrument vorgeführt werden;
- Kochrezepte oder Lieblingsgerichte, die gesammelt, aufgeschrieben und an die nächste Kochgruppe weitergegeben werden können;
- Familie, Kinder und Enkelkinder, die Freude bereiten und Sinn stiften, z. B. durch Fotos oder kleine Geschenke von den Kindern;
- Häufig ist auch ein Haustier, z. B. ein Hund, ein wichtiger positiver Bezugspunkt, ggf. kann dieser auch im stationären Aufenthalt kurzzeitig mitgebracht werden.

Weitere Beispiele für positive Aktivitäten liefert die „Liste angenehmer Aktivitäten" aus dem Kapitel Psychoedukation (Losekam und Konrad 2017, 2025).

> **Zusammenfassung des Therapiebausteins „Pflegegeleitete Gruppenaktivität – ressourcenorientierte Gruppe"**
> – Positive Aktivitäten oder positive Dinge im Leben sind häufig aus dem Blick geraten und müssen wieder aktiviert werden
> – Gemeinsam werden Hobbies oder Erlebnisse in der Gruppe geteilt
> – Wenn möglich, können diese positiven Dinge ganz praktisch mitgebracht oder angeschaut werden

8.4 Besonderheiten und Fallstricke

Die Durchführung der beschriebenen Therapiebausteine setzt persönliche Erfahrung der Pflegenden im Umgang mit depressiven Menschen und ein entsprechendes Fachwissen voraus. Deshalb erfolgt hier der Hinweis auf die Gruppendurchführung durch weitergebildete Pflegekräfte oder erfahrene, durch Fortbildung geschulte Pflegepersonen. Die praktische Umsetzung ist z. B. auf einer Depressionsstation einfacher als auf Stationen mit gemischtem Patientenklientel oder Akutcharakter. Die notwendige Personalstärke ist selbstverständlich Voraussetzung für die Durchführung aller Bausteine.

8.4.1 Typische Probleme und Lösungsvorschläge

Die häufigsten Probleme in der Durchführung der hier beschriebenen Interventionen sind der hohe Personalbedarf und die hohe persönliche Belastung bei der Intensivbetreuung von akut suizidalen Menschen sowie die Notwendigkeit von entsprechendem Fachwissen und Erfahrung in der psychiatrischen Pflege, um eine angemessene, professionelle Betreuung sicherstellen zu können. Dafür ist entsprechende Fort- und Weiterbildung notwendig. Die Führungsverantwortlichen müssen diese Voraussetzungen für ein gelingendes Behandlungskonzept schaffen und fördern.

8.4.2 Kombinierbarkeit mit anderen Methoden

Die hier vorgestellten pflegerischen Therapiebausteine stellen nur einen kleinen Ausschnitt der Möglichkeiten und Tätigkeiten der psychiatrischen Fachpflege dar. Letztendlich ist eine gemeinsame Therapie- und Behandlungsplanung unter Einbeziehung aller beteiligten Berufsgruppen mit deren sehr spezifischen Blickwinkeln und Fähigkeiten das Geheimrezept für eine bestmögliche und für den Patienten stimmige Behandlung. Psychiatrisch Pflegende werden im Rahmen von Fort- und Weiterbildung auf die verschiedenen Behandlungskonzepte geschult und behalten doch immer den praktischen Alltagsbezug im Blick.

8.5 Zusammenfassung des Kapitels

In diesem Kapitel werden ausgewählte Interventionen von psychiatrischen Fachpflegekräften bei der Behandlung depressiver Menschen dargestellt. Pflegekräfte sind maßgeblich an der Gestaltung des Alltags beteiligt, sei es bei stationärer Behandlung oder auch im ambulanten Setting. Sie nehmen den Menschen in seiner persönlichen Lebenswelt und in seinen individuellen Möglichkeiten wahr. Im Rahmen des Pflegeprozesses werden durch benannte Bezugspflegekräfte mit dem Patienten individuelle Ziele und Interventionen geplant, durchgeführt und evaluiert. Pflegende entdecken und behandeln Fähigkeitsstörungen, die mit der Erkrankung einhergehen und von den Betroffenen als einschränkend und belastend erlebt werden; sie sind verlässliche Säulen in der Therapiegestaltung und Alltagsbewältigung.

Im Rahmen von pflegegeleiteten Gruppenangeboten profitieren Patienten vom Austausch mit anderen Betroffenen und lernen praktische Hilfen für eine positive Ausrichtung des Verhaltens, der Gedanken und Gefühle.

8.6 Materialien

Die im Kapitel erwähnten Materialien werden online zur Verfügung gestellt und können unter SpringerLink heruntergeladen werden.

8.1	Arbeitsblatt	Schlafprotokoll (Kurzversion) der DGSM
8.2	Arbeitsblatt	Schlafprotokoll (Standardversion) der DGSM
8.3	Arbeitsblatt	Anleitung progressive Muskelentspannung für Kursleiter (Kurzform)
8.4	Arbeitsblatt	Anleitung für die Fantasiereise ans Meer
8.5	Arbeitsblatt	Regeln zur Stimuluskontrolle
8.6	Arbeitsblatt	Regeln zur Schlafhygiene
8.7	Arbeitsblatt	Liste angenehmer Aktivitäten (Losekam und Konrad 2025)

Literatur

Heim E, Goldschneider P (1985) Praxis der Milieutherapie. Springer, Berlin

Hemkendreis B, Löhr M, Schulz M, Nienaber A (2013) Praxisempfehlung Intensivbetreuungen. Ein erster Schritt in die richtige Richtung. Psych Pflege 19:90–92

Losekam S, Konrad C (2017) Psychoedukation. In: Konrad C (Hrsg) Therapie der Depression. Springer Verlag, Heidelberg

Losekam S, Konrad C (2025) Psychoedukation. In: Konrad C (Hrsg) Psychotherapie der unipolaren Depression. Springer Verlag, Heidelberg

Lutz R, Koppenhöfer E (1983) Kleine Schule des Genießens. In: Lutz R (Hrsg) Genuß undGenießen. Zur Psychologie genussvollen Erlebens und Handelns. Beltz, Weinheim

Sauter D, Alberhalden C, Needham I, Wolff S (2011) Lehrbuch Psychiatrische Pflege, 3. Aufl. Huber, Bern

Stefan H, Allmer F, Schalek K, Eberl J, Hansmann R, Jedelsky E, Pandzic R, Tomacek D, Vencour MC (2012) POP-Praxisorientierte Pflegediagnostik. Pflegediagnosen – Ziele – Maßnahmen, 2. Aufl. Springer, Berlin

Praxis der Soziotherapie

Jörg Kehlenbeck

Inhaltsverzeichnis

9.1 Einleitung – 163
9.1.1 Sozio- und sozialtherapeutische Diagnostik und Intervention – 163
9.1.2 Indikationen und Limitationen – Für wen eignet sich das Verfahren? – 165
9.1.3 Ziele – 166

9.2 Fallvignette – 167

9.3 Praktische Therapiedurchführung: Therapiebausteine – 168
9.3.1 Therapiebaustein „Sozialanamnese" – 169
9.3.2 Therapiebaustein „Eco-Map" – 169
9.3.3 Therapiebaustein „Netzwerkkarte" – 171
9.3.4 Therapiebaustein „Biografischer Zeitbalken" – 171
9.3.5 Therapiebaustein „Paargespräch" – 173
9.3.6 Therapiebaustein: „Angehörigenarbeit" – 174
9.3.7 Therapiebaustein „Beratung zur beruflichen Wiedereingliederung bzw. Rehabilitation" – 175
9.3.8 Therapiebaustein „Arbeitgebergespräch" – 175
9.3.9 Therapiebaustein „Hilfeplangespräch" – 176

9.4 Besonderheiten und Fallstricke – 177
9.4.1 Typische Probleme und Lösungsvorschläge – 177
9.4.2 Kombinierbarkeit mit anderen Methoden – 178

Ergänzende Information Die elektronische Version dieses Kapitels enthält Zusatzmaterial, auf das über folgenden Link zugegriffen werden kann [https://doi.org/10.1007/978-3-662-70320-5_9].

© Der/die Autor(en), exklusiv lizenziert an Springer-Verlag GmbH, DE, ein Teil von Springer Nature 2025
C. Konrad (Hrsg.), *Therapie der unipolaren Depression - Ergotherapie, Soziotherapie und andere psychotherapeutisch mitgeprägte Verfahren*, https://doi.org/10.1007/978-3-662-70320-5_9

9.5 Zusammenfassung des Kapitels – 179

9.6 Materialien – 179

Literatur – 179

Übersicht

Behandelnde Sozio-/Sozialtherapie ist ein planmäßiges multiperspektivisches, zielgerichtetes und methodisches Vorgehen auf Grundlage des biopsychosozialen Modells. Zentral für sozialtherapeutische Diagnostik und Interventionen ist die Wechselwirkung zwischen dem Individuum und der Umwelt. Sozialtherapeutische Interventionen werden dort eingesetzt, wo Passungsprobleme in der Person-Umwelt-Transaktion entstehen. Sozialtherapeutische Interventionen können bei allen Schweregraden der depressiven Erkrankung eingesetzt werden.

9.1 Einleitung

9.1.1 Sozio- und sozialtherapeutische Diagnostik und Intervention

Sozio-/Sozialtherapie ist eine Behandlung im Sinne der klinischen Sozialarbeit als Teildisziplin der sozialen Arbeit. Behandlung bedeutet hierbei ein multiperspektivisches, zielgerichtetes, planmäßiges und methodisches Vorgehen auf der Grundlage des biopsychosozialen Modells. Durch diesen Ansatz wird das soziale Bezugssystem eines Menschen als (Haupt)Fokus der Sozialtherapie mit den biophysiologischen und neuropsychologischen Komponenten in einen gemeinsamen Verstehenszusammenhang gebracht, um hieraus die psychosoziale (Be) Handlungsplanung und Interventionen abzuleiten. Dieses bedeutet in der Behandlung von Menschen mit einer psychischen Erkrankung wie z. B. Depressionen eine enge interdisziplinäre Zusammenarbeit zwischen den beteiligten Professionen aus Medizin (bio), Psychologie (psycho) und sozialer Arbeit (sozial) sowie weiteren fachspezifischen Therapieangeboten (Pauls 2004; Gahleitner et al. 2014a). Als gemeinsame Basis bedeutet dies die Erkenntnis, „dass biologische, psychische und soziale Aspekte in steter Wechselwirkung zueinander stehen und sich permanent gegenseitig bedingen", sodass „der Erfolg einer Behandlung von einer funktionierenden integrierten biopsychosozialen Gesamtkonzeption abhängig ist" (Gahleitner et al. 2014a).

Die klinische Sozialtherapie sollte einen niedrigschwelligen und alltagsnahen Ansatz verfolgen. Ziele sind u. a. die Erschließung sozialer Ressourcen und Stärkung sozialer Kompetenzen (Ortmann und Röh 2014b; Binner und Ortmann 2008).

Sozialtherapeutische Praxis

Ortmann und Röh (2014a) benennen sieben grundlegende Formen der sozialtherapeutischen Praxis: Sozialtherapie als

– professionell arrangierte Lebenspraxis/Milieugestaltung, um die Lebensqualität zu verbessern und neue Möglichkeiten der Lebensgestaltung aufzuzeigen,
– Training, um neue Fähigkeiten und Kompetenzen zu erwerben,
– Gespräch, um aktuelle Gesprächsinhalte und Transaktionen zwischen Individuum und Umwelt zu reflektieren und zu interpretieren,
– Begleitung, um bei der Bewältigung von sozialen Problemen zu unterstützen,
– Case Management, um die Hilfeplanung zu koordinieren und die Passungsprobleme zwischen Individuum und Umwelt zu bewältigen,
– Netzwerkarbeit, um dieses individuell zu erschließen, sozialtherapeutisch nutzbar zu machen und Kooperationen zu fördern,
– Krisenintervention, um die aktuellen großen und im Verlauf kleineren Krisen in der Bewältigungskompetenz zu überwinden und zu bearbeiten.

Sozialtherapeutische Diagnostik

Zentraler Ausgangspunkt für sozialtherapeutische Diagnostik ist die Wechselwirkung zwischen Individuum und Umwelt. Die Person wird in ihrer Umwelt und Umgebung wahrgenommen (person-in-environment) mit dem Ziel, eine verbesserte Passung zwischen Person und Umwelt durch sozialtherapeutische Behandlung zu erlangen (Pauls 2015).

Die wechselseitige Interaktion der Menschen in und mit ihrer Umwelt wird durch psychosoziale Diagnostik erfasst. Es wird versucht, diese wechselseitige Interaktion zu verstehen, um sie gemeinsam zu reflektieren und beratend zu begleiten. Kernkompetenz der Sozialtherapie ist hierbei, die komplexen biopsychosozialen Verknüpfungen zu bündeln, einzuschätzen, in Ziele zu zerlegen sowie Problemstellungen mit dem Patienten gemeinsam zu priorisieren, zu gewichten und zu bewerten (Pauls und Reicherts 2014). Sozialtherapeutische Diagnostik ist stark auf dialogische (Patient – Behandler) und z. T. auch trialogische (Patient – Behandler – Umwelt) Kommunikation ausgerichtet. Dieses geschieht mit den Patienten selbst, ihren Angehörigen oder anderen Beteiligten aus dem Umfeld.

In der psychosozialen Diagnostik sind zwei Ansätze zu beobachten, die es zu verbinden gilt, um ein systematisches und transparentes diagnostisches Vorgehen für eine Interventionsplanung durch diagnostisches Fallverstehen zu ermöglichen. Zum einen wird beim **rekonstruktiven, hermeneutischen Ansatz** eine „flexible, situations- und interaktionsabhängige Informationssammlung in (alltagsnahen) Gesprächen" (Heiner 2014a) verfolgt. Hier entsteht die subjektive, sehr biografisch orientierte Diagnostik im direkten Dialog. Zum anderen soll beim **klassifikatorischen Ansatz** eine „möglichst zuverlässige Informationsverarbeitung mittels standardisierter Erhebungs- und Auswertungsinstrumente" (Heiner 2014a) stattfinden. Röh (2014) setzt einer psychosozialen Lebenslagenklassifikation einen gemeinsamen hermeneutischen Prozess voraus. In verschiedener Weise wird versucht, Klassifikationen in der sozialen Arbeit zu entwickeln und zum Einsatz zu bringen. Beispielhaft hierfür sollen die Inklusions-Chart (IC), erweitert als IC2 (Pantucek 2006, 2010, 2014), das Person-In-Environment-Classification-System (PIE) (Stimmer 2000; Adler 2004; Pantucek 2006) oder die PRO-ZIEL Basisdiagnostik (Heiner 2004, 2014b) genannt werden. Es werden standardisierte Bögen genutzt, in denen man sich einen Überblick über die Person in ihrer aktuellen (Lebens)Situation verschafft, um hieraus psychosoziale Ziele und Interventionen abzuleiten. Aufgrund des Umfangs dieser Klassifikationsbögen soll hier nicht weiter darauf eingegangen werden. Sie können als Ergänzung zur in ▶ Abschn. 9.3 dargestellten psychosozialen Mehrebenendiagnostik genutzt werden. Kritisch zu bewerten ist jedoch das Ziel der Allgemeingültigkeit der psychosozialen Klassifikationssysteme und der daraus ableitbaren Interventionen. Durch die Multiproblemlagen der betroffenen Menschen kommt es zu einer Fülle von Informationen, die es im Verlauf einzugrenzen gilt. Es sollte daher keine Automatismen zwischen Problembeschreibung, psychosozialer Diagnostik und Intervention geben, da psychosoziale Problemlagen einen zu hohen Grad an Komplexität aufweisen, um daraus standardisierte psychosoziale Interventionen zu folgern (Heiner 2014a; Buttner 2014; Forgber 2014). Psychosoziale Diagnostik sollte vielmehr den Anspruch haben, die Verbindung zwischen „psychischen, sozialen, physischen und alltagssituativen Dimensionen" herzustellen, um ein diagnostisches Fallverstehen zu ermöglichen (Gahleitner und Pauls 2014). Hierbei können als Grundlage zur psychosozialen Mehrebenendiagnostik der biografische Zeitbalken, die Koordinaten psychosozialer Behandlung im Sinne der Eco-Map und die Netzwerkkarte benannt werden (Pauls 2004, 2013; Pantucek 2006, 2014).

Sozialtherapeutische Interventionen

Sozialtherapeutische Interventionen werden dort eingesetzt, wo die Person-Umwelt-Interaktion stattfindet. Durch sozialtherapeutische Interventionen werden im Behandlungsprozess Veränderungen der gesundheitsschädigenden Passungsprobleme durch Entwicklung gesundheitsfördernder sowie sinn- und handlungsändernder Maßnahmen angestoßen. Hierbei ist ein individueller mehrperspektivischer Ansatz notwendig, da Menschen sich in ihrer Umwelt subjektiv und individuell sehen und entsprechend ihre Lebenswelt mit unterschiedlichen Bedeutungsmustern belegen, interpretieren und wahrnehmen (Pauls 2004, 2013; Schubert 2014).

Die **Interventionsplanung** in der Sozialtherapie erfolgt nach entsprechender psychosozialer Diagnostik. Hierbei wird gemeinsam nach individuellen Lösungsmöglichkeiten und entsprechenden Interventionen gesucht. Die psychosoziale Diagnostik umfasst das Individuum selbst, das Umfeld als Lebenswelt und die aktuelle Lebenslage. Sie befindet sich in einem ständig wiederkehrenden und zu überprüfenden Prozess (Ortmann und Röh 2014a; Gahleitner et al. 2014b; Röh 2008).

> **Zusammenfassung**
> - Sozialtherapeutische Behandlung bedeutet ein multiperspektivisches, zielgerichtetes, planmäßiges und methodisches Vorgehen auf der Grundlage des biopsychosozialen Modells
> - Der Erfolg einer Behandlung ist von einer funktionierenden integrierten biopsychosozialen Gesamtkonzeption abhängig
> - Sozialtherapeutische Diagnostik basiert auf der Wechselwirkung von Individuum und Umwelt, sodass die wechselseitige Interaktion der Menschen in und mit ihrer Umwelt durch diese psychosoziale Diagnostik erfasst wird
> - Sozialtherapeutische Interventionen werden dort eingesetzt, wo die Person-Umwelt-Interaktion stattfindet
> - Das Ziel ist die Entwicklung gesundheitsfördernder sowie sinn- und handlungsändernder Maßnahmen auf der Basis einer psychosozialen Interventionsplanung

9.1.2 Indikationen und Limitationen – Für wen eignet sich das Verfahren?

Die Patienten, die von der klinischen Sozialtherapie profitieren, sind klassischerweise die eher **schwer erreichbaren Menschen** („hard-to-reach"), die sich in besonders schwierigen, meist chronisch verlaufenden oder sehr akuten Erkrankungs-, Belastungs- und Multiproblemsituationen befinden (Pauls 2004, 2013; Gahleitner et al. 2014a).

Allgemein können sozialtherapeutische Diagnostik und entsprechende Intervention im Sinne des biopsychosozialen Modells bei allen Schweregraden der depressiven Erkrankung (ausgehend vom ICD-10) eingesetzt werden. Bei depressiven Erkrankungen sind alle biopsychosozialen Lebensbereiche durch die Symptomauswirkungen betroffen. Psychosoziale Interventionen sollten durch den persönlichen Beziehungsaufbau und eine empathische Grundhaltung eine Hoffnung auf Besserung vermitteln. Der depressiv erkrankte Mensch ist gerade in der akuten Krankheitsphase zumeist in seiner Symptomatik gefangen (z. B. monotones Wiederholen der Verlustängste und des „Nichtkönnens"). Hier bedarf es Verständnisses und Geduld sowie der Übernahme von verschiedenen Aktivitäten bzw. Tätigkeiten, auch wenn sich zunächst eine Beruhigung der akuten krankheitsbedingten Belastungen kaum einstellt.

Durch Netzwerkanalyse und -arbeit sollen soziale Folgeschwierigkeiten, der krankheitsbedingte soziale Rückzug sowie die Antriebschwierigkeiten abgemildert werden (z. B. durch Psychoedukation, Angehörigenarbeit, Organisation von Kinderbetreuung und Haushalt, soziale und finanzielle Sicherung, Sicherung des Arbeitsplatzes, Wiederherstellung der Erwerbstätigkeit, Gestaltung von Freizeitaktivitäten, Tagesplanung, Erkennen chronischer Belastungen im Lebensumfeld).

Hierbei ist die Balance zu halten zwischen Psychoedukation im Sinne von Arbeit am individuellen Krankheitsverständnis sowie Übernahme von Aktivitäten, ohne den depressiv erkrankten Menschen in seiner allumfassenden pessimistischen Sicht des „Nichtkönnens" zu bestätigen. Dem Interessenverlust kann durch behutsame, aber direkte Aktivierung und Begleitung entgegengewirkt werden. Bei Besserung der Symptomatik kann durch die sozialtherapeutische Behandlung eine positivere Zukunftsperspektive aufgezeigt werden. Durch die direkte Unterstützung des Sozialtherapeuten haben die depressiv erkrankten Menschen und ihre Angehörigen eine Begleitperson, die Zuversicht, Hoffnung und Geduld aufzeigt. Gemeinsame Lösungswege können bei krankheitsbezogenen Verlustängsten oder Hoffnungslosigkeit mit den Betroffenen erarbeitet werden. Im Laufe der Genesung des depressiv erkrankten Menschen sollte sich der Sozialtherapeut langsam zurückziehen, sodass immer mehr Belange des alltäglichen Lebens wieder selbst übernommen werden können und somit Selbstwert, -wirksamkeit und -vertrauen gestärkt werden. Der Einsatz der psychosozialen Interventionen ist je nach Schweregrad der depressiven Erkrankung individuell einzuschätzen (Bischkopf 2015; Mahnkopf 2015; Wolfersdorf 2010).

Zusammenfassung
- Menschen, die von der klinischen Sozialtherapie profitieren, sind klassischerweise die eher schwer erreichbaren Patienten („hard-to-reach")
- Patienten befinden sich häufig in einer chronisch verlaufenden oder sehr akuten Erkrankungs-, Belastungs- und Multiproblemsituationen
- Der Einsatz kann bei allen Schweregraden der depressiven Erkrankung erfolgen
- Durch den Sozialtherapeuten haben die depressiv erkrankten Menschen und ihre Angehörigen eine Begleitperson, die Zuversicht, Hoffnung und Geduld aufzeigt und gemeinsame Lösungswege bei krankheitsbezogenen Verlustängsten oder Hoffnungslosigkeit erarbeitet
- Der Einsatz der psychosozialen Interventionen ist je nach Schweregrad der depressiven Erkrankung individuell einzuschätzen

9.1.3 Ziele

Im Rahmen einer depressiven Erkrankung haben betroffene Menschen in besonderer Weise den Zugang zu sich als Individuum und zu ihrer Umwelt verloren. Ziele der sozialtherapeutischen Diagnostik und Intervention sind die Verbesserung und Wiederherstellung der Passung zwischen dem Selbst (Individuum) und seiner Umwelt (Lebenswelt). Menschen mit depressiven Erkrankungen sind in hohem Maß von Lebensbeeinträchtigungen gerade in den Bereichen von Gefühlen, Leistung und Beziehung betroffen. Dies führt zu einem Ungleichgewicht zwischen eigenem Anspruch und krankheitsbedingter Negativspirale, was die Passung entsprechend weiter auseinanderbringt und in krankheitsbedingter Hoffnungslosigkeit münden kann.

Soziale Faktoren können sowohl zum Ausbruch einer depressiven Erkrankung beitragen als auch die Genesung fördern. Betroffene Menschen haben eigene Einflussmöglichkeiten, um Selbstwirksamkeit zu erleben und ihr bisheriges Erfahrungswissen (Ressourcen) einzusetzen. Hierbei erhalten sie in der Sozialtherapie Unterstützung, indem in o. g. Bereichen der Umfeldfaktoren immer wieder gemeinsam eine Realitätsprüfung stattfindet.

Zukunftsorientiertes Erleben ist jedoch umso schwieriger, je stärker die depressive Symptomatik vorhanden ist. Hier ist also ein langsames, behutsames Vorgehen von Bedeutung, da ein in der Symptomatik begründetes „Nicht-verstanden-Fühlen" zu erneutem Rückzug führen würde. Ziele sind die langsame Stärkung der Belastbarkeit und das Erleben der eigenen Kompetenzen, die Veränderung von belastenden Lebenssituationen und Auflösung der Passungsprobleme (Mahnkopf 2015; Wolfersdorf 2010).

9.2 Fallvignette

▶ **Fallbeispiel**

Sozialanamnese

Frau S. (42 Jahre) ist seit neun Jahren verheiratet mit Herrn S. (45 Jahre) und Mutter von zwei schulpflichtigen Söhnen (elf und acht Jahre). Frau S. ist halbtags berufstätig als Erzieherin in einem kommunalen Kindergarten. Herr S. ist als Angestellter bei einer Bank in Vollzeit beschäftigt. Die Familie lebt in einem eigenen Haus in einem Neubaugebiet in einer Kleinstadt. Außer entsprechenden Krediten für das Eigenheim gibt es keine weiteren finanziellen Belastungen.

Der Freundeskreis wird als übersichtlich, aber äußerst gut und eng beschrieben. Zur Nachbarschaft bestehen normale Kontakte. Die nächsten Familienangehörigen (Schwester mit Familie und Eltern von Herrn S.) leben ca. 60 km entfernt. Die Mutter von Frau S. lebt ca. 150 km entfernt, der Vater von Frau S. ist vor zehn Jahren verstorben, zu zwei Schwestern besteht sporadischer Kontakt, zum Bruder besteht kein Kontakt. Die Familie ist durch Hobbys (Sport, Kirche) in der örtlichen Gemeinschaft integriert.

Gesundheitliche Anamnese

Aktuell ist Frau S. an einer schweren depressiven Episode ohne wahnhafte Symptomatik erkrankt. Eine erste schwere depressive Episode hatte Frau S. vor elf Jahren nach der Geburt des ersten Sohnes. Die damalige Behandlung erfolgte medikamentös und mit einem voll- und teilstationären Klinikaufenthalt. Nach dem Abklingen der depressiven Symptomatik war eine volle Funktionsfähigkeit wiederhergestellt. Eine Nachsorge fand über fünf Jahre durch einen Facharzt für Psychiatrie statt. Die Behandlung wurde nach dem Absetzen des Antidepressivums beendet. Sonstige somatische Erkrankungen sind nicht bekannt.

Aktuelle Kernsymptome

Es bestehen starke Antriebsschwäche mit Vernachlässigung der Arbeit, der Hobbies und der familiären und häuslichen Aufgaben, Interessenverlust, Vernachlässigung der eigenen Körperhygiene, Konzentrationsschwierigkeiten, Rückzug von Familie, Freunden und Nachbarn, Gefühl von Schuld den Kindern gegenüber, verminderter Appetit mit starker Gewichtsabnahme, Freudlosigkeit und Niedergestimmtheit mit immer wieder aufkommenden lebensmüden Gedanken, aber keine akute Suizidalität bzw. ohne aktive Suizidversuche. Die erneute Erkrankungsphase wird als schleichend seit vier Monaten beschrieben. Frau S. wurde durch ihren Hausarzt vor zwei Wochen in eine Tagesklinik eingewiesen. ◀

9.3 Praktische Therapiedurchführung: Therapiebausteine

Die Grundlage der sozialtherapeutischen Interventionsplanung ist die dialogisch ausgerichtete psychosoziale Diagnostik. Sie integriert individuelle, biografische und soziale Zusammenhänge. Ziel ist die Erarbeitung eines biopsychosozialen Krankheits- und Gesundheitsverständnisses durch entsprechende unterstützende Interventionen. Alle erarbeiteten Faktoren sind „einzelfallabhängig zu gewichten" (Kling-Kirchner 2005). Die praktische Anwendung der Sozial-/Soziotherapie bei depressiven Patienten wird nachfolgend in Form von Therapiebausteinen (siehe Übersicht) am Beispiel von Frau S. vorgestellt.

Therapiebausteine in der Sozialtherapie	
9.3.1	Sozialanamnese
9.3.2	Eco-Map
9.3.3	Netzwerkkarte
9.3.4	Biografischer Zeitbalken
9.3.5	Paargespräch
9.3.6	Angehörigenarbeit
9.3.7	Beratung zur beruflichen Wiedereingliederung bzw. Rehabilitation
9.3.8	Arbeitgebergespräch
9.3.9	Hilfeplangespräch

Diese Therapiebausteine werden als psychosoziale Mehrebenendiagnostik, die grundsätzlich interventionsorientiert ist, verstanden. Begonnen werden sollte mit der Sozialanamnese, um sich über die aktuelle psychosoziale Situation sowie entsprechende subjektive oder objektive Problemfelder einen Überblick zu verschaffen. Die weiteren Therapiebausteine können je nach Bedarf zum Einsatz kommen, um hieraus Interventionen abzuleiten. Zusammen lassen die dargestellten diagnostischen Instrumente eine entsprechende individuelle sozialtherapeutische Interventionsplanung zu. Dies geschieht auf der Basis der gemeinsam entwickelten Behandlungsziele, indem – je nach Gewichtung – Prioritäten gesetzt werden. Ziele der sozialtherapeutischen Intervention sind die Verbesserung und/oder Wiederherstellung der Passung zwischen dem Selbst (Individuum) und seiner Umwelt (Lebenswelt). Soziale Faktoren können zum Ausbruch einer depressiven Erkrankung beitragen und ebenso auf die Genesung Einfluss nehmen. In der sozialen Situation, in den Umfeldbedingungen, kann erlebt und überprüft werden, ob die eigenen negativen Annahmen mit der Realität übereinstimmen. Hierbei können die dargestellten praktischen sozialtherapeutischen Interventionsbausteine beitragen. Diese sind natürlich in entsprechenden Einzelgesprächen vorab mit den Patienten vorzubereiten. Zusammen bilden die Instrumente eine gute Abbildung der psychosozial wichtigen Faktoren: Problemlage und Stärken/Ressourcen in Bezug auf das Individuum und die Umgebung mit aktuell wichtigen Bezugspersonen und Netzwerkteilnehmern, eingebettet in den biografischen lebensgeschichtlichen Kontext.

9.3.1 Therapiebaustein „Sozialanamnese"

Im Überblick
- **Indikation:** bei jedem Erstkontakt, soweit die depressive Symptomatik dieses zulässt
- **Ziel:** Überblick über die objektive psychosoziale Lebenssituation sowie subjektive Problembeschreibungen
- **Dauer:** 30–60 Minuten, je nach dialogischem Informationsaustausch

Voraussetzung für die Anwendung sozialtherapeutischer Interventionen ist das Erheben einer Sozialanamnese (Arbeitsblatt 9.1 „Sozialanamnese [stationär]"). Für das Fallbeispiel aus ▶ Abschn. 9.2 bedeutet dies:

Im Erstkontakt zu Frau S. tauschen sich der Therapeut und die Patientin zunächst mündlich hermeneutisch über den aktuellen Gesundheitszustand und das subjektive Erklärungs- und Problembeschreibungsmodell der Patientin aus. Die Patientin berichtet über den bisherigen Behandlungsverlauf. Sie sieht aufgrund der schweren depressiven Symptomatik keine Erfolge bzw. Fortschritte. Es folgt ein motivierendes, entlastendes Gespräch und gemeinsames Ausfüllen der Sozialanamnese. Bei krankheitsbedingten Schwierigkeiten kann die Sozialanamnese durch den Sozialtherapeuten auch später ohne die Patientin ausgefüllt/ergänzt werden. Dies kann der Patientin folgendermaßen erklärt werden: Zunächst möchte der Therapeut sich gemeinsam mit der Patientin ein umfangreiches Bild über die aktuelle psychosoziale Situation bilden. Die Sozialanamnese und der Erstkontakt wurden auf Wunsch der Patientin gemeinsam mit dem Ehemann durchgeführt.

Zusammenfassung des Therapiebausteins „Sozialanamnese"
- Erster kurzer Überblick über psychosoziale Lebenssituation
- Feststellung subjektiver und objektiver Problemlagen
- Erste Feststellung schon bestehender Helfersysteme

9.3.2 Therapiebaustein „Eco-Map"

Im Überblick
- **Indikation:** bei allen Schweregraden der depressiven Erkrankung, Beginn in Termin 3 bis 5 nach der Vertrauensgewinnung und dem beginnenden Beziehungsaufbau
- **Ziel:** Übersicht über subjektive Person- und Umfeldfaktoren sowie subjektive Belastungen und Ressourcen
- **Dauer:** 15–30 Minuten; im Verlauf weiterhin zu bearbeiten, sodass Veränderungen deutlich gekennzeichnet werden können

Die Eco-Map (Arbeitsblatt 9.2 „Eco-Map [Koordinaten psychosozialer Behandlung]") ist als „Koordinaten psychosozialer Behandlung" ein klassischer Bestandteil einer Mehrebenendiagnostik. Sie soll sowohl die subjektiven „personenseitigen" als auch die „umgebungsseitigen" Faktoren differenziert aufzeigen. Im Koordinatensystem der Eco-Map befinden sich die Personenorientierung gegenüber der Umgebungsorientierung auf der horizontalen Achse und die Stärken/Ressourcen gegenüber den Defiziten/Belastungen auf der vertikalen Achse (◘ Abb. 9.1).

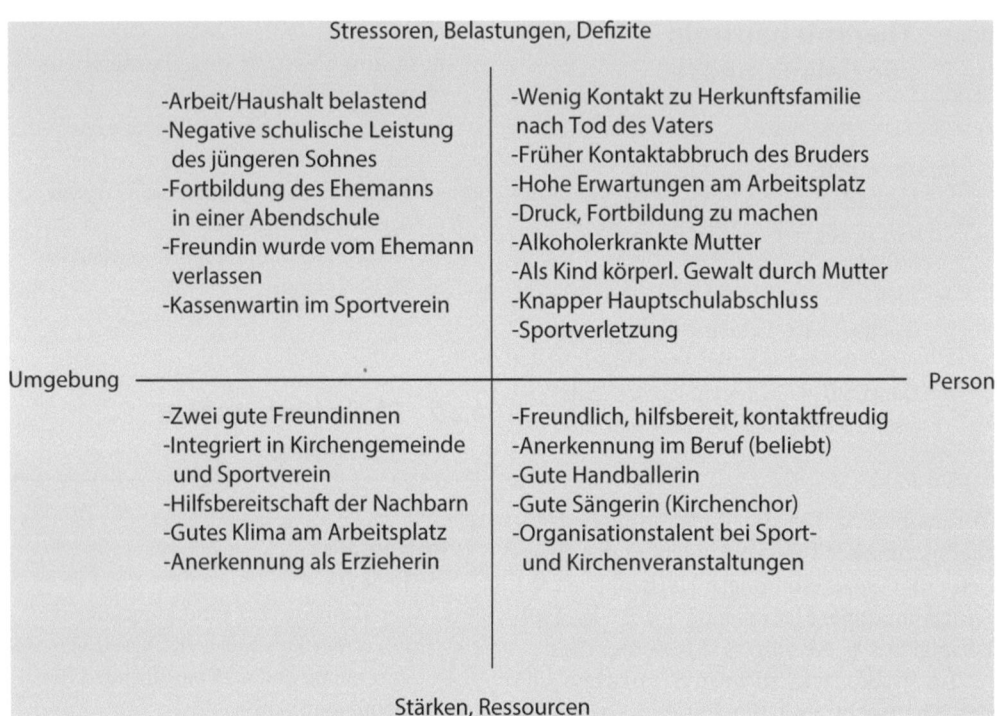

□ Abb. 9.1 Eco-Map als Koordinaten psychosozialer Behandlung am Beispiel Frau S. aus Fallvignette 9.2. (Mod. nach Pauls 2004, 2013) mit freundl. Genehmigung des Beltz-Verlags)

Durch das gemeinsame Bearbeiten der Eco-Map und der im Folgenden dargestellten weiteren diagnostischen Mittel wird auch das hermeneutische Fallverstehen berücksichtigt, da die Erarbeitung dialogisch im Gespräch gemeinsam stattfindet. Die Eco-Map muss nicht bei einem Termin zum Abschluss gebracht werden. Vielmehr sollte sie im Verlauf dazu dienen, immer wieder Veränderungen aufzuzeigen. Aus der Eco-Map abgeleitete Ziele können entsprechend abgehakt werden. Im Verlauf der Genesung kann es gerade bei depressiven Patienten dazu kommen, dass sie zuvor belastende und pessimistische Sichtweisen verändern. Dieses ist dann entsprechend gemeinsam zu besprechen und einzutragen. Hierdurch wird die Veränderung visuell sichtbar und festgehalten. Im psychosozialen Behandlungsprozess wird die psychosoziale Diagnostik immer wieder auf ihre Aktualität und Veränderung überprüft (Pauls 2004, 2013).

Zusammenfassung des Therapiebausteins „Eco-Map"
- Mehrebenendiagnostik (Individuum, Umwelt/Umfeld, Ressourcen, Belastungen, Biografie)
- Eco-Map integriert individuelle und soziale Umfeldfaktoren mit entsprechenden Ressourcen und Belastungen
- Bearbeitung erfolgt dialogisch
- Ist im Verlauf zu ergänzen/verändern
- Zeigt die personenseitigen sowie die umgebungsseitigen Faktoren differenziert auf

9.3.3 Therapiebaustein „Netzwerkkarte"

Im Überblick
- **Indikation:** depressive Patienten, die symptombedingt wenig Ideen für unterstützende Netzwerke zur Aktivierung haben
- **Ziel:** bestehende Netzwerke und Netzwerklücken aufzeigen
- **Dauer:** 15–30 Minuten; im Verlauf weiterhin zu bearbeiten, sodass Veränderungen aufgezeigt werden können

Zusammenfassung des Therapiebausteins „Netzwerkkarte"
- Erarbeitung im dialogischen Prozess
- Aufzeigen vom bestehenden Netzwerk und Netzwerklücken
- Im Verlauf zu ergänzen

Eine „Netzwerkkarte" (Arbeitsblatt 9.3) kann als weitere Ergänzung zur weiteren Interventionsplanung hilfreich sein. Die Netzwerkkarte stellt die „soziale Geografie der lebensweltlichen Einbindung" dar (Pantucek 2006). Sie wird ebenfalls im Rahmen eines Koordinatensystems dargestellt und gemeinsam dialogisch im Prozess erarbeitet. Hier können sowohl helfende, schon bestehende Netzwerke aufgezeigt als auch Netzwerklücken verdeutlicht werden. Dies kann im Rahmen der Interventionsplanung dienen, z. B. der Netzwerkaktivierung.

Im Koordinatensystem, in dem als Mittelpunkt die Ankerperson steht, werden vier Kategorien (Freunde/Bekannte; Familie; Schule/Beruf; professionelle Beziehungen) gebildet. Handschriftlich werden alle „Personen des sozialen Umfelds eingetragen: Je wichtiger die Person ist, desto näher wird diese zur Ankerperson gezeichnet. Besteht zwischen Personen ein Kontakt, können sie mit einer Linie verbunden werden" (Pantucek 2006; ◘ Abb. 9.2).

9.3.4 Therapiebaustein „Biografischer Zeitbalken"

Im Überblick
- **Indikation:** bei wiederholten depressiven Erkrankungsphasen, bei umfangreichen lebensgeschichtlichen Informationen
- **Ziel:** unterschiedliche Lebensphasen, Brüche, Wiederholungen, einschneidende Erlebnisse, zufriedene und glückliche Phasen erkennbar machen und visualisieren
- **Dauer:** 30–60 Minuten; evtl. mit Unterbrechung oder an mehreren Terminen (einzelne Bearbeitung der lebensgeschichtlichen Kategorien)

Als viertes Instrument systematisiert und visualisiert der „biografische Zeitbalken" (Arbeitsblatt 9.4; ◘ Abb. 9.3) die Individualgeschichte der Ankerperson (Pantucek 2006). Im Zeitbalken werden Alter und Jahreszahlen angegeben. Wichtige Ereignisse werden mit einem senkrechten Strich gekennzeichnet, längere Zeitabschnitte mit einem waagerechten Balken. Es gibt sieben lebensgeschichtliche Kategorien: Familie, Wohnen, Schule/Ausbildung, Arbeit, Delinquenz, Gesundheit, Behandlung/Hilfe. Der

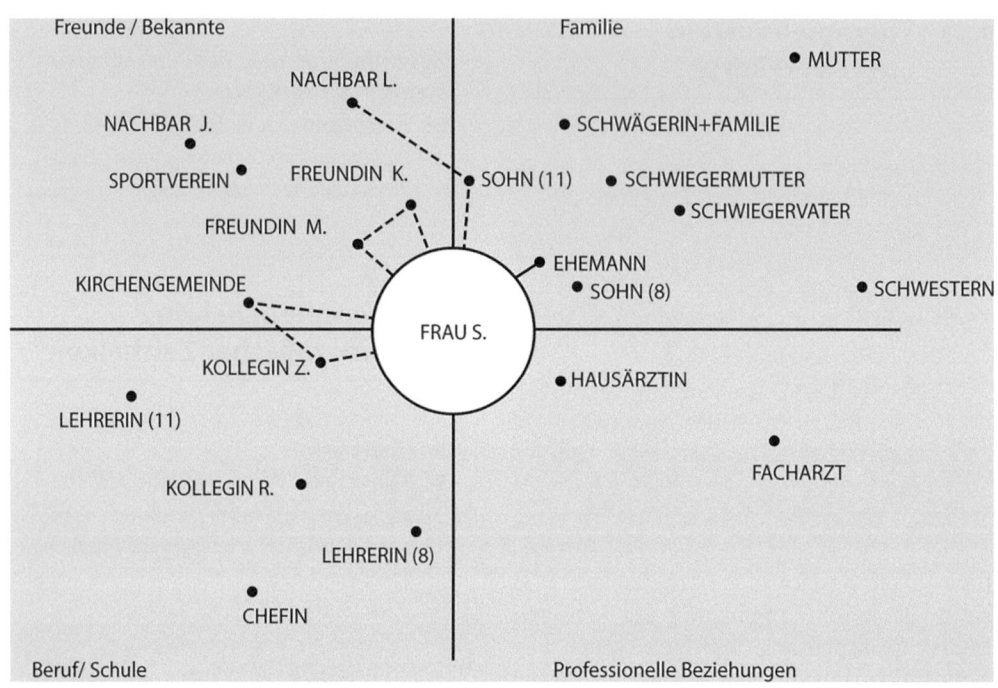

Abb. 9.2 Netzwerkkarte am Beispiel von Frau S. aus Fallvignette 9.2. (Mod. nach Pantucek 2006; mit freundl. Genehmigung des Böhlau-Verlags)

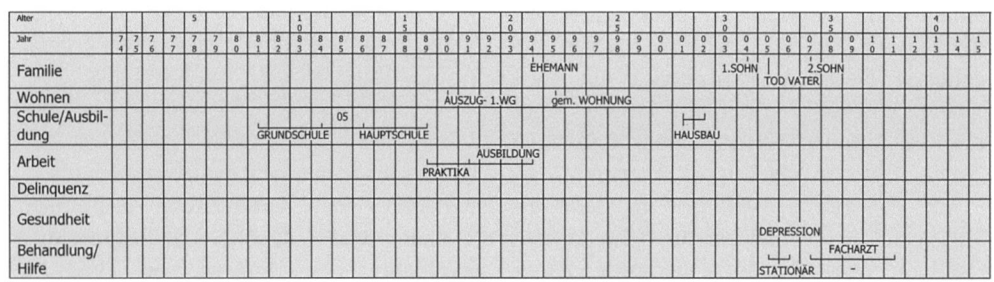

Abb. 9.3 Biografischer Zeitbalken am Beispiel von Frau S. aus Fallvignette 9.2. (Mod. nach Pantucek 2006; mit freundl. Genehmigung des Böhlau-Verlags)

biografische Zeitbalken dient einer „Einschätzung der aktuellen Situation im lebensgeschichtlichen Kontext" (Pantucek 2006). Dieses Instrument soll lebensgeschichtliche Wiederholungen und Brüche, einschneidende Veränderungen, Momente des Erfolgs und Scheiterns, Zeiten von Gesundheit und/oder Krankheit sichtbar werden lassen.

Am Beispiel von Frau S. kann so die schwierige Situation im Elternhaus mit entsprechenden Kontaktabbrüchen gekennzeichnet werden. Ebenso ist die erste depressive Episode einzutragen mit den Zeiten der Krankheitsentstehung und auch mit den Zeiten der Genesung. Wichtige Ereignisse, die förderlich sind, können signalisiert werden (Kennenlernen und Hochzeit mit dem Ehemann, Geburt der Kinder, eigene schulische Laufbahn und Ausbildung, eigene Wohnung und Umzug ins eigene Haus). Der biografische Zeitbalken dient dazu, sowohl die schwierigen lebensgeschichtlichen Zeiten zu visualisieren als auch die förderlichen Faktoren herauszuarbeiten, um hier an den eigenen inneren Ressourcen, die gerade bei einer Depression verschüttet sind, zu arbeiten.

> **Zusammenfassung des Therapiebausteins „Biografischer Zeitbalken"**
> – Systematisierung und Visualisierung der Lebensgeschichte
> – Unterteilung in sieben lebensgeschichtliche Kategorien: Familie, Wohnen, Schule/Ausbildung, Arbeit, Delinquenz, Gesundheit, Behandlung/Hilfe
> – Zeigt lebensgeschichtliche Brüche und Wiederholungen, Veränderungen, Erfolge und Niederlagen
> – Zeigt Zeiten von Gesundheit und Krankheit

9.3.5 Therapiebaustein „Paargespräch"

> **Im Überblick**
> – **Indikation:** bei akuter und/oder abklingender Krankheitssymptomatik, bei realen oder krankheitsbedingten Beziehungsproblemen
> – **Ziel:** Verständnis beim Partner für Krankheitssymptomatik schaffen, Partner für seine Leistungen wertschätzen lernen, Eigenverantwortung des Patienten stärken
> – **Dauer:** max. 60 Minuten, eher kürzer; sollte im Verlauf wiederholt werden, um positive und negative Veränderungen regelmäßig zu besprechen

Die Einbeziehung des Partners oder der Partnerin sollte zur Routine einer Depressionsbehandlung gehören, da die seelische Veränderung des Erkrankten sich automatisch auch auf die Partnerschaft auswirkt. So gilt es u. a., Verständnis für die Krankheitssymptomatik und für die jeweilige Situation des anderen zu schaffen, gegenseitig beziehungsbedingte Ängste an-/auszusprechen, aktuelle Verteilung der häuslichen Aufgaben anzusprechen und ggf. auftretende Abgrenzungsprobleme des Partners zu erkennen und zu klären. Im Fallbeispiel diente ein gemeinsames Paargespräch mit Frau und Herrn S. dazu, gemeinsame Zeiten einzuplanen und die Haushaltsaufgaben zu verteilen. Herr S. konnte sich im Gespräch über seine aktuelle Situation entlasten und seinen Gefühlen (Sorgen, Ängste) Ausdruck verleihen. Ebenso konnte eine Psychoedukation zum Krankheitsbild der Depression gegeben werden, damit Herr S. die Krankheitssymptomatik und das damit zusammenhängende Verhalten seiner Frau besser verstehen und einschätzen kann. Beispielsweise äußerte Frau S. immer wieder redundant große Ängste, ihren Söhnen „keine gute Mutter zu sein oder sie zu schlagen, wenn sie überfordert ist". Ziel der Thematisierung im Paargespräch ist, ein gegenseitiges Verständnis herzustellen. Bei schwierigen Paargesprächen empfiehlt es sich, dieses mit einem männlichen und einem weiblichen Therapeuten zu viert zu führen.

> **Zusammenfassung des Therapiebausteins „Paargespräch"**
> – Eine depressive Episode verändert die Paarbeziehung, daher gehört ein Paargespräch zur Behandlung einer depressiven Episode

- Ziel des Gespräches ist es v. a., ein gegenseitiges Verständnis für die Situation des anderen herzustellen
- Prognose und anstehende Aufgaben werden besprochen
- Es sollte mit dem Patienten zuvor besprochen werden, für welche Themen er den Therapeuten von der Schweigepflicht entbindet

9.3.6 Therapiebaustein: „Angehörigenarbeit"

Im Überblick
- **Indikation:** bei Partnerschaft, Kindern, aber auch Einbezug des sonstigen Umfeldes (Eltern, Freunde)
- **Ziel:** Verständnis und Aufklärung über die Krankheitssymptomatik schaffen, psychosoziale und emotionale Entlastung der Angehörigen herstellen, Motivation zur Teilnahme an Selbsthilfe- und Angehörigengruppen, die Abgrenzungsproblematik der Angehörigen thematisieren und die Selbstverantwortung des Patienten stärken
- **Dauer:** wiederholt im Verlauf

Zur Behandlung eines depressiv erkrankten Menschen gehört es, sein enges Umfeld im Blick zu behalten und seine Rückkehr nach der Erkrankungsepisode vorzubereiten. So sollte bei Bedarf und nach der Entbindung von der Schweigepflicht (!) ein gemeinsames Gespräch mit der Familie (Ehemann, Kinder, Freunden etc.) mit dem Ziel erfolgen, Psychoedukation zu betreiben und ein Verständnis für die Krankheitssymptomatik zu schaffen. Weiterhin soll das Gespräch der Entlastung der Angehörigen bzgl. ihrer Ängste und Sorgen dienen und mögliche Unterstützung angesprochen/organisiert werden. Im Fallbeispiel der Familie S. fand ein Gespräch über eine Entlastung im häuslichen Bereich und bei der Versorgung der Kinder durch nachbarschaftliche Hilfe und Eltern von Schulfreunden statt. Im Gespräch konnte die schulische Situation des jüngsten Sohnes, um die sich Frau S. große Sorgen machte, angesprochen und eine Lösung durch begleitete Gespräche mit Lehrern und die Organisation von Nachhilfe und Hausaufgabenhilfe gefunden werden. Weiterhin konnte eine Selbsthilfe- und Angehörigengruppen (z. B. für den Ehemann oder Gruppenangebot für Kinder psychisch kranker Eltern) vermittelt werden. Die Angehörigen erhalten durch die begleitende Sozialtherapie sowohl Entlastung und Erklärung bezüglich des Gesundheitszustandes des erkrankten Familienmitgliedes als auch persönliche Ansprache und Motivation, um die eigenen Bedürfnisse wahrzunehmen (Bischkopf 2015).

Zusammenfassung des Therapiebausteins „Angehörigenarbeit"
- Eine depressive Episode verändert die Beziehung zu den Angehörigen; daher sollten je nach Wunsch des Patienten auch Angehörige einbezogen werden
- Ziel des Gespräches ist es v. a., ein gegenseitiges Verständnis für die Situation des anderen herzustellen
- Es sollte mit dem Patienten vorbesprochen werden, für welche Themen er den Therapeuten von der Schweigepflicht entbindet

9.3.7 Therapiebaustein „Beratung zur beruflichen Wiedereingliederung bzw. Rehabilitation"

> **Im Überblick**
> - **Indikation:** bei Verlust des alten Arbeitsplatzes, bei längerem Ausbleiben von beruflicher Kontinuität schon vor der akuten Krankheitsphase
> - **Ziel:** berufliche Wiedereingliederung im bestehenden Beruf bzw. berufliche Rehabilitation
> - **Dauer:** kontinuierlich nach Abklingen der akuten Krankheitssymptomatik

Bei Abklingen der Akutbehandlung wird langsam die Belastung erhöht, zunächst im privaten Bereich, langfristig aber auch im beruflichen Bereich. Ein langsamer Wiedereinstieg in den Berufsalltag sollte geplant werden (z. B. Arbeitgebergespräch). Der Patient sollte sowohl darauf vorbereitet werden, sich mit dem beruflichen Wiedereinstieg gedanklich zu befassen als auch praktisch Vorbereitungen zu treffen. Hier sollten im Gespräch frühere berufliche Belastungen, Belastungsgrenzen, der eigene Leistungsanspruch und eigene Achtsamkeit besprochen werden. Lösungsmöglichkeiten für Entlastung können thematisiert werden. Eine über Wochen dauernde Wiedereingliederung mit wöchentlicher Steigerung der Arbeitszeit (Hamburger Modell) sollte gemeinsam vorbereitet werden. Hierbei wirkt entlastend, dass der Patient während der Wiedereingliederung offiziell noch als arbeitsunfähig gilt bzw. im Leistungsbezug des Krankengeldes ist und somit nicht vollständig einsatzbereit sein muss. Hier kann die Belastungssteigerung über Wochen probiert werden.

Sollte ein sehr langer krankheitsbedingter beruflicher Ausfall oder ein Arbeitsplatzverlust vorliegen, sollte eine Beratung hinsichtlich einer beruflichen Rehabilitationsmaßnahme stattfinden. Hier wird zunächst die berufliche Leistungsfähigkeit überprüft und trainiert. Gegebenenfalls wird institutionell ein Wiedereinstieg in den erlernten Beruf oder eine Umschulung begleitet. Bei nicht vorliegender beruflicher Leistungsfähigkeit kann eine Erwerbsminderungsrente und damit ein Ausstieg aus dem belastenden Berufsalltag beantragt werden.

> **Zusammenfassung des Therapiebausteins „Beratung zur beruflichen Wiedereingliederung bzw. Rehabilitation"**
> - Ziel ist die Planung des beruflichen Wiedereinstiegs
> - Nach langem, krankheitsbedingtem beruflichem Ausfall oder nach einem Arbeitsplatzverlust sollte eine Beratung bzgl. einer Rehabilitationsmaßnahme stattfinden

9.3.8 Therapiebaustein „Arbeitgebergespräch"

> **Im Überblick**
> - **Indikation:** bei planbarem Wiedereinstieg in den Berufsalltag nach Beendigung der Akutbehandlung, bei drohendem Arbeitsplatzverlust
> - **Ziel:** langsamer Wiedereinstieg in den Berufsalltag nach akuter Krankheitsphase, um sofortige Überlastung und Überforderung und damit einen erneuten Krankheitsausbruch zu vermeiden
> - **Dauer:** max. 60 Minuten; Häufigkeit je nach Bedarf

Bei Bedarf kann ein Arbeitgebergespräch gemeinsam mit dem Patienten geplant werden. Auch hier gilt prinzipiell die Schweigepflicht, daher ist die Voraussetzung das Einverständnis des Patienten.

Teilnehmer im Fallbeispiel von Frau S. könnten z. B. sein: die Leitung des Kindergartens, Gruppenleitung, Personalabteilung, Personalvertretung/Personalrat. Themen könnten u. a. sein,
— Umgang mit realen und gefühlten Anforderungen im Kindergarten,
— Veränderungen des Arbeitsplatzes bei Bedarf und nach Möglichkeit, um z. B. mehr Pausen oder Ruhephasen einzurichten oder Überlastungen (bei Frau S. z. B. durch eine Weiterbildung) entgegenzuwirken,
— berufliche Wiedereingliederung (Hamburger Modell).

Zusammenfassung des Therapiebausteins „Arbeitgebergespräch"
— Ziel ist die Konkretisierung des beruflichen Wiedereinstiegs
— Eine berufliche Wiedereingliederung kann besprochen werden
— Es sollte mit dem Patienten vorbesprochen werden, für welche Themen er den Therapeuten von der Schweigepflicht entbindet

9.3.9 Therapiebaustein „Hilfeplangespräch"

Im Überblick
— **Indikation:** bei schweren oder mehrfach rezidivierenden Erkrankungsphasen und bereits bestehendem oder neu organisiertem Helfersystem, bei langem Krankheitsverlauf und bleibender Restsymptomatik
— **Ziel:** gemeinsame Ziel- und Hilfeplanung, Einsetzen verschiedener unterstützender Maßnahmen, Austausch des Helfersystems (Wer macht was? Arbeiten alle an einer gemeinsamen Zielrichtung?)
— **Dauer:** max. 60 Minuten; kann wiederholt werden

Die Organisation eines Hilfeplangespräches ist in der Behandlung von Menschen, die an einer Depression erkrankt sind, nicht immer notwendig, da in den meisten Krankheitsfällen von einer – wenn auch ggf. lang dauernden – Genesung ausgegangen werden kann. Sinnvoll ist die Organisation eines Hilfeplangesprächs, wenn eine von zwei möglichen Voraussetzungen gegeben ist:
— Der Krankheitsverlauf ist so schwer und schwierig, dass eine völlige Genesung nicht gegeben oder mit Rezidiven zu rechnen ist, sodass ein Helfersystem installiert werden muss, z. B. über die Eingliederungshilfe nach SGB XII (ambulante Betreuungsmaßnahmen, Besuch einer Tagesstätte für psychisch erkrankte Menschen).
— Es sind schon viele „Helfer" in Behandlung und Begleitung/Betreuung involviert, sodass sich alle Beteiligten über die Behandlungsschritte, den Behandlungsverlauf und die Behandlungsziele austauschen sollten, um nicht in unterschiedliche Richtungen zu arbeiten.

Am Hilfeplangespräch teilnehmen sollten neben dem Patienten und einer Vertrauensperson alle institutionell (ambulant und/oder stationär) beteiligten Helfer/Personen, z. B. Ärzte, Psychotherapeuten, Sozialarbeiter, juristische Betreuer, ggf. Physio- oder Ergotherapeuten, häusliche oder stationäre Pflegekräfte. Es ist häufig Aufgabe des Sozialtherapeuten, die Hilfeplangespräche zu organisieren und zu moderieren. Da es schwierig ist, alle Beteiligten an einem gemeinsamen Gesprächstermin zusammenzubringen (z. B. können ambulant arbeitende Ärzte und Psychotherapeuten aufgrund ihrer terminlich engen Strukturen selten an solchen Gesprächen teilnehmen), ist es die Aufgabe des Sozialtherapeuten, hier entsprechende Informationen weiterzugeben (Achtung: Schweigepflicht!). Die Gespräche sind zu dokumentieren und ggf. zu protokollieren.

> **Zusammenfassung des Therapiebausteins „Hilfeplangespräch"**
> - Wenn nicht mehr von einer vollständigen Genesung oder wenn von häufigen Rezidiven ausgegangen werden muss oder wenn bereits viele Helfer in die Behandlung involviert sind, sollte ein Hilfeplangespräch organisiert werden
> - Ziel ist ein Austausch und eine gemeinsame Therapie- und Hilfeplanung
> - Die Schweigepflicht ist zu beachten, Voraussetzung ist das Einverständnis des Patienten

9.4 Besonderheiten und Fallstricke

Die größten Schwierigkeiten liegen im Umgang mit depressiven Symptomen. Eine Hauptaufgabe besteht darin, diese Symptome von Helferseite aus zu erkennen, als Symptom zu akzeptieren, um sie der erkrankten Person und dem Umfeld erklären zu können. Es gilt, Übertragungs- und Gegenübertragungsmechanismen wahrzunehmen und ihnen entgegenzuwirken.

Menschen mit depressiven Symptomen fällt es schwer, eigene Ressourcen und Netzwerke zu erkennen oder neu zu erschließen. Tritt zusätzlich eine Überforderung ein, ist die Reaktion Rückzug oder Verstärkung der Inaktivität. Diagnostik und Interventionsplanung gestalten sich schwierig und sollten daher schrittweise geschehen. Hier kommt der Prozesscharakter der psychosozialen Diagnostik dem Krankheitsbild entgegen. Ziele sollten in kleinen Schritten gesetzt werden. Diagnostische Mittel sind immer wieder ergänzbar. Bedeutsam sind eine vertrauensvolle Beziehungsgestaltung sowie eine empathische Grundhaltung (Wolfersdorf 2010; Mahnkopf 2015).

9.4.1 Typische Probleme und Lösungsvorschläge

Neben der direkten Behandlung werden im Rahmen der Sozialtherapie im Sinne des Case-Managements weitere psychosoziale Hilfen im Umfeld koordiniert. Da es inzwischen für Betroffene und Angehörige viele biopsychosoziale Angebote gibt, ist sowohl die Auftragsgestaltung als auch die Klärung, wer im Helfersystem welche Aufgabe übernimmt, äußerst wichtig. Hierfür ist die Sozialtherapie im Sinne der klassischen Einzelfallhilfe und der sozialarbeiterischen Methode des Case-Managements prädestiniert (Stimmer 2000). Die Koordination ist wichtig, damit zum einen der depressiv erkrankte Mensch nicht zusätzlich verunsichert oder überfordert wird, und zum anderen Hilfen und Unterstützung nicht parallel angeboten werden.

Die Lebensbedingungen des erkrankten Menschen sind geprägt von der Schwere der Symptomatik. Sozialtherapeutische Interventionen sollten daher erst in einem Stadium der Symptombesserung beginnen. Depressive Patienten neigen dazu, zunächst ablehnend der Interventionsplanung zu begegnen. Die sozialtherapeutische Behandlung kann zu jeder Krankheitsphase starten. Zu Beginn wird es v. a. um den vertrauensvollen Beziehungsaufbau durch persönliche Begleitung, Linderung der akuten biopsychosozialen Belastungssituationen und Entlastung der Angehörigen gehen. In einer späteren Phase können weitere individuelle sozialtherapeutische Ziele bearbeitet werden (vgl. ◘ Tab. 9.1).

Tab. 9.1 Beispiele für typische Probleme und Lösungsvorschläge

Problem	Lösungsvorschlag
Patient hat wenig Angaben zum Netzwerk und ist hierüber verzweifelt	Beruhigend und zuversichtlich einwirken, zu einem späteren Zeitpunkt mit Bearbeitung fortsetzen, im Kleinen beginnen, Netzwerk zu installieren und notwendige Maßnahmen einzuleiten
Patient hat Kündigung vom Arbeitgeber erhalten	Arbeitgebergespräch forcieren und persönliche Situation darstellen, ggf. um Kündigungsaufschub bitten, auf Genesungsmöglichkeit hinweisen, ggf. anwaltliche Hilfe einsetzen
Patient hat sich nicht mehr um behördliche Angelegenheiten gekümmert, keine Briefe geöffnet	Unterstützung beim Sortieren und Beantworten der Post, ggf. gemeinsam notwendige Anträge stellen, ggf. Anregung einer juristischen Betreuung (BGB)
Einkommen bleibt aus, es bestehen finanzielle Schwierigkeiten	Prüfen, ob Anträge zu stellen sind oder ob alle Arbeitsunfähigkeitsbescheinigungen (wichtig für Zahlung von Krankengeld) ausgestellt wurden, ggf. Kontakt zu Behörden, Schuldnerberatung und Unterstützung bei Antragsstellung/Organisation

9.4.2 Kombinierbarkeit mit anderen Methoden

Im Sinne des biopsychosozialen Modells ist die sozialtherapeutische Behandlung von depressiven Erkrankungen fester Behandlungsbestandteil. Die Sozialtherapie ist mit den notwendigen biomedizinischen, pharmakologischen, pflegerischen und psychotherapeutischen Behandlungen zu ergänzen.

Sozialtherapie versteht sich im ambulanten Bereich häufig im Sinne des Case-Managements als Verbindungskoordination zwischen behandelnden Ärzten und unterschiedlichen anderen Fachtherapeuten. In diesem Rahmen kann die Sozialtherapie andere Therapieformen wie z. B. psychiatrische Fachpflege, Physiotherapie, Ergotherapie koordinieren und organisiert einsetzen. Die Sozialtherapie lässt sich mit diesen therapeutischen Angeboten gut ergänzen und benötigt in der Aktivierung der Alltagskompetenzen der Patienten die enge Kooperation mit den entsprechenden Fachtherapeuten.

In der stationären Behandlung übernimmt diese koordinierende Aufgabe eher das Pflegepersonal, und die Sozialtherapie ergänzt dies mit der notwendigen außerklinischen Netzwerkarbeit.

Sozialtherapie kann sich sowohl im stationären als auch im ambulanten Bereich mit allen Formen der Psychotherapie ergänzen. Im stationären Bereich gelingt dieses aufgrund einer multiprofessionellen Zusammenarbeit häufig hervorragend. Im ambulanten Bereich ist es erheblich schwieriger, da die Erfahrung zeigt, dass Kontaktaufnahme und Zusammenarbeit mit niedergelassenen Psychotherapeuten aufgrund von strukturellen Gegebenheiten schwieriger, aber nicht minder notwendig ist. Im Gegensatz zur Psychotherapie beschäftigt sich die Sozialtherapie nicht vorrangig mit innerpsychischen Komponenten von Individuum und der Erkrankung Depression, sondern mit dem Zusammenspiel (Passung) der Person mit der sie umgebenden Umwelt, um hier Netzwerkarbeit zu leisten und die verloren gegangene Passung unterstützend wiederherzustellen.

Sozialtherapie kann sich mit psychiatrischer Fachpflege im Rahmen von aufsuchender Arbeit ergänzen (z. B. ambulante psychiatrische Pflege und Soziotherapie nach SGB V). Aufsuchende Arbeit dient der Einbindung bzw. Entlastung des sozialen Umfelds.

9.5 Zusammenfassung des Kapitels

Behandelnde Sozio-/Sozialtherapie ist ein planmäßiges, multiperspektivisches, zielgerichtetes und methodisches Vorgehen auf der Grundlage des biopsychosozialen Modells. Zentral für sozialtherapeutische Diagnostik und Interventionen ist die Wechselwirkung zwischen dem Individuum und der Umwelt. Diese Wechselwirkung wird dialogisch gemeinsam mit dem betroffenen Menschen durch psychosoziale Diagnostik erfasst. Sozialtherapeutische Interventionen werden dort eingesetzt, wo Passungsprobleme in der Person-Umwelt-Interaktion stattfinden. Die Sozialtherapie ist stark auf Kommunikation und Austausch ausgerichtet.

Menschen, die von dieser Behandlung profitieren, benötigen besondere Zugangswege durch empathischen Vertrauensaufbau. Sozialtherapeutische Diagnostik und Intervention kann bei allen Schweregraden der depressiven Erkrankung eingesetzt werden. Dieses ist jedoch nach Schweregrad der depressiven Symptomatik individuell abzuschätzen.

Ziel der sozialtherapeutischen Behandlung ist die Verbesserung und Wiederherstellung der Passung zwischen dem Selbst (Individuum) und seiner Umwelt (Lebenswelt). Grundlage der sozialtherapeutischen Interventionsplanung ist die dialogisch ausgerichtete psychosoziale Diagnostik. Die psychosoziale Mehrebenendiagnostik integriert die individuellen und biografischen sowie die sozialen Zusammenhänge. Gemeinsam bilden die vorgestellten Instrumente (Eco-Map, biografischer Zeitbalken und Netzwerkkarte) eine gute Abbildung der psychosozial wichtigen Faktoren: Problemlage und Stärken/Ressourcen in Bezug auf das Individuum und die Umgebung mit aktuell wichtigen Bezugspersonen und Netzwerkteilnehmern, eingebettet in den biografischen lebensgeschichtlichen Kontext.

9.6 Materialien

Die im Kapitel erwähnten Materialien werden online zur Verfügung gestellt und können unter SpringerLink heruntergeladen werden.

9.1	Arbeitsblatt	Sozialanamnese (stationär)
9.2	Arbeitsblatt	Eco-Map (Koordinaten psychosozialer Behandlung)
9.3	Arbeitsblatt	Netzwerkkarte
9.4	Arbeitsblatt	Biografischer Zeitbalken

Literatur

Adler H (2004) Das Person-in-Environment-System (PIE) Vorteile einer eigenständigen, standardisierten Diagnostik in der Sozialen Arbeit. In: Heiner M (Hrsg) Diagnostik und Diagnosen in der Sozialen Arbeit. Ein Handbuch. Eigenverlag des Deutschen Vereins für öffentliche und private Fürsorge, Berlin, S 165–182

Binner U, Ortmann K (2008) Klinische Sozialarbeit als Sozialtherapie. In: Ortmann K, Röh D (Hrsg) Klinische Sozialarbeit Konzepte Praxis Perspektiven. Lambertus, Freiburg, S 71–87

Bischkopf J (2015) So nah und doch so fern. Mit depressiv erkrankten Menschen leben. Balance, Köln

Buttner P (2014) Diagnose und Kritik. In: Gahleitner B et al (Hrsg) Psychosoziale Diagnostik. Psychiatrie Verlag, Köln, S 35–48

Forgber J (2014) Diagnostik in der Sozialarbeit und Sozialpädagogik, Grundlinien und Diskurse. In: Gahleitner B et al (Hrsg) Psychosoziale Diagnostik. Psychiatrie Verlag, Köln, S 49–60

Gahleitner B, Pauls H (2014) Biopsychosoziale Diagnostik als Voraussetzung für eine klinisch-sozialarbeiterische Interventionsgestaltung Ein variables Grundmodell. In: Gahleitner B et al (Hrsg) Psychosoziale Diagnostik. Psychiatrie Verlag, Köln, S 61–77

Gahleitner B et al (2014a) „Biopsychosozial" revisited. In: Gahleitner B et al Psychosoziale Interventionen. Psychiatrie Verlag, Köln, S 16–35

Gahleitner B et al (2014b) Integrative Sozialtherapie. Klinische Sozialarbeit 10(2):8–9

Heiner M (2004) PRO-ZIEL Basisdiagnostik. In: Heiner M (Hrsg) Diagnostik und Diagnosen in der Sozialen Arbeit Ein Handbuch. Eigenverlag des Deutschen Vereins für öffentliche und private Fürsorge. Berlin, S 218–238

Heiner M (2014a) Wege zu einer integrativen Grundlagendiagnostik in der Sozialen Arbeit. In: Gahleitner B et al (Hrsg) Psychosoziale Diagnostik. Psychiatrie Verlag, Köln, S 18–34

Heiner M (2014b) Bausteine einer diagnostischen Grundausstattung für die Soziale Arbeit. In: Gahleitner B et al (Hrsg) Psychosoziale Diagnostik. Psychiatrie Verlag, Köln, S 135–151

Kling-Kirchner C (2005) Aspekte klinisch-sozialarbeiterischer Diagnostik. In: Geißler-Piltz B (Hrsg) Psychosoziale Diagnosen und Behandlung in Arbeitsfeldern der Klinischen Sozialarbeit. LIT Verlag, Münster, S 58–74

Mahnkopf A (2015) Umgang mit depressiven Patienten. Psychiatrie Verlag, Köln

Ortmann K, Röh D (2014a) Sozialtherapie als Konzept der Klinischen Sozialarbeit – eine sozialarbeitswissenschaftliche Fundierung. In: Gahleitner B et al (Hrsg) Psychosoziale Interventionen. Psychiatrie Verlag, Köln, S 71–91

Ortmann K, Röh D (2014b) Sozialtherapie – Soziale Teilhabe ermöglichen und soziale Ressourcen erschließen. Klinische Sozialarbeit 10(2):10–11

Pantucek P (2006) Soziale Diagnostik. Verfahren für die Praxis Sozialer Arbeit. Böhlau, Wien

Pantucek P (2010) Theorie als praktisches Formular Die Inklusions-Chart 2. Arch Wiss Prax Sozial Arb 41(4):56–69

Pantucek P (2014) Der Fall, das Soziale und die Komplexität Überlegungen zur Diagnostik des Sozialen. In: Gahleitner B et al (Hrsg) Psychosoziale Diagnostik. Psychiatrie Verlag, Köln, S 94–106

Pauls H (2004) Klinische Sozialarbeit Grundlagen und Methoden psycho-sozialer Behandlung. Beltz Juventa, Weinheim

Pauls H (2013) Klinische Sozialarbeit. Beltz Verlag, Weinheim Basel

Pauls H (2015) Klinische Sozialarbeit – State of the Art 2015. Klinische Sozialarbeit 11(3):6–8

Pauls H, Reicherts M (2014) Sozialtherapeutische Beratungskompetenzen. Klinische Sozialarbeit 10(2):4–6

Röh D (2008) Konzept und Methodik sozialarbeiterischer Diagnostik in der klinischen Sozialarbeit. In: Ortmann K, Röh D (Hrsg) Klinische Sozialarbeit Konzepte Praxis Perspektiven. Lambertus, Freiburg, S 35–50

Röh D (2014) Klassifikationen in der Sozialen Arbeit Vorschlag eines gegenstands- und funktionsbasierten Rahmens. In: Gahleitner B et al (Hrsg) Psychosoziale Diagnostik. Psychiatrie Verlag, Köln, S 80–93

Schubert F (2014) Lebensweltorientierung und Person-Umwelt-Transaktion – Ein Fundament Klinischer Sozialarbeit und psychosozialer Beratung. In: Gahleitner B et al (Hrsg) Psychosoziale Interventionen. Psychiatrie Verlag, Köln, S 36–53

Stimmer F (2000) Grundlagen des Methodischen Handelns in der Sozialen Arbeit. Kohlhammer, Stuttgart

Wolfersdorf M (2010) Depression: Die Krankheit bewältigen. Balance, Bonn

Serviceteil

Stichwortverzeichnis – 183

© Der/die Herausgeber bzw. der/die Autor(en), exklusiv lizenziert an Springer-Verlag GmbH, DE,
ein Teil von Springer Nature 2025
C. Konrad (Hrsg.), *Therapie der unipolaren Depression - Ergotherapie, Soziotherapie und andere psychotherapeutisch mitgeprägte Verfahren*, https://doi.org/10.1007/978-3-662-70320-5

Stichwortverzeichnis

A

Abwehrmechanismus 118
Aktivität, körperliche
– Belohnung 20
– Wirkung auf die Stimmung 18
– Wochenplan 19
Angehörigenarbeit in der Sozialtherapie 174
Angehörigengespräch
– Formulierungshilfe 101
– praktische Durchführung 96
– Suizidversuch/Suizid 102
Arbeitgebergespräch in der Sozialtherapie 175
Arbeitstherapeutisches Angebot
– in der Ergotherapie 30
Ausdauersport
– Wirkungen 15

B

Behandlungsprozess, interprofessioneller 143
Berufliche Wiedereingliederung
– in der Sozialtherapie 175
Bewegung im Alltag 19
Bezugspflegekraft 149
Bezugssystem, soziales 163
Bindung 117
Biografischer Zeitbalken 171
Biopsychosoziales Modell 163, 178

C

Copingstrategie 144

D

Depression
– geeignete Sportarten 14
Depressionsliga 94
Deutsche Musiktherapeutische Gesellschaft DMtG 49

E

Eco-Map 169
Element der Genesungsbegleitung 67
Empowerment 66, 75
Entspannung
– Wirkungen 16

Entspannungsgruppe 155
Ergotherapie 29
– ambulante 35
– arbeitstherapeutische 35
– arbeitstherapeutisches Angebot 30
– ausdruckszentrierte Methode 32, 40
– gruppendynamische Prozesse 41
– im stationären Kontext 35
– interaktionelle Methode 33, 41
– kompetenzzentrierte Methode 31, 38
– Selbsteinschätzung 37
Evaluation
– bei Schlafstörung 152
– bei Suizidalität 154
– in der Pflege 144
EX-IN-Genesungsbegleitung 65

F

Fachpflege, psychiatrische 143
Flip-Chart-Methode 75
Formaljuristische Argumentation
– Suizidversuch/Suizid 110
Formulierungshilfe
– Angehörigengespräch 101

G

Gegenübertragung 117
Genesungsbegleitung 65
– Elemente 66
– Herausforderungen 90
– Indikation 68
– Limitationen 68
Genusstraining 156
Gruppenaktivität, pflegegeleitete 144, 155
– Genusstraining 156
– ressourcenorientierte Gruppe 158
– Schlaftraining 155
Gruppeninteraktionsfertigkeit in der Ergotherapie 41
Gruppenmusiktherapie 54
Gruppensitzung, psychoedukative 12, 15
Gruppentherapie
– in der Ergotherapie 30

H

Hilfeplangespräch in der Sozialtherapie 176
Hund 120

I

Inklusions-Chart (IC) 164
Interaktion, soziale 145

K

Körperhaltung
- achtsame 19
- Übungen 19

Körperliche Aktivität
- Belohnung 20
- Wirkung auf die Stimmung 18
- Wochenplan 19

Körperwahrnehmung 19

L

Lauftechnik in der PBT 22
Lerntheorie 31

M

Mehrebenendiagnostik, psychosoziale 168
Mentalisierung 118, 129
Milieutherapeutische Arbeit 148
Modell der Profession 31
Multiprofessionelles Behandlungsteam
- Teambesprechung 149

Musik-imaginative Schmerzbehandlung 55
Musiktherapeut
- Qualifikation 49

Musiktherapie 48
- Einzelsetting 55
- Erstkontakt 52
- Gruppensetting 53
- Indikationsstellung 49
- Methodik 48
- minimalstrukturierte musiktherapeutische Vorgehensweise 56, 58
- strukturierte Methoden 53
- Wurzeln 48

N

Netzwerkkarte 171

O

One-Health-Konzept 115
Oxytocin 116

P

Paargespräch in der Sozialtherapie 173
Patient
- Persönlichkeitsstruktur 100

Person-in-environment 164
Person-In-Environment-Classification-System (PIE) 164
Persönlichkeitsstruktur
- Patient 100

Person-Umwelt-Interaktion 165
Pflegeassessment 144
- bei Schlafstörung 152
- bei Suizidalität 154

Pflegebeziehung 143
Pflegediagnose 144
- bei Schlafstörung 152
- bei Suizidalität 154

Pflegeintervention 144
- bei Schlafstörung 151
- bei Suizidalität 153

Pflegeplanung 144
- bei Schlafstörung 152
- bei Suizidalität 154

Pflegeprozess 143
Positive Selbstinstruktion 21
Probatorik 122
Progressive Muskelentspannung nach Jacobsen 155
PRO-ZIEL Basisdiagnostik 164
Psychiatrische Fachpflege 143
Psychoedukation 166
Psychoedukative Bewegungstherapie (PBT) 9
- Motivationsarbeit 24
- Ziele 13

Psychoedukative Gruppensitzung 12, 15
Psychosoziale Diagnostik 164
- klassifikatorischer Ansatz 164
- rekonstruktiver, hermeneutischer Ansatz 164

Psychosoziale Mehrebenendiagnostik 168
Psychosoziales Behandlungsverfahren 30

R

Recovery 66
Recovery-Gesprächsgruppe 71
- Gruppenregeln 71
- Hauptteile 71

Rehabilitation, berufliche
- in der Sozialtherapie 175

Reife Gruppe 34
Ressource 87
Robert-Enke-Stiftung 94

S

Salutogenese 66
Schlafhygiene 156
Schlafprotokoll 156
Schlafstörung
– Pflegeinterventionen 151
Schmerzbehandlung, musik-imaginative 55
Schuldzuweisung
– Suizidversuch/Suizid 104
Schweigepflicht 174
– Suizidversuch/Suizid 106
Selbstaktivierung 9
Selbstinstruktion, positive 21
Selbstwirksamkeit
– in der Musiktherapie 52
Sozialanamnese 169
Sozialarbeit 163
Soziales Lernen 148
Soziales Umfeld 171
Sozialtherapeutische Diagnostik 163
Sozialtherapeutische Intervention 165
Sozialtherapeutische Praxis 163
Sozialtherapie 163
Soziotherapie 163. *Siehe Auch* Sozialtherapie
Sportart, geeignete
– bei Depressionen 14
Station, Ausstattung 148
Stationäre Behandlung
– Wochenplan 149
Stationäres Setting 143
Stationsmilieu, Gestaltung 148
Stiftung Deutsche Depressionshilfe 94
Stigma 86
Stimmung und körperliche Aktivität 18
Stimuluskontrolle 156
Strukturierung 118
Stummer Dialog 77
Suizidalität
– Pflegeinterventionen 153
Suizidversuch/Suizid
– Angehörigengespräch 102
– Schuldzuweisung 104

T

Tinnituszentrierte Musiktherapie 55
Trainingspulsfrequenz (TPF) 16
Triangulierung 131

U

Übertragung 117
Umfeld, soziales 171

V

Vibroakustische Behandlungsmaßnahme 55

W

Walking 22
Wochenplan
– bei stationärer Behandlung 149

Z

Zitatkarten-Methode 81

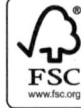

MIX
Papier aus verantwortungsvollen Quellen
Paper from responsible sources
FSC® C105338

If you have any concerns about our products,
you can contact us on
ProductSafety@springernature.com

In case Publisher is established outside the EU,
the EU authorized representative is:
**Springer Nature Customer Service Center GmbH
Europaplatz 3, 69115 Heidelberg, Germany**

Printed by Libri Plureos GmbH
in Hamburg, Germany